上海市职业教育"十四五"规划教材

 i教育·"岗课赛证"融通新形态教材

U0381556

学前儿童急症救助与突发事件应对

微课版

主　编　杨　明

副主编　赵　莹

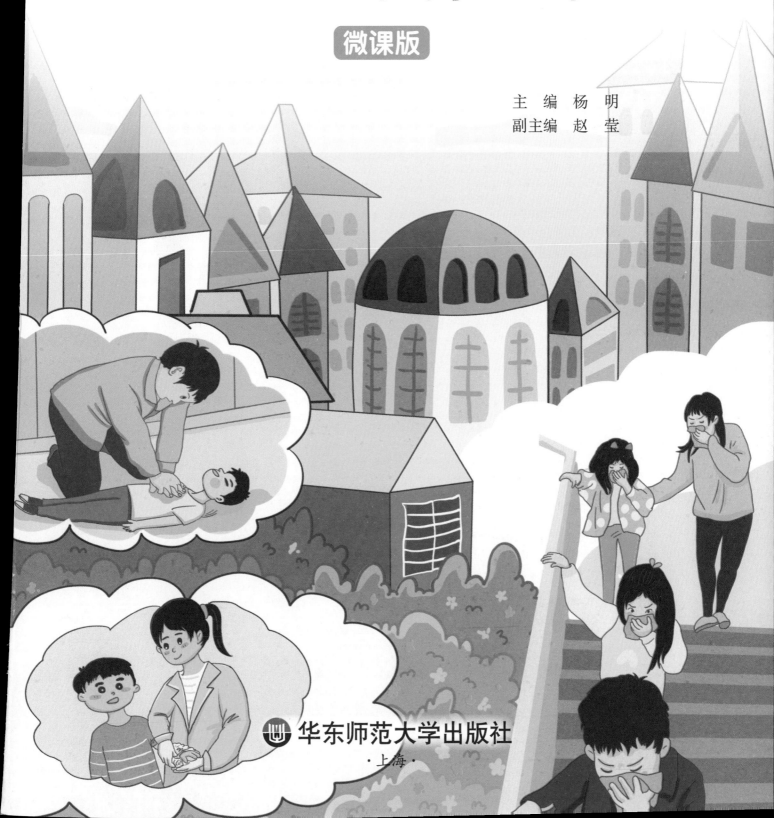

华东师范大学出版社

·上海·

图书在版编目（CIP）数据

学前儿童急症救助与突发事件应对 / 杨明主编. — 上海：
华东师范大学出版社, 2020
ISBN 978-7-5675-7142-6

Ⅰ.①学… Ⅱ.①杨… Ⅲ.①小儿疾病－急性病－
诊疗 Ⅳ.①R720.597

中国版本图书馆CIP数据核字(2020)第033417号

学前儿童急症救助与突发事件应对

主　　编　杨　明
责任编辑　罗　彦
审读编辑　师　文
责任校对　劳律嘉　时东明
插　　画　率　菲
封面设计　庄玉侠
版式设计　罗　彦

出版发行　华东师范大学出版社
社　　址　上海市中山北路3663号　邮编 200062
网　　址　www.ecnupress.com.cn
电　　话　021-60821666　行政传真 021-62572105
客服电话　021-62865537　门市（邮购）电话 021-62869887
地　　址　上海市中山北路3663号华东师范大学校内先锋路口
网　　店　http://hdsdcbs.tmall.com/

印 刷 者　上海昌鑫龙印务有限公司
开　　本　890毫米 × 1240毫米　1/16
印　　张　15.25
字　　数　438千字
版　　次　2020年12月第1版
印　　次　2024年12月第12次
书　　号　ISBN 978-7-5675-7142-6
定　　价　49.00元

出 版 人　王　焰

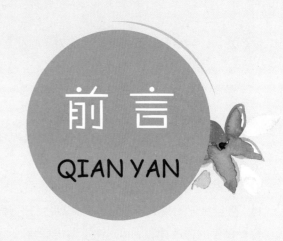

前言
QIAN YAN

　　托幼园所是学龄前儿童生活和学习的重要场所。但是，由于儿童身心发育还不够成熟，受自身认知水平及行动能力等限制，他们既缺乏基本的安全意识，也没有足够的危险辨别和自我保护能力。这使得学前儿童成为各类急症和意外伤害的高发群体，托幼机构也成为儿童意外伤害防治的主要场所。

　　《幼儿园教师专业标准（试行）》、《保育员国家职业技能标准（2019）》、《托儿所幼儿园卫生保健工作规范》等文件中都要求，保教人员应具备儿童常见急症、意外伤害以及托幼园所突发事件的预防和应对的基本知识与技能。令人担忧的是，研究表明，我国托幼机构保教人员对儿童急救知识与技能的掌握情况并不理想，他们在幼儿意外受伤时往往不知所措，也没有足够的信心参与现场救助。于此背景下，在保教人员职前培养与职后培训中提供系统的、科学的儿童基础急救课程显得尤为必要和迫切。

　　本教材以党的二十大精神为指引，在编写过程中体现了"产教融合""理实一体""岗课赛证融通"等职业教育理念，在内容编排上充分尊重职业院校学生的学习特点、职业发展需要，融入了当下托幼园所保教工作岗位的新变化、新需求，并突出了职业道德、职业情感、职业精神等素养养成教育，旨在落实立德树人根本任务，培养新时代高素质技能型保教人才。

　　本教材以幼儿常见急症、常见意外伤害及重大突发事件的应急处理与预防为线索，结合了儿童基础急救医学和托幼园所实际情况，为保教人员应对幼儿意外伤病提供了处理流程的参考和急救方法的指导，有较强的实用性和可操作性。本教材既能满足托幼园所保教人员的职前培养需求，还可用于保教人员在职培训以及幼儿家长急救知识的普及。

　　整体而言，本教材具有以下特色：

　　1. 贴近岗位实际，实用性较强

　　教材内容紧密结合保教人员的实际需求，为保教人员提供了应对幼儿常见急症、常见意外伤害及重大突发事件的详细处理流程和方法，具有很强的操作性、实用性。

　　2. 理实一体，突出职业能力培养

　　教材内容的编排以托幼园所实际工作过程为逻辑，以实际问题或工作任务为导向引入学习内容，通过综合模拟实训将知识与技能的学习和实践应用紧密联系起来，突出了对学生现场初级急救能力以及团队合作、规范意识、沟通表达等综合职业能力与职业素养的培养。

3. 呵护儿童心理，注重人文关怀

教材在介绍急救基础知识与技能的同时，还关注儿童情绪、情感等方面的心理呵护，体现人文关怀。

4. 学习资源丰富，支持自主学习

教材为各学习任务提供了配套的微课视频、在线测试题库、多媒体课件、电子教案等学习资源，支持学生自主学习，也为教师教学提供了便利。

本教材与中国福利会托儿所共同编写，同时中国福利会托儿所为本教材提供了图片、微课拍摄场地和素材，复旦大学附属儿科医院陈伟明副主任医师对本教材进行了审稿。感谢上海市鹤庆幼儿园吴政权老师对本教材提供的修改建议，也感谢上海市群益职业技术学校的领导、老师以及本课程授课团队为本教材的编写提供的长期支持。

由于编者的实践经验和知识储备有限，本教材难免存在一些不足，如有纰漏，欢迎广大读者提出宝贵意见。

编　者

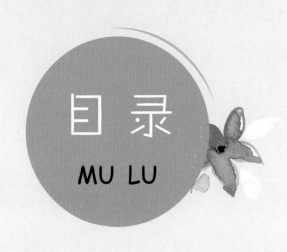

目 录
MU LU

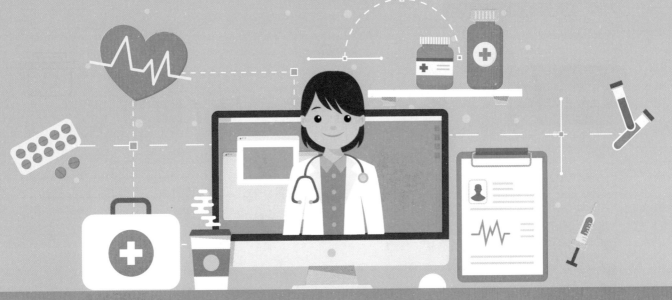

模块 1 托幼园所紧急救助认知

当幼儿发生意外伤病后，保教人员所做的每一个决定都可能影响患儿的生命健康与安全。作为非专业医疗救助者，保教人员有效的救助过程需要建立在对现场环境的观察、科学的伤情评估、规范的救助流程、正确的急救方法以及良好的团队协作与沟通等基础之上。因而，保教人员不应只关注对患儿急救方法的学习，而应重视幼儿意外伤病的整个处理过程以及事前的预防，以整体性思维来解决问题。

本模块将主要介绍托幼园所意外伤病的紧急救助流程、初步伤情评估、紧急情况下的求助以及与意外伤病事件相关人员的沟通和疏导等内容。此部分内容是学习本教材的基础，贯穿于每个任务的学习过程中，需要在多次模拟实践中熟练运用和掌握。

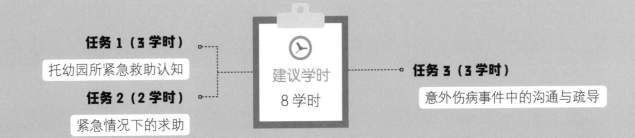

任务 1 (3 学时)
托幼园所紧急救助认知

任务 2 (2 学时)
紧急情况下的求助

建议学时
8 学时

任务 3 (3 学时)
意外伤病事件中的沟通与疏导

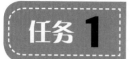

托幼园所紧急救助认知

学习目标

- ☑ 说明托幼园所紧急救助的相关概念、目的和原则。
- ☑ 熟记托幼园所紧急救助的流程与注意事项。
- ☑ 能模拟进行伤病事件发生后的现场观察和伤情评估。
- ☑ 能按照要求正确地填写"托幼园所紧急伤病事件记录表"。
- ☑ 懂得规范的紧急救助流程对幼儿急救的重要意义,强化责任意识和生命意识。

学习准备

- ☑ 自学本任务内容,然后完成预习测试。
- ☑ 阅读案例"午睡中的意外",然后完成案例下面的思考题。
- ☑ 学习微课"托幼园所紧急救助流程"。

预习测试

微　课
托幼园所紧急
救助流程

案例导入

▍午睡中的意外 ▍

　　一天中午,某幼儿园中班李老师急匆匆地跑进园长办公室,焦急地说:"快!快!我们班有个小孩倒在地上了,叫她也没有反应!"园长和保健员等人立刻冲到班上,只见躺在床上的丽丽两眼向上斜视,脸色发白,全身僵硬,四肢不断地抽搐,她的枕边还有呕吐物,情况看着非常紧急。

　　保健员立刻将丽丽移出卧室,并让她侧卧在通风处;为防止丽丽被呕吐物阻塞呼吸道导致窒息,保健员又清理了她嘴边的呕吐物,并及时拨打了120急救电话。随后,在保健员、班主任的陪同下,丽丽被送往就近的医院急诊科进行救治。同时,孩子所在班级的老师立即打电话通知了丽丽家长。

　　经过医生的一番抢救,丽丽的病情暂时缓解,恢复了意识。经医生诊断,丽丽的急症为癫痫发作。事后,保健员及时将本次事件进行了记录整理,并上报给有关部门。此次突发事件充分考验了幼儿园保教人员对孩子突发急症的应急处理能力。

 思考　请对案例中保教人员在应对幼儿突发癫痫时的应急处理工作进行评价。

学习活动 1 思考

请结合"学习支持1"的内容，思考保教人员学习幼儿急救相关知识与技能有什么意义？

......

......

......

学习支持 1

★ 背景介绍

《幼儿园教育指导纲要（试行）》中明确提出："幼儿园必须把保护幼儿的生命和促进幼儿的健康放在工作的首位。"安全与健康是幼儿全面发展的保障，只有在生命健全的基础上才能保证其身心健康发展。因而，保护幼儿生命和促进幼儿的健康是托幼园所保教工作的前提和基础。

由于学前儿童生长发育还未成熟，受认知水平及行动能力等限制，他们缺乏必要的危险防范意识和自我保护能力，再加上成人对其看护不周或安全教育不足等因素，使得学前儿童成为各种急症或意外伤害的高发群体。此外，火灾、地震、暴力伤害等突发事件也威胁着幼儿的健康与安全。因而，《保育员国家职业技能标准（2019）》、《托儿所幼儿园卫生保健工作规范》、《幼儿园教师专业标准（试行）》等文件中都提出，保教人员应具备学前儿童常见急症、常见意外伤害以及托幼园所重大突发事件的预防、应对的基本知识与技能。

当幼儿发生意外伤病时，作为看护者的保教人员是现场的第一"目击者"，如果他们能够及时有效地为幼儿实施现场紧急救助，不仅可以为医护人员的后续处理争取宝贵时间，还将影响幼儿伤病的发展与转归。然而，研究表明，我国托幼园所保教人员对儿童常见急症、常见意外伤害的防范观念和意识不强[1]，对儿童急救知识与技能的认识和掌握水平也不理想[2]。由此可见，保教人员学习并掌握幼儿基础急救知识与技能，具备现场初级应急处理能力显得尤为必要和迫切。

★ 相关概念

幼儿急症是指幼儿发生的各种突发的、紧急的、需要及时救治的病症。本书将主要介绍呼吸困难、惊厥、晕厥、过敏反应、鼻出血等学前儿童常见的急症。

幼儿意外伤害是指外来、突发、非本意、非疾病因素使身体受到伤害的客观事件。托幼园所中常见的意外伤害类型主要包括：烧（烫）伤，骨、关节、肌肉损伤，异物入体，小外伤，动物伤害，急性中毒，性侵害以及溺水等。

托幼园所突发事件则是指由人为或自然因素引起，具有突发性，会造成或可能造成较多人员伤亡、较大经济损失、破坏园所正常教学秩序及社会稳定等严重危害和影响的事故、事件和灾害，如火灾、地震、暴力伤害、踩踏事故、幼儿被冒领或走失等。

---

① 袁全莲，马迎华，崔绍珍.托幼园所保教人员儿童意外伤害认知调查分析［J］.中国儿童保健杂志，2009，17（05）：614—615.

② 孙爱梅，李少梅，张安丽.幼儿园教师掌握儿童急救知识和技能的现状及发展对策［J］.学前教育研究，2016（07）：67—69.

托幼园所紧急救助指托幼园所中幼儿发生急症、意外伤害或其他突发事件时，在专业救护人员未到达之前，托幼园所保教人员以一般公认的医学救助原则为基础，利用现场的人力、物力，对幼儿实施的初步的紧急救助和护理。

★ 托幼园所紧急救助的目的

为伤病幼儿实施紧急救助的首要目的是确保在幼儿急症或意外伤害发生时，抢救幼儿的生命，以降低死亡率；其次，通过及时的救助以防止幼儿病情或伤情的继续恶化；再者，专业的救助还可以帮助幼儿减轻病痛，降低伤残率；最后，及时、规范的现场救助可避免保教人员与幼儿家长间发生不必要的误解与法律纠纷。

尽管及时的救助对幼儿的生命健康来说十分必要，但需要注意的是，保教人员所实施的紧急救助只是现场初级救助护理，并不能代替专业的医疗急救。同时，在专业急救人员到达之前，保教人员应根据伤病幼儿的实际情况做出恰当处理，避免因盲目处理而引发二次伤害。例如，当怀疑幼儿可能发生颈部或脊柱骨折时，我们应避免移动幼儿身体，并等待急救人员到达。因而，为了确保伤病幼儿获得正确、有效的救助护理，保教人员需要掌握托幼园所紧急救助的基本流程，并结合专业的急救知识对幼儿伤病情况进行评估后再做出恰当的处理。

★ 托幼园所紧急救助的原则

在幼儿突发意外伤病时，为了确保紧急救助的质量和效率，尽可能地减少人员损伤，保教人员在实施紧急救助时应遵循以下几个原则：

（1）及时反应。保教人员应该在一日生活中细心观察幼儿，一旦发现幼儿出现异常情况，应根据具体情况及时做出恰当处理，这样可在某些关键时刻（如急性气道梗阻）挽救孩子的生命。

（2）危重优先。如果只有一个伤病幼儿，应优先挽救生命，再做局部处理。当多个幼儿需要救助时，保教人员应根据幼儿具体状况，尽可能优先对危重者实施救助。

（3）冷静应对。幼儿突发伤病时，保教人员应以沉着冷静的心态应对，这样才能确保伤情评估和急救措施的准确性。

（4）团队协作。保教人员应充分利用现场的人力、物力，通过团队协作共同应对突发状况，这样可以提高救助效率。

（5）自我保护。保教人员在处理伤病或意外伤害的过程中应避免自己受伤或被传染疾病，同时，还应严格按规范措施处理，避免卷入各类纠纷。

学习活动 2 　小组讨论

在幼儿突发伤病后实施的紧急救助措施中，你觉得哪些措施应最先实施，哪些可以后实施？请按照从"最紧急"到"最不紧急"的顺序，用序号（①②……）将其依次排列，并说明理由。

学习支持 2

托幼园所紧急救助流程

幼儿发生不同的状况应该有不同的应对措施，有时需要立即拨打120急救电话，有时则需要保教人员先对患儿予以紧急救助，而有时只需要做进一步观察即可。保教人员需要掌握规范的紧急救助应对流程，可参考图1-1-1。

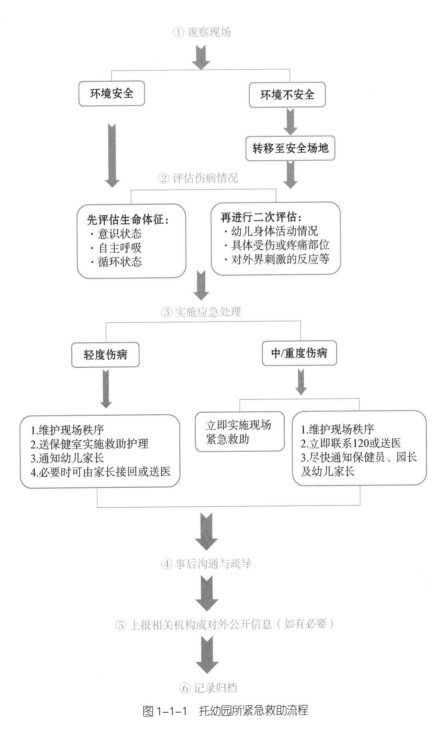

图 1-1-1 托幼园所紧急救助流程

学习提示 I

（1）你应熟悉托幼园所紧急救助的流程，并明确自己的职责，这是确保高效率救助的前提。

（2）在幼儿出现呼吸或心跳骤停、急性气道梗阻等严重伤病迹象时，应先立即实施现场急救，并尽快向120急救中心紧急求助。

（3）即使是普通伤病，有时也应根据自己的判断或家长的要求将幼儿送医处理。

学习活动 3 ✎思考

在孩子发生意外伤病时，现场目击的保教人员在为孩子提供紧急救助之前应了解哪些信息以更好地提供救助？

学习支持 3

❉ **观察现场**

当发现有幼儿出现急症或意外伤害后，应尽快对伤病幼儿及其所处的现场环境进行观察，以掌握第一手信息。例如：

● 谁？发生了什么事？

● 孩子是如何受伤的？

● 现场是安全的吗？是否还有危险因素存在？

● 有多少孩子受伤了？其他孩子都在吗？

● 孩子的伤病重不重？

● 哪个孩子最需要救助？

首先，在为伤病幼儿实施紧急救助时，应尽量确保现场每个师幼都是安全的，包括自己在内。因而，你要留心周围的环境是否安全，是否有危险的因素存在。例如：带电的电线、有毒物品、正在燃烧的物品、危险动物、高空坠落的物品、高温环境等。如果有危险因素，应先将伤病幼儿尽快转移到安全的环境中，再做后续评估。

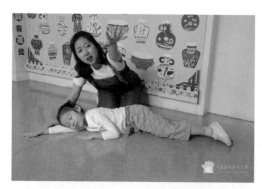

图1-1-2　及时寻求身边同事的帮助

其次，当有多位幼儿受伤或需要救助时，先要注意观察那些无法发出声音或者丧失意识的幼儿，因为他们的情况往往更加严重。

在观察现场的过程中，还应尽快确认以下信息：

● 谁可以帮助你维护现场秩序或看护其他孩子？

● 谁可以一起协助你参与救助？

● 谁可以帮助你通知保健员并拨打120急救电话？

学习提示 2

（1）你需要在短时间内快速完成观察现场的环节（尽可能控制在15秒以内）。

（2）在突发紧急情况时，现场目击者应尽可能寻求其他保教人员的共同协助，这样可以有效提升救助效率。

学习活动 4　情境模拟

请结合"学习支持4"的内容，详细了解伤病幼儿的搬运方法及其使用场景，然后分组模拟演示，并派小组代表说明该方法的使用场景。

学习支持 4

★ 伤病幼儿的搬运

通常，我们并不建议非专业医疗人员轻易搬动受伤的人员。但是，当发现现场环境存在危险因素（如现场发生火灾）时，你不得不考虑将伤病幼儿搬运转移。在紧急情况下，及时、正确的搬运能避免救助者和伤病幼儿再次受伤，还能使伤病幼儿迅速地得到检查和救助。在转移受伤的幼儿时，应根据其受伤情况及现场环境选择恰当的转移方式，动作要求轻柔、规范，避免其出现二次伤害。

当现场只有一位成人时，可以采用以下几种方法转移伤病幼儿：

（1）扶行法。适用于意识清醒，没有骨折，伤势不重，且能自己行走的伤病幼儿。

（2）怀抱法。适用于体重较轻，伤势不重，且没有脊柱或大腿骨折的伤病幼儿，是短距离搬运的最佳方法。

（3）背负法。适用于意识较清醒，没有上下肢或脊柱骨折等情况的行动不便的伤病幼儿。

（4）拖行法。适用于意识不清醒或体重较重的伤病幼儿。如果确认孩子没有脊柱损伤，可通过脚踝拖行法或毛毯拖行法来转移其位置；如果怀疑孩子脊柱可能受伤了（一般发生在高空坠落后），则最好不要移动孩子，应等待专业急救人员的到来；如果在某些必须转移孩子的紧急情况下，应注意不要移动孩子的颈部和头部。

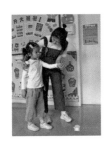 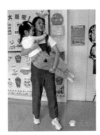 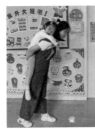 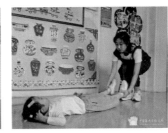 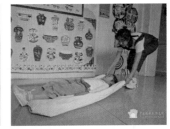

（a）扶行法　　　　（b）怀抱法　　　　（c）背负法　　　　（d）脚踝拖行法　　　　（e）毛毯拖行法

图 1-1-3　常用的单人搬运法

当现场有两位成人时，可以采用以下两种方法转移伤病的幼儿：

（1）轿扛法。适用于转移意识清醒、体重较重的伤病幼儿，或远距离搬运时。要求两名救护者同时站起，行走时同时迈出外侧的腿，保持步调一致。

（2）担架法。适用于转移意识不清的伤病幼儿，或远距离搬运时。担架在行进时，应让幼儿脚朝前方，头朝后方，便于救护者观察幼儿的病情变化。

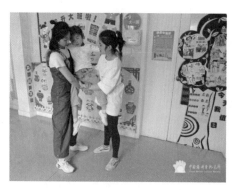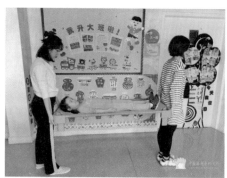

（a）轿扛法　　　　　　　　　　　　　　　　（b）担架法

图1-1-4　常用的双人搬运法

学习提示 3

（1）当无法准确评估幼儿的伤情（尤其是有无脊柱损伤）时，尽量不要移动幼儿。

（2）需要搬运伤者时，如果有条件，应尽量请周围的人帮忙。

（3）在搬运伤病幼儿的过程中，要注意观察幼儿的呼吸及脸部表情，并尽量减少振动。

学习活动 5 ✍思考

请结合生活经验和"学习支持5"的内容，思考日常生活中幼儿可能会发生哪些急症或意外伤害，并将其归入轻度、中度和重度伤病中。

轻度伤病 ....

中度伤病 ....

重度伤病 ....

学习支持 5

★ 幼儿伤病情况评估

在快速观察完现场后，保教人员应立即先对伤病幼儿进行初步的生命体征评估，然后进行二次评估，再决定后续的救助措施。评估伤病情况通常是在实施紧急救助之前进行的，整个过程应不超过60秒。如果没有经过伤病情况评估就无法详细了解孩子的状况，也无法采取正确的救助处理措施。

Ⅰ.生命体征评估

通常，我们可以将伤病幼儿的意识状态、自主呼吸、循环状态三个因素作为伤病儿生命体征评估的主要指标。

（1）意识状态。意识状态是指人对周围环境和自身状态的认知与觉察能力。通常，你可以参考以下几种措施来初步评估幼儿的意识状态（如图 1-1-5）。

● 观：观察孩子是否能自主睁眼或与你进行目光交流

● 呼：呼唤孩子名字或轻拍其肩膀，孩子是否能做出反应

● 令：要求孩子注视某物体或移动其肢体，孩子能否对指令做出正确动作

● 捏：挤捏孩子上臂内侧或大腿内侧，孩子能否睁眼或通过语言和肢体反应来表示疼痛

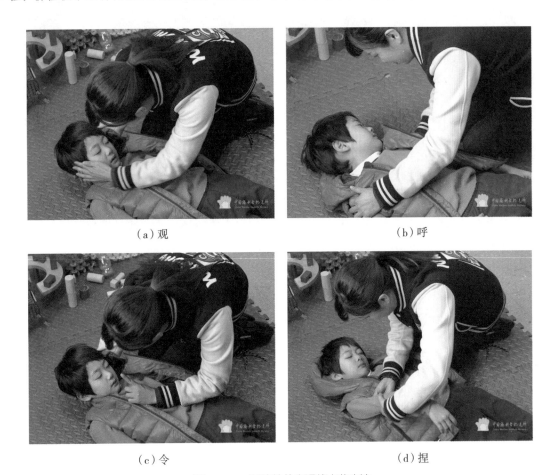

（a）观　　　　　　　　　（b）呼

（c）令　　　　　　　　　（d）捏

图 1-1-5　评估幼儿意识状态的方法

（2）自主呼吸。当幼儿出现呼吸困难时，通常表明情况较严重，你需要立即拨打 120 急救电话并实施救助。你可以通过观察幼儿是否有以下表现来评估其呼吸状况：

● 呼吸时有异常声音（鼾声、喘息、嘶哑、哮鸣音）

● 呼吸时特别费力或者深沉

● 鼻翼扇动

● 保持身体固定姿势才能呼吸

● 呼吸微弱

● 不能说话或无法发声

● 无哭闹声，甚至出现了窒息

此外，当幼儿已丧失意识，或呼吸体征不明显时，你可以通过低头侧耳贴近孩子口鼻来感受其呼吸，同

时观察其胸腹部是否有起伏（如图1-1-6）。如果幼儿呼吸出现以上一个或多个体征，说明情况较危急，需要及时救助。

（3）循环状态。通常可从幼儿皮肤的颜色来观察其循环状态是否有异常（如图1-1-7），如果皮肤颜色有异常则表明孩子的循环状态有问题，情况较危急，你需要立即拨打120急救电话。

异常的皮肤颜色包括：苍白色、青紫色、粉红色等。例如，当幼儿缺氧时，脸部和嘴唇会呈青紫色。

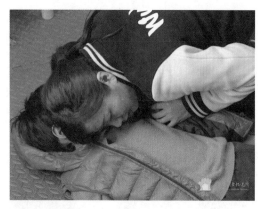 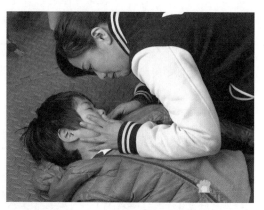

图1-1-6 评估幼儿自主呼吸状况　　　　　图1-1-7 评估幼儿循环状态

2. 二次评估

为了准确掌握伤病幼儿的情况，在经过初步的生命体征评估之后，保教人员还需要对伤病幼儿进行二次评估，主要检查幼儿从头到脚是否还有其他问题。例如，检查孩子身体活动情况是否良好，具体受伤或疼痛的部位，对外界刺激是否有反应等。

通过对幼儿意识状态、自主呼吸、循环状态的评估可以判断其状况是否属于危及生命的重大伤病。如果生命体征中一个或多个因素出现异常，应立即拨打120急救电话或送医，并实施初步救助处理；如果幼儿的以上三个因素都无异常，则暂时不需要紧急医疗救助，应再根据具体伤病情况做出相应的处理。

3. 伤病分类

一般情况下，我们可以将托幼园所中发生的伤病事件分为轻度伤病、中度伤病、重度伤病三类。

（1）轻度伤病：指不会危及生命，只需简单处理即可的情况，如轻度的皮肤切割伤、烫伤、碰伤、鼻出血等。这类情况通常不需要将患儿送医，只需将其送保健室处理即可。

（2）中度伤病：指不会立即危及生命，但如救助不及时或救助不当，则可造成残疾甚至死亡的情况。例如，关节脱臼或骨折、有毒动物咬伤、中度烧（烫）伤、失血较多等。这些情况需要对患儿进行初步救助，并及时送医处理。

（3）重度伤病：指可立即危及生命，需要当即实施紧急救助并送医处理的情况。例如，心脏骤停、严重急性气道梗阻、大动脉破裂等。

学习活动 6 小组合作

请结合"幼儿园儿童伤害登记表"及"学习支持6"的内容，以小组为单位尝试设计并绘制一份"托幼园所紧急伤病事件记录表"，然后与大家分享。

表 1-1-1 _____幼儿园儿童伤害登记表[①]

年　月　日

姓名：　　　　　性别：　　　　　年龄：　　　　　班级：

伤害发生日期：　年　月　日　伤害发生时间：_____：_____（用24小时记时法）

当班责任人：　　　　　　　　　　　　　填表人：

伤害类型：

1=交通事故　2=跌伤（跌、摔、滑、绊）　3=被下落物击中（高处落下物）

4=锐器伤（刺、割、扎、划）　5=钝器伤（碰、砸）

6=烧（烫）伤（火焰、高温固/液体、化学物质、锅炉、烟火、爆竹炸伤）

7=溺水（经医护人员救治存活）　8=动物伤害（狗、猫、蛇等咬伤，蜜蜂、黄蜂等刺蜇）

9=窒息（异物，压、闷、捂窒息，鱼刺、骨头卡喉）

10=中毒（药品、化学物质、一氧化碳等有毒气体、农药、鼠药、杀虫剂，腐败变质食物除外）

11=电击伤（触电、雷电）　12=他伤/攻击伤

伤害发生地点：

1=户外活动场　2=活动室　3=寝室　4=卫生间　5=盥洗室　6=其他（请说明_____）

伤害发生时活动：

1=玩耍娱乐　2=吃饭　3=睡觉　4=上厕所　5=洗澡　6=行走　7=乘车　8=其他（请说明_____）　9=不知道

伤害发生时和谁在一起：

1=独自一人　2=老师　3=小伙伴　4=其他（请说明_____）　5=不知道

受伤后处理方式（最后处理方式）：

1=自行处理（保健人员）且未再就诊　2=医疗卫生机构就诊　3=其他（请说明_____）

如果就诊，诊断是：_____

因伤害休息多长时间（包括节日、假期及周末）：_____天

转归：1=痊愈　2=好转　3=残疾　4=死亡

简述伤害发生经过（对损伤过程作综合描述）：

____

①　表格来源：《托儿所幼儿园卫生保健工作规范》。

学习支持 6

★ 紧急伤病事件记录

托幼园所发生紧急伤病事件后，相关保教人员应按要求详细记录事件的相关信息，并做到及时、详细、客观、准确。通常，"托幼园所紧急伤病记录表"主要包括以下内容：

（1）伤病幼儿信息：孩子的姓名、班级、年龄、具体伤病状况、责任教师等。

（2）事件描述：发生的时间、地点、现场第一目击者、现场状况等。

（3）紧急救助过程：给予的紧急救助措施，联系急救中心的时间和细节，联系家长或监护人的情况，孩子的最终情况，事后沟通与心理疏导等。

（4）其他信息：记录人、事件责任人（如果有的话）、协助其他机构（如医院、警察局、法院等）的工作等。

托幼园所紧急事件的记录和报告有着重要的意义，它不仅可以帮助托幼园所工作人员、家长、保险公司以及警察等人员或单位详细了解事件的经过，还可以帮助保教人员从中反思，及时发现工作中的安全隐患，总结经验。此外，它还可以作为其他保教人员学习如何应对类似突发情况的实例。

学习提示 4

在记录事件的关键过程和内容时，你可参考的思路是：When（何时）、Where（何地）、Who（谁）、What（发生什么事）、How（如何处理）。同时，你还应尽量以描述性文字叙述事件，确保记录的客观性、准确性。

----------------------------- ● 课后练习 ● -----------------------------

课后练习

1. 请尝试以思维导图的形式对本任务的内容进行小结。

2. 请结合本任务所学知识，完成下面的课后练习。

（1）下列关于幼儿意外伤病的紧急救助措施中，保教人员处理正确的是（   ）。

    A. 幼儿不慎从高处坠落，应该立即将其抱起来送医

    B. 发生火灾后，应不顾一切进入火场救人

    C. 发现幼儿可能触电后，应立即用手将其拉开

    D. 幼儿因外伤流血较多时，应尽快实施止血处理

（2）如果现场有多位孩子发生意外，经现场观察后，保教人员首先应救助（   ）。

    A. 萱萱：意识清醒，身体无明显外伤，但无法移动，躺在地上大哭

    B. 蛋蛋：意识清醒，手臂有少量流血，坐在地上小声哭泣

    C. 姗姗：意识不清，躺在地上，无呼救声，无反应

    D. 毛毛：意识清醒，身体无明显外伤，坐在地上大哭

（3）幼儿突发伤病后，保教人员可通过初步评估孩子的生命体征来判断其伤情程度，具体包括（　　）。

    A. 自主呼吸、意识状态、循环状态   B. 自主呼吸、脉搏、血压

    C. 意识状态、行动能力、脉搏   D. 自主呼吸、意识状态、语言表达

（4）下列紧急情况中，会很快威胁孩子生命并需要拨打120急救电话的是（　　）。

    A. 孩子脚踝扭伤   B. 孩子发生鼻出血

    C. 孩子发生窒息   D. 孩子被猫抓伤

（5）下列意外伤病场景中，提示现场环境安全的是（　　）。

    A. 患儿附近有蜂窝   B. 患儿身边有裸露电线

    C. 患儿所处环境中有刺鼻气体   D. 患儿在上课时鼻出血

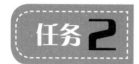

任务 2　紧急情况下的求助

○ **学习目标** ○

☑ 了解托幼园所紧急情况下求助的意义及主要求助对象。

☑ 知道 120、110、119 等常用特服电话的功能、拨打步骤及注意事项。

☑ 能根据具体情景选择正确的求助对象，并模拟规范的求助过程。

☑ 懂得及时、正确的求助对于紧急救助的重要意义，树立团队合作意识。

○ **学习准备** ○

☑ 自学本任务内容，然后完成预习测试。

☑ 阅读案例"慌乱中的紧急求助"，然后完成案例下面的思考题。

☑ 学习微课"如何拨打专业救援电话"。

预习测试

微　课

如何拨打专业
救援电话

○ **案例导入** ○

▌慌乱中的紧急求助 ▌

以下是某幼儿园王老师拨打 120 急救电话的片段。

王老师：你好！是 120 吗？

接线员：您好！这里是 120 急救中心。请讲！

王老师：啊，快来帮助我们吧！我班上有个孩子从楼梯上摔下去了，头上流了好多血，孩子昏迷了，叫他也没反应，他是不是很严重啊？请你们快点派救护车过来！（现场夹杂一片慌乱声）

接线员：抱歉，您那里太吵了，我听不太清楚，麻烦您换个地方说。请问您在哪里？发生什么了？

王老师：哦，我在 ×× 幼儿园，快点派车来吧！我班上有个孩子从楼梯上摔下去了，好像很严重！（哭泣声）

接线员：抱歉，您要告诉我具体的地点，什么路多少号？

王老师：……是 ×× 路 ×× 号，×× 幼儿园。

接线员：×× 幼儿园，靠近哪条马路？

王老师：就在 ×× 小区里面，车进来右转，然后再左转到底就是了。

接线员：好的，已经给您派救护车了。请问孩子现在怎么样了？

王老师：我不知道啊，他现在昏睡过去了，也没有什么反应，老师抱着他在保健室等着。（哭泣声）

接线员：请不要紧张，救护车马上就到。

……

思考　请对案例中王老师向 120 急救中心求助的过程进行评价。为了帮助救护车尽早到达现场，王老师应如何与接线员沟通？

学习活动 1 ◎思考

当班上有幼儿突发意外伤病时，作为现场保教人员的你该向谁寻求有效支持或帮助？请举例说明。

学习支持 1

★ 紧急情况下求助的意义

坚持团队协作是托幼园所紧急救助的基本原则之一。当托幼园所师生发生紧急伤病事件时，现场保教人员应根据事件的具体性质及时向周围同事或专业机构寻求援助。

在紧急时刻，保教人员如能及时、规范地寻求援助可以有效提高伤病救助的效率，减轻师生因意外伤病导致的伤害，有时甚至可以挽救生命。因而，在紧急伤病事件发生后，及时、正确地求助也是保教人员应具备的一项基本能力。

★ 紧急情况下求助的对象

一般情况下，当幼儿发生意外伤病时，无论其伤病程度是轻度还是中重度，你都应该优先向身边的同事寻求帮助。因为他们是最熟悉幼儿的人，他们能最快速地提供有效帮助。例如，他们可以帮助你照看现场的其他孩子，帮助你拨打紧急求助电话，并联系幼儿家长或保健员。在托幼园所紧急救助的过程中，坚持团队协作是确保救助效果的重要前提。保教人员之间的密切配合、相互协作可以让患儿得到及时、有效的救助。

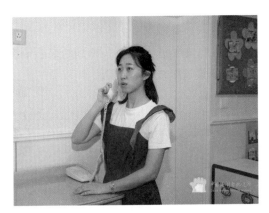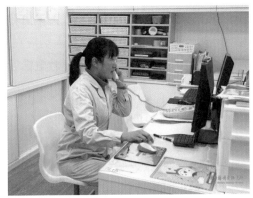

图 1-2-1　及时与保健员取得联系

在某些特殊情况下，如果现场只有你一个人，你不能抛下其他孩子而只照顾伤病的幼儿，这时，你可以用最短的时间先让其他孩子迅速地集中在一起，并让孩子们围成圆圈坐在你的视野范围内，然后再让班级中比较成熟、懂事的孩子负责组织大家开展熟悉的活动，如唱歌、看书等。

当发生中重度伤病事件时，除了向身边同事求助外，现场的保教人员还应及时向专业的机构寻求援助。目前，我国大陆地区常用的专业救援特服电话包括：120医疗急救电话、110治安报警电话和119消防报警电话。这些电话号码可以通过任何能正常使用的座机、手机、公共电话亭拨通，一定要就近、及时拨打。

学习提示 1

（1）在拨打专业救援特服电话时，最好使用普通话，确保接线员能清楚听到你的话语。

（2）幼儿的生命安全无小事，错误的求助方式可能会导致紧急援助延迟、幼儿伤病情况加重以及公共资源浪费等严重后果。

（3）即使在手机欠费或者信号差时仍可以拨打特服电话。

学习活动 2　📽 情境模拟

请结合微课"如何拨打专业救援电话"及"学习支持2"的内容，以小组合作的形式自拟情境和角色，模拟拨打120急救电话的过程。其他各组对该小组的表演进行评价。

小组自评 ....

同学互评 ....

教师评价 ....

学习支持 2 💡

★ 如何拨打 120 急救电话

120 是全国统一的紧急医疗救护中心的号码。当在院外发生危急重症时，拨打120是向急救中心求助最简便、快捷的方式，急救中心接到电话可立即派出救护车和急救人员赶赴现场。

当幼儿突发急症或意外伤害时，保教人员应在对幼儿的伤病情况进行评估后再判断是否需要拨打120急救电话。如果需要拨打，可在接通120急救电话后参考以下步骤与接线人员通话。

第一步　　确定对方是否是医疗救护中心。

第二步　　冷静、详细地说明伤病时间，伤病人员所在的具体地点（要详细到门牌号），现场情况（谁、发生了什么、症状如何）以及呼救者的信息（姓名、联系电话），方便救护人员与呼救人联系。

第三步　　听清接线员的询问，如实报告相关信息。如果情况紧急，可在接线员电话指导下对孩子实施初步的救助措施。

第四步　　等接线员挂电话后再结束通话。

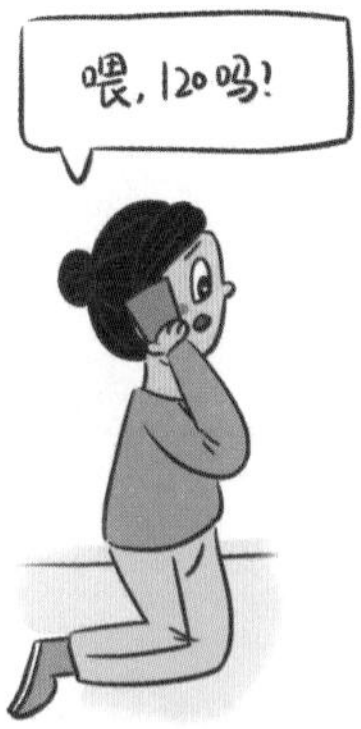

图 1-2-2　拨打120急救电话

★ 拨打 120 急救电话的注意事项

（1）挂断120急救电话后，在救护车到达前，联系人应保持电话畅通，并派人到主要路口或门口等候、接应救护车，还要为救护车留出足够的进出空间，安排好陪同人员。

（2）说明现场情况时应尽可能提供详细信息（如：多少孩子，发生了什么，现在怎样了，有无过往病史，已采取何种救助措施），以便急救中心调集救护资源。

（3）院前急救的原则是就近、就急。在病情允许的情况下，应考虑伤病儿家属意愿，优先考虑"就近"原则。

（4）若在20分钟内救护车仍未出现，可再拨打120。如病情允许，不要再去找其他车辆。

（5）特殊情况处理：如果现场有危险，应该将伤病儿转移至安全场所等待救助；如果是服药或食物中毒，要把可疑的药品或食物留样带上；如果是发生断肢，要带上断离的肢体等。

学习提示2

为了提高急救效率，同时避免因慌乱而出现失误，保教人员应做好以下几项工作：

（1）在每个教室的固定电话边上贴一张医疗应急联系卡片（包括附近医院的地址、紧急联系人、联系电话等信息）。

（2）提前了解每个幼儿的健康状况，尤其是有特殊疾病史的幼儿信息，必要时应记录其常用药和家长指定医院，并将记录本放于教室中。

（3）园方与家长提前签好"紧急情况送医委托书"，以便在某些紧急情况下或无法与幼儿家长取得联系时由园方负责将幼儿送医，且教师、保健员或园方代表应陪同。

学习活动 3 情境模拟

请结合"学习支持3"的内容，以小组合作的形式自拟情境和角色，模拟拨打110报警电话的过程。其他各组对该小组的表演进行评价。

小组自评	....
同学互评	....
教师评价	....

学习支持 3

★ 如何拨打110报警电话

110是全国统一的报警电话号码。110报警电话负责受理刑事、治安案件，自然灾害、治安灾害事故以及各种危及人身、财产安全或者社会治安秩序的群体性事件等的紧急危难求助。接到报警后，调度中心会安排最近的派出所、交警和相关部门的110值勤民警负责到现场处理警情。

目前，我国很多城市的公安110与120急救中心实现了联网，拨打110也可得到紧急救护，特别是在发生了因刑事案件、纠纷、意外事故等导致人员受伤的时候，110不仅可以安排救护车急救，还可将伤者送到其管辖的法检医院，帮助进行伤情鉴定。

如果发生民事纠纷、刑事案件或者其他需要警察协助的事件时，保教人员应该立即拨打110报警电话求助。在110报警电话接通后可参考以下步骤与接警人员通话。

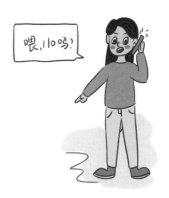

第一步　确定对方是否是110报警中心。

第二步　冷静、如实地说明案发时间，事件具体地点（要详细到门牌号），现场情况（发生了什么、有无人员受伤）及报警人的基本情况（姓名、联系电话、具体位置等）。

第三步　听清接警员的询问，如实回答接警员需要了解的内容，以便接警员做出准确的判断，采取适当的措施。

第四步　等接警员挂电话后再结束通话。

图1-2-3　拨打110报警电话

★ 拨打110报警电话的注意事项

（1）如现场安全，报警人在报警后应在原地等候民警，保持电话畅通，以便民警能迅速、准确地找到你。

（2）有案发现场的，要注意保护现场，不要随意翻动，以便民警赶到现场提取物证、痕迹；除了营救伤员，不要让任何人进入。

（3）如遇到刑事案件、治安案件时，应首先保护好自身安全，不作无谓的牺牲。

（4）发生交通事故时，如有人员受伤较重，应先拨打120，再拨打110报警。[①]

（5）在等待民警赶到现场的过程中，如有情况变化应随时拨打110告知，以便民警视警情进一步处理。

（6）民警到达后，报警人应积极主动协助民警调查。

学习提示3

（1）在某些特殊情况下，如果不方便通话，还可以编辑短信发送至12110报警。

（2）托幼机构应该提前与当地公安机构建立突发事件应急报警系统，提升出警效率。

（3）使用手机APP"公安110"，可以实现视频报警、电话报警（110或122）、短信报警、寻人启事、静默报警、模拟报警、火灾报警等功能。

学习活动 4 情境模拟

请结合"学习支持4"的内容，以小组合作的形式自拟情境和角色，模拟拨打119报警电话的过程。其他各组对该小组的表演进行评价。

小组自评 ....

同学互评 ....

教师评价 ....

---

① 虽然我国很多城市的公安110与120急救中心已联网，但如遇伤情紧急的情况，建议先拨打120，以争取急救时间。

学习支持 4

✦ 如何拨打 119 消防报警电话

119 是全国统一的消防报警电话号码。公民在遇到火灾、危险化学品泄漏、道路交通事故、地震、建筑坍塌、空难、爆炸、恐怖事件、重大环境污染、核与辐射事故和突发公共卫生事件时均可拨打 119 消防报警电话。

保教人员在遇到火灾、幼儿溺水、地震等紧急情况时可以拨打 119 消防报警电话求助。在 119 报警电话接通后可参考以下步骤与接线人员通话。

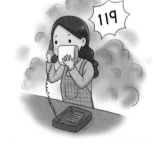

第一步	确定对方是否是 119 消防指挥中心。
第二步	冷静、详细地说明事发时间和地点（要详细到门牌号），现场情况及报警人的基本情况（姓名、联系电话、具体位置等）。
第三步	注意听清接警中心提出的问题，以便正确回答。
第四步	等接线员挂电话后再结束通话。

图 1-2-4　拨打 119 消防报警电话

✦ 拨打 119 消防报警电话的注意事项

（1）报警人描述现场情况时要尽可能多地提供相关信息（如：着火楼层或起火处、起火物品、火势大小；有无人员受伤或被火围困者、有无爆炸危险物等）。

（2）报警完毕后，应立即派人到所报告的标志建筑处等候消防车，并指引消防车赶赴现场。

（3）尽快启动消防应急程序，相关负责人员组织师生有序撤离。

（4）如果险情发生了新的变化，要立即告知消防队，以便他们及时调整部署。

（5）如果火情较严重，不要冒险进入火场，避免无谓牺牲。

▶ 学习提示 4 ◀

（1）消防安全重在平时的预防，保教人员应重视日常消防演练和安全检查工作。

（2）托幼机构应建立完善的消防应急程序。发生险情时，保教人员应立即按分工就位，组织初期灭火和撤离。

（3）《中华人民共和国消防法》第四十四条规定："任何人发现火灾都应当立即报警。任何单位、个人都应当无偿为报警提供便利，不得阻拦报警。严禁谎报火警。"

需要提醒的是，120 医疗急救电话、110 治安报警电话、119 消防报警电话等都属于社会公共资源，是维护社会稳定与公民人身及财产安全的重要力量。我们应将有限的紧急救助资源留给需要的人。此外，虚假报警、恶意拨打骚扰电话等都属于违法行为。

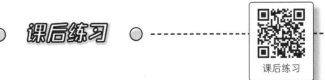

课后练习

1. 请尝试以思维导图的形式对本任务内容进行小结。

2.请结合本任务所学知识，完成下面的课后练习。

（1）丽丽在游戏中突发鼻出血，身边的李老师在安排好其他孩子的看管后应及时寻求（　　）的帮助。

    A. 120　　　　　　　B. 保健员　　　　　　　C. 110　　　　　　　D. 幼儿家长

（2）下列关于拨打常用特服救援电话的表述中，正确的是（　　）。

    A. 如果孩子没有危急重症，保教人员不可以拨打120急救电话

    B. 拨打特服救援电话时应保持冷静，并详细说明相关信息

    C. 为节约社会公共救援资源，在孩子发生意外伤病时，保教人员应尽可能自己处理

    D. 恶意拨打特服救援电话但未到达扰乱公共秩序的程度就不算违法

（3）下面几种情况中，保教人员的做法恰当的是（　　）。

    A. 在拨打120电话10分钟后，急救车如还未到达，杨老师可直接打车将孩子送往医院

    B. 在拨打120急救电话后，李老师立即请同事到幼儿园门口接车

    C. 豆豆膝盖皮肤轻度擦伤，杨老师拨打120急救电话请急救车将孩子送医

    D. 班上多名幼儿疑似出现食物中毒症状，张老师立即拨打119求助

（4）李老师在户外活动环节清点人数时，发现莹莹不在队伍中，之后在其他保教人员的帮助下仍搜寻无果。这时，李老师除了通知家长外还应及时拨打（　　）寻求帮助。

    A. 120　　　　　　　B. 110　　　　　　　C. 119　　　　　　　D. 122

（5）地震发生后，如果此时有孩子被困在倒塌的建筑物内，保教人员应优先请求（　　）的帮助。

    A. 120和110　　　　B. 110与119　　　　C. 119与120　　　　D. 122与119

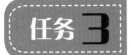 意外伤病事件中的沟通与疏导

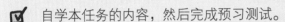 学习目标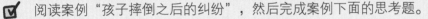

☑ 能说出与意外伤病事件中的幼儿及家长沟通的重点及方法。
☑ 知晓向伤病幼儿及其家长表达关注的主要途径和注意事项。
☑ 知晓伤病事件发生后对外公开信息时的重点及注意事项。
☑ 能根据幼儿异常表现初步评估伤病事件对幼儿的影响程度。
☑ 能为幼儿和保教人员选择恰当的心理疏导方式。
☑ 懂得及时、恰当的沟通与疏导对于紧急伤病事件处理的重要意义。

○ 学习准备 ○

☑ 自学本任务的内容，然后完成预习测试。
☑ 阅读案例"孩子摔倒之后的纠纷"，然后完成案例下面的思考题。

预习测试

○ 案例导入 ○

孩子摔倒之后的纠纷

某日入园环节，中班的张老师在带着四名孩子回班级的途中，一名孩子在楼梯的台阶处不小心摔倒，嘴角内侧被牙齿磕破，血顿时流了下来。张老师立即给这名孩子的家长打电话，还没走远的家长很快回到了幼儿园，并在张老师的陪同下带孩子去医院就诊。

事发当天，两名保健员正忙于晨间检查，看到老师和家长一起陪同孩子去医院，觉得人手已够，就没有随行。张老师返回后，因整天的工作都较忙，便在家长下午来取回孩子书包时将事先买好的、准备晚上到家中探望孩子时带的慰问品直接让家长带了回去。事后几天，张老师都是通过电话来了解孩子的康复情况。

然而几天后，孩子的家长气愤地来到园长办公室，指责园里对其孩子受伤一事毫不重视，并提出园方应为孩子今后可能发生的整容费用负责，还要求园方写下书面承诺。家长提出，因孩子的嘴角内侧被缝合了四针，导致嘴角肿胀，进食和睡眠都受到较大影响，看着很心疼。而且医生还说，孩子成人后面部的肌肉有可能会发生些许萎缩，造成两侧脸颊不对称，可能会影响其容貌美观。家长越想越生气就决定到幼儿园讨要说法。

思考 请分析案例中的保教人员在孩子摔伤后所实施的紧急处理措施中有哪些不恰当的地方；在孩子受伤后，张老师可以做些什么来降低该事件所带来的负面影响。

学习活动 1 📽 情境模拟

　　请以案例"孩子摔倒之后的纠纷"为背景，结合"学习支持1"的内容，以小组合作的形式自拟角色，模拟与受伤幼儿及其家长沟通的过程。其他各组对该小组的表演进行评价。

小组自评

同学互评

教师评价

学习支持 1 💡

　　当伤病事件刚发生时，托幼园所现场的保教人员应及时与幼儿、幼儿家长以及身边的同事等相关人员做好恰当的沟通工作。与事件相关人员及时且有效的沟通对紧急救助有着重要意义：来自保教人员的安慰与呵护可以有效缓解幼儿的心理压力；及时通知急救人员可以获得更多的救助资源，提升救助质量；向家长具体、如实地告知事件情况还可以获得其信任，避免不必要的误解或纠纷。

　　幼儿和家长是托幼园所伤病事件发生后的主要沟通对象，尤其是伤病幼儿及其家长。针对不同的沟通对象，保教人员进行沟通的重点和内容也各有不同。

⭐ 与幼儿的沟通

　　在经历、目睹或者听闻伤病事件后，幼儿通常会出现惊吓、恐惧、伤心、痛苦、焦虑等复杂心理。这时，保教人员与幼儿沟通的重点在于：让幼儿明白你可以保护并且帮助他（她），缓解其心理压力。面对刚经历伤病事件且清醒有意识的幼儿，你可以参考以下方式与其展开沟通：

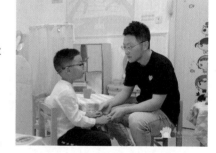

图1-3-1　安慰受伤的孩子

- 先向孩子作自我介绍，简单说明孩子刚才经历的事件
- 询问孩子目前的身体状况，并给予安慰
- 告诉孩子将采取或已采取的措施（如清洁消毒伤口、拨打120或通知家长等），并说明你会一直陪伴他（她）
- 给予眼神的关怀、温暖的微笑
- 给予友善的身体接触，如握住孩子双手、抚摸孩子的头或同孩子拥抱等

　　在被救助的幼儿得到合理安排的前提下，面对目睹或听闻伤病事件的其他幼儿，保教人员也应及时与其展开沟通，具体可参考以下几点：

- 先稳定自己的情绪，以平静的语气表达
- 向孩子们简单说明刚才发生的事件（注意不要提细节）
- 告知遭遇伤病的孩子已经得到帮助，让他们不用担心
- 告诉孩子们已采取的预防措施，他们很安全，老师也会一直陪伴他们

⭐ 与家长的沟通

　　当幼儿突发伤病的时候，及时将幼儿在园的情况告知幼儿家长是保教人员的工作职责。即使幼儿的状

况并非属于中/重度伤病，保教人员也应该尽快通知其家长。此外，在某些情况下，虽然你觉得该幼儿并不需要送医处理，但仍需要及时通知其家长，并征求家长的意见，以此来决定是否送孩子去医院。

鉴于经历和目睹伤病事件的幼儿都可能受到一定的影响，保教人员不仅要与伤病幼儿家长及时沟通，还要与其他幼儿家长进行沟通。良好的沟通可以让家长掌握孩子的详细情况，从而减少家长的情感焦虑，也有利于后续工作的开展。

幼儿在托幼园所突发伤病后，你应尽快与其家长进行沟通，沟通的重点在于：让家长感受到幼儿园和老师敢于负责任的态度，避免家长过于担心。具体可参考以下几点：

- 调整自己的情绪，稳定状态
- 如实告诉家长孩子发生了什么状况（时间、地点、具体经过）
- 告诉家长孩子目前已经接受的紧急救助情况（谁处理的、采用什么措施）
- 告诉家长孩子目前的状况（是否送医、在哪个医院、谁在陪伴）
- 平复家长的心情，让家长知道，孩子受伤后老师和园方都很关心
- 对家长提出的问题和要求，保证会在最快的时间内给予答复
- 换位思考，始终理解家长的感受
- 保持镇静，注意使用文明礼貌用语

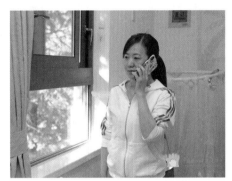

图1-3-2　及时与家长进行沟通

学习提示 I

（1）托幼园所保健室和教室中应张贴家长紧急联系表——包括所有幼儿的紧急联系人（除了父母或监护人外，还应加一位紧急联系人），并定期更新。

（2）为保护幼儿隐私，与伤病幼儿家长沟通时应尽量选择单独沟通的方式，与其他幼儿家长沟通时也应注意保护好当事幼儿及其家长的个人隐私。

（3）保教人员切忌一开始就忙于解释，强调客观理由，且不要使用"我不知道"、"我没看见"之类的话推脱责任。相反，态度越诚恳就越容易赢得家长的理解。

（4）在沟通过程中，不要为了安抚家长的过激情绪而随意包揽不应承担的责任。

（5）此时不应与家长讨论责任划分或赔偿等事宜，更不能轻易自己做决定。

学习活动 2　小组讨论

请先阅读下面的案例，然后结合"学习支持2"的内容参与小组讨论。

2014年，北京市某幼儿园一位家长发现，孩子从去年10月份起腿上便经常出现淤青，再三询问下才得知是班主任刘老师用皮鞋踢伤的。原来，这位刘老师在一年内对班上的21名幼儿长期实施暴力虐待，孩子们的头部、膝盖、小腿上都留下了伤痕。该教师在伤害幼儿后还威胁他们"不许告诉家长"。据家长们的反馈，自己的孩子近期变得胆小了很多，害怕上幼儿园，且多名孩子晚上还常做噩梦，并哭喊："不要伤害我！"

刘老师长期的施暴行为可能对幼儿的身心健康造成哪些危害？如果你是新接手的班主任，你该如何帮助孩子们走出该事件的阴影？

学习支持 2

幼儿在目睹或经历各类突发事件,尤其是危及生命的事件之后,可能会引发一系列情绪或者行为异常表现,情况严重者甚至可能出现心理创伤。一般情况下,突发的、涉及严重伤亡和持续时间长的事件对个体产生的影响较大;另外,越接近事件现场、与伤病者关系越密切或缺乏社交支援的幼儿较容易受创伤性事件影响。

这就要求保教人员不仅要关注接受救助的幼儿的感受,还要关注目击或者听闻事件的幼儿的感受。有时,因创伤性事件影响较小,幼儿的异常表现容易被保教人员忽视,所以你需要在事件发生后对他们进行更加细心的观察和了解。

★ 幼儿心理创伤的评估

通常,经历创伤性事件的幼儿往往会在情绪、行为、身体感知和思维等方面有和以往不太一样的表现。你可以通过以下几点来初步评估事件对其造成的影响。

1. 情绪

(1)容易焦虑或恐惧,以及对自我和他人的安全担忧,具体可表现为对家长或老师的依赖程度明显增加。

(2)情绪波动大,伴有不明原因的烦躁,喜怒无常或情绪持续低落。

(3)过度唤醒,可表现为易受惊吓或无法独自安睡。

(4)情绪麻木,似乎对创伤性事件没有什么感觉,任何事情都不在乎或激不起他的情绪反应。

2. 行为方面

(1)注意力或专注力水平下降,上课容易走神。

(2)出现回避行为,可表现为不愿意去幼儿园或事件发生地。

(3)重现创伤性事件,如在玩游戏或绘画时无意识地说出、描述事件。

(4)活动水平明显增加或减少,或比平时更"听话"。

(5)出现言语或行动上的攻击行为。

(6)出现行为退化,如咬手指、尿床、口吃等。

学习提示 2

不同的幼儿对创伤性事件的反应是不一样的,且这些负面影响的具体表现和持续时间也是因人而异的。因此,你应该多关注每个孩子的表现,多方面评估事件对孩子可能带来的消极影响。

3. 身体感知方面

(1)身体不适增多,如报告有头疼、恶心、腹痛、尿频、身体某部分不能动、对轻微的受伤反应过度等。

(2)食欲不振。

(3)常感到紧张、心跳加速、出汗、肌肉紧张等。

(4)精神状态不佳。

4. 思维方面

(1)思维混乱,判断能力减弱。

(2)反复想起或回忆起创伤事故的场景。

(3)晚上易做噩梦或惊醒。

（4）出现关于死亡的描述或者提问。

（5）总是自责或担心自己和他人的安全。

当目击或经历创伤性事件后，幼儿在以上四个方面出现一种或多种异常表现都是自然反应。通常，普通创伤性事件（如骨折、脱臼、鼻出血、轻度烫伤等）对幼儿的心理影响是较小的，持续时间也较短，只要保教人员及时给予孩子陪伴、关怀和支持，大部分孩子能逐渐恢复正常生活。但是，重大伤病事件（如严重摔伤或烫伤、被暴力虐待、目睹死亡等）对幼儿的影响则可能持续较长时间，表现也可能更严重。如果不良状态超过数周仍然没有改善，甚至有加重倾向，进而严重影响到孩子的日常生活时，应及时寻求专业人士（如儿童精神科医生）的帮助。

★ 幼儿心理疏导

保教人员在评估幼儿受影响的程度后，应根据孩子不同的性格特点以及他们对事件的不同反应来对其进行恰当的心理疏导。这个阶段与幼儿的沟通重点是：帮助幼儿了解他的害怕、焦虑或难过，让其表达出来。你可以通过以下几点措施来缓解创伤事件对幼儿的不良影响：

（1）鼓励表达。鼓励孩子运用不同方式（如讲故事、绘画、做手工、游戏等）表达内心的感受，并给予安慰，既不要求孩子压抑自己的感受和想法，也不强迫孩子表达。对于年龄小的孩子，保教人员要用温柔、平静的语气来给予安慰，并主动用简单的语言告诉孩子事情的缘由。对于年龄大的孩子，可以适当地询问他们当时看到的内容，并谈谈自己的感受，对他们说得对的地方进行肯定，说得不正确的地方（如将事件责任归于自己）及时纠正。

（2）倾听感受。耐心倾听孩子的感受，并对其感受给予认同，且不要急于提出自己的意见。

（3）提高安全感。给予更多的关注和陪伴，并保持日常生活常态。同时，还要告诉孩子事件已经妥善处理，你能够保护他们不受伤害，以提高孩子内心的安全感。

（4）恢复日常活动。尽快恢复正常的一日生活程序和活动；可以多安排户外运动、游戏、音乐欣赏等有益身心的活动，并鼓励孩子与伙伴一起参与。

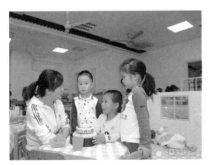
图1-3-3 鼓励幼儿表达

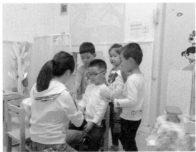
图1-3-4 给予关注和陪伴

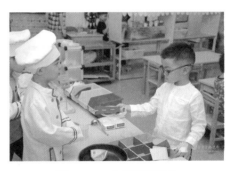
图1-3-5 恢复日常活动

学习提示3

（1）不要对幼儿隐瞒事实，也不要假装事件没有发生或事件并不严重。因为，刻意隐瞒反而会引起孩子更多的猜疑和担心。

（2）只谈论事实，并且解释的内容要适合幼儿的心智发展水平。如果幼儿没有问起，无需说明事件细节。

（3）有精神疾病或特殊需要的幼儿可能比其他幼儿更容易出现严重反应，必要时应及时寻求专业人士帮助。

学习活动 3 🧠思考

请回顾案例"孩子摔倒之后的纠纷",如果你是张老师,在孩子意外摔伤后,你可能会有什么感受?你可以通过哪些途径来减轻该事件给你带来的消极影响?

....

....

....

....

学习支持 3 💡

⭐ **保教人员自我心理疏导**

不仅是幼儿,经历、目睹或听闻事件的保教人员也可能受到伤病事件的影响,同样会承受较大的心理压力。例如,你可能因觉得自己没有保护好孩子而产生自责、沮丧的情绪,也可能因无法面对家长或新闻媒体而感到压抑和委屈。

因而,你在关注孩子们可能对事件产生异常反应的同时,也需要察觉、接纳并理解自己对事件产生的种种反应。回避危机事件所带来的消极心理状态,不仅可能对自己的身体和心理健康造成更大的伤害,还会影响工作效率和生活质量。只有在处理好自己的情绪以后才能更有效地帮助幼儿和家长。你可以参考以下几种途径来缓解自己的不良情绪:

(1)留意自己的情绪和压力状况,直面自己的不安、悲伤或愤怒情绪;可以让幼儿知道你很难过,但是你相信一切都会好起来。

(2)如自我感觉有必要,应寻求家人、朋友、同事的支持,如倾诉和陪伴等。

(3)保证正常作息、健康饮食、适当运动,做自己喜欢做的事(如阅读、听音乐等)。

(4)当发觉自身情绪不佳时可尝试放松练习,如缓慢地吸气和呼气、对自己说"我感觉我的身心在变平静"等。

学习提示 4

(1)如果无法自我调节,保教人员应当暂时停止工作,必要时可寻求专业人员的支持。

(2)托幼园所管理者应给予经历事件的保教人员适当的支持,以帮助其度过创伤期。

学习活动 4 🧠思考

请阅读下面案例,然后结合"学习支持4"的内容分析问题。

4岁的豆豆在某民办幼儿园就读。一天放学后,豆豆家长发现孩子上嘴唇内侧有明显的流血和肿胀迹象,然后从孩子口中得知是老师殴打所致。第二天,豆豆家长在与园方共同查看监控录像时发现老师拉扯孩子继而造成孩子受伤的画面，在家长准备拍下该画面作为证据时却遭到园方工作人员的阻止，电脑也立即被关机。

于是，豆豆家长在与园方发生冲突后选择了报警。经过调查，原来是豆豆在教室与其他幼儿嬉戏打闹时被班里的吴老师看到，为了避免孩子闹矛盾，生气的吴老师上前顺手将豆豆拉扯到另一边，由于用力过大使豆豆的嘴巴不小心磕碰到了身后的柱子。吴老师将受伤的豆豆带到保健室进行了简单处理，直到放学后才将事情大概经过告诉了来接豆豆的叔叔。

案例中的幼儿园及教师在孩子受伤后的家园沟通中存在哪些问题？这样的处理方式可能带来什么消极影响？

....

....

学习支持 4

★ 事故的追踪与善后工作

无论发生的是普通伤病事件，还是严重伤病事件，保教人员及园方都应及时做好事件的追踪与善后工作，以尽可能减轻事件本身所引发的一系列负面影响。事件的追踪与善后工作包括：了解伤病幼儿的诊断与治疗情况，向幼儿及其家长表达关怀，向上级部门汇报，对外公开事件信息以及协助保险公司、公安局等机构调查等。具体可分为以下几个方面：

1. 关注伤病幼儿

让幼儿尽快恢复健康，以及尽早回归正常的生活和学习是保教人员和幼儿家长共同的目标。教师、保健员及园方代表应根据事件的具体性质，及时通过家访、到医院探望或电话沟通等方式主动与家长保持联系，对幼儿表达关怀，询问幼儿的恢复状况以及是否需要相关支持等。必要时，保教人员还应陪伴幼儿一段时间，给予安慰。

2. 与家长的后续沟通

紧急伤病事件发生后，保教人员仍然需要与家长保持必要的沟通，包括经历伤病幼儿的家长，还包括其他幼儿的家长。

在孩子发生意外伤病后，家长通常会经历伤心、难过、焦虑、质疑、愤怒等复杂的心理过程。一般情况下，如果幼儿的伤病属于轻度，那么此时由班级教师与幼儿家长进行后续沟通即可。但如果幼儿的伤病程度较严重，建议由园所负责人或代表参与家园沟通。与经历伤病幼儿的家长沟通的重点在于：让家长感受到幼儿园和老师对孩子的负责态度，以及对孩子健康的关心。具体应注意以下几点：

- 在与家长进行后续沟通前应尽可能了解事件的详细信息
- 询问孩子的健康恢复状况、具体的治疗详情等
- 表达歉意和对孩子的关心
- 如果涉及责任纠纷，不单独与家长商讨责任划分及赔偿等事宜，应尽量邀请教育局、公安局等第三方机构参与调查和协调
- 告知家长在家中护理的注意事项，帮助孩子恢复正常生活

通常，当园所内有幼儿发生意外伤病事件后，园方可以通过"告家长书"或"事件说明"等形式统一向其他幼儿家长说明事件的相关信息，这一沟通的重点在于：尊重其他家长对园所发生事件及孩子在园经历的

知情权，减轻其担心的程度。具体应注意以下几点：

- 告诉家长孩子在园所目睹或听闻了什么（事件的大概经过）
- 说明园所对相关事件所做出的应对措施，减少家长的担忧
- 如果事件与园方或保教人员工作失责或失误有关，则应承认错误，表明整改意愿，并落实具体改进措施
- 提醒家长应关注孩子可能出现的情绪或行为变化
- 向家长提供关于缓解孩子负面影响的建议

▶ 学习提示5 ◀

（1）园所管理者及保教人员应熟悉与校园安全相关的法律法规，并采取法律途径保护幼儿和自身的合法权益。

（2）为所有在园幼儿投保意外伤害险是十分必要的。

（3）伤病事件发生后，园所负责人应向现场的当事人（教师、幼儿）、在场其他人员了解事件的详细信息，并留存当时的监控录像资料，以备后续处理时用。

3. 信息汇报与公开

托幼园所发生伤病事件后，现场保教人员应及时向园所负责人汇报情况，并由相关人员及时向上级有关部门（如未成年人保护办公室、妇幼保健所、社区医院、教育主管部门等）汇报。汇报时要做到及时、详细，以便在事件后续处理中得到上级部门的支持，为事故的妥善解决做好铺垫。通常，如果发生的是责任伤害或中度、重度伤病事件应立即报告，并提供事件的详细书面说明。

此外，在资讯发达的时代，伤病事件往往很快便会被新闻媒体和社会舆论所关注。因而，托幼园所应建立发言人制度，妥善发布事件新闻，随时报告事件的最新情况。公开事件相关信息的重点在于：维护当事人及其他相关人员的合法权益，避免事态扩大。在对外公开信息时应注意以下几点：

- 慎选发言人，统一对外发言
- 及时披露事件的必要信息，透明化处理
- 发言内容须经当事人、家长（遭受伤病的幼儿的家长或造成伤害行为的幼儿的家长）共同认定
- 非发言人且非当事人的保教人员不能随意传播事件信息

▶ 学习提示6 ◀

（1）严禁瞒报或漏报伤病事件，否则须承担法律责任。

（2）应严格按照相关法律法规处理幼儿伤病事件，严禁与家长"私了"。

（3）事件发生后，园所不应拒绝媒体，而应主动接待。

4. 协助调查

如果幼儿的伤病情况较重，产生的医疗费用符合保险报销范围，或事件需要教育主管部门、公安人员介入调查，当事保教人员有责任和义务协助保险公司、上级主管部门工作人员和警察等参与调查。

1. 请尝试以思维导图的形式对本任务内容进行小结。

2. 请结合本任务所学知识，完成下面的课后练习。

（1）梅梅上课时突然鼻出血，鲜血很快流满了嘴和上衣。这时，老师与梅梅的沟通重点应该是（　　）。

　　A. 了解梅梅的害怕和难过情绪，让孩子表达自己的感受

　　B. 让孩子知道自己的情况很糟糕，不要乱动，要配合老师处理

　　C. 告诉孩子流鼻血没什么大不了，没有必要担心

　　D. 安慰梅梅不要害怕，告诉她鼻出血不会有事的，老师会帮助她

（2）保教人员与目睹或听闻伤病事件的孩子们沟通时的重点在于（　　）。

　　A. 让孩子们知道大概发生了什么，受伤的孩子怎样了，且他们是安全的

　　B. 让这些孩子尽量不要了解发生的伤病事件

　　C. 让孩子们详细知道伤病事件的每个细节

　　D. 让孩子们早点忘记该事件

（3）保教人员在帮助孩子缓解创伤性事件带来的负面影响时，下列做法中恰当的是（　　）。

　　A. 要求每一个目击该事件的孩子说出自己的感受

　　B. 不要告诉孩子这是真实发生的，而是告诉他们所看到的只是"演习"

　　C. 根据孩子的年龄特点和个性差异采取不同的方式或途径来让其表达自己的感受和想法，并及时进行引导

　　D. 当孩子说出自己"害怕"、"紧张"时，应该予以否认

（4）下面几种急症或意外事件中，孩子通常受影响较小，且较容易恢复日常生活的是（　　）。

　　A. 经历严重摔伤或烫伤　　　　　　　　B. 鼻出血

　　C. 被暴力虐待　　　　　　　　　　　　D. 目睹死亡

（5）托幼园所幼儿发生伤病事件后，下列关于对外公开信息的表述中正确的是（　　）。

　　A. 严重伤病事件会给园所带来较大的负面影响，所以不应公开信息

　　B. 保教人员应及时在家长群里公开所有的相关信息，家长有知情权

　　C. 向外公开事件信息是园所负责人的责任，与其他保教人员无关

　　D. 保教人员应严格按照相关制度上报伤病事件，严禁瞒报

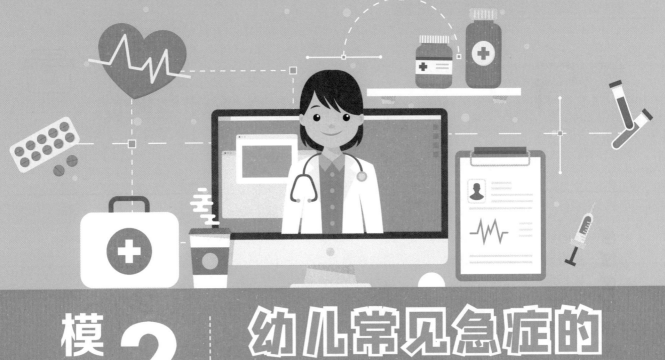

模块 2 | 幼儿常见急症的应急处理与预防

急症是指各种突发的、紧急的、需要及时救治的病症。学前儿童是各类急症的高发群体，他们常因各种疾病或意外因素而诱发急症。有的急症如果没有得到及时、规范的救助，可能会威胁幼儿的生命安全。因此，面对幼儿急症发作，保教人员应做到冷静应对，避免过度惊慌，然后根据幼儿的伤情评估状况及时采取规范的处理措施，在必要时联系120急救中心和幼儿家长。

本模块主要选取幼儿呼吸困难、惊厥、晕厥、过敏反应以及鼻出血这五种常见的急症类型，重点介绍其典型症状和体征、常见的诱因、对幼儿健康的危害以及应急处理措施和预防要点。掌握这些内容可以帮助保教人员在幼儿突发急症时做到快速识别和规范应对，从而有效减少急症对幼儿健康和生命安全带来的损害。

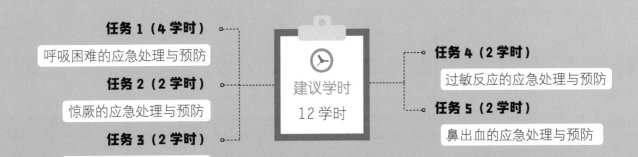

任务 1（4 学时）
呼吸困难的应急处理与预防

任务 2（2 学时）
惊厥的应急处理与预防

任务 3（2 学时）
晕厥的应急处理与预防

建议学时
12 学时

任务 4（2 学时）
过敏反应的应急处理与预防

任务 5（2 学时）
鼻出血的应急处理与预防

任务 1　呼吸困难的应急处理与预防

〇 学习目标 〇

☑ 知晓幼儿呼吸困难的典型体征、危害、常见原因及预防措施。

☑ 能根据孩子的症状与体征初步识别幼儿是否发生呼吸困难。

☑ 能根据对幼儿的伤病情况评估，模拟为呼吸困难的幼儿实施现场应急处理。

☑ 能按规范步骤模拟进行幼儿心肺复苏术的操作。

☑ 能在模拟应急处理过程中与相关人员进行有效的沟通。

☑ 懂得幼儿呼吸困难的应急处理与预防的重要意义，树立规范操作意识。

〇 学习准备 〇

☑ 自学本任务内容，然后完成预习测试。

☑ 阅读案例"午睡中的危机"，然后完成案例下面的思考题。

☑ 学习微课"幼儿心肺复苏术"和"婴儿心肺复苏术"。

预习测试

微课
幼儿心肺复苏术

微课
婴儿心肺复苏术

〇 案例导入 〇

午睡中的危机

　　晨间检查的时候，丽丽妈妈告诉保健员和班主任张老师，她发现孩子早上起来后有些不舒服，食欲不太好，早餐只吃了少量东西，而且还有点咳嗽。但是丽丽想来幼儿园，所以还是送过来了。保健员看孩子精神状态还可以，也没有发烧的迹象，于是便答应丽丽入园了。走之前，丽丽妈妈嘱托老师多留意丽丽的身体情况。

　　吃完午饭后，张老师带着小朋友们从室外散步回来，提醒大家及时小便，准备午睡了。张老师特意留意了丽丽，她午餐虽吃得少，但也没有别的症状出现，于是就让孩子睡觉去了。午睡期间，张老师被一阵嘶哑声和咳嗽声吵醒了。是丽丽！张老师急忙走到丽丽的小床边查看，她立马被吓呆了！丽丽满头大汗，眉头紧锁，小脸和嘴唇颜色呈青紫色，呼吸还很急促。张老师立即将孩子抱到保健室寻找保健员。保健员检查后发现孩子有发热的症状，且意识不清醒，但自主呼吸仍能进行，于是建议张老师立即将孩子送医并通知家长。

　　到医院后，医生诊断丽丽得的是小儿急性喉炎并喉梗阻，治疗后已无大碍。原来，儿童的气管及声门比成人狭小，喉头部位为整个气道最狭窄处，一旦发炎会引起气管黏膜炎性水肿，造成管腔狭窄，使呼吸阻力大大增加。同时，炎症会引起气管及支气管炎性分泌物增加，加之儿童咳嗽功能不如成人，不易将下呼吸道分泌物及时咳出，如果患病后未及时控制病情，就会引起喉头水肿，造成呼吸困难甚至窒息，重者可导致喉梗阻而危及生命。

思考　请结合托幼园所紧急救助流程，对案例中保教人员在发现孩子出现呼吸异常后的应急处理过程进行评价。

学习活动 1 🕮思考

请结合自己的生活经验（如运动后、患呼吸道感染时），列举人在发生呼吸困难时的表现主要有哪些。

....

....

....

....

学习支持 1 💡

★ 呼吸困难的体征

呼吸困难是儿童常见的急症之一，患儿主观感觉空气不足、呼吸费力，客观上表现为辅助呼吸肌参与呼吸运动，呼吸频率、节律、深度、呼气与吸气比等出现不同程度的异常。

呼吸困难既是一种症状，又是一种体征。如果能及时发现幼儿出现呼吸困难并采取有效应对措施，可以为患儿的紧急救助争取时间，也可以降低幼儿发生危险的概率。你可以通过以下几个典型体征来判断幼儿是否出现呼吸困难：

（1）点头呼吸。幼儿呼吸费力时会出现头部前后晃动和胸部上提的点头样动作。

（2）鼻翼扇动。幼儿每次呼吸时，鼻尖两侧的鼻翼扇动，以吸入更多的空气。

（3）呼吸性喘鸣或哮鸣。肺部气道出现阻塞或水肿后，位于上气道的梗阻表现为吸气性呼吸困难，发出较响的喘鸣音；位于下气道的梗阻则表现为呼气性呼吸困难，发出像哨子一样的哮鸣音。

（4）三脚架姿势。身体向前倾，双手撑在膝盖上，头下垂，使呼吸肌发挥最大的作用。

（5）深吸气姿势。为了吸入更多的空气，幼儿可能会头轻微抬高，并且身体稍向前倾，甚至张嘴呼吸。

（6）流涎。当幼儿咽喉肿胀，或是幼儿身体向前倾斜费力呼吸而难以咽下唾液时，就会流口水。

（7）皮肤发绀①。严重呼吸困难的幼儿，在缺氧较严重时，嘴唇及脸部皮肤会出现发绀（青紫色），甚至出现"三凹征"（胸骨上窝、锁骨上窝以及肋间隙在吸气时明显下陷）。

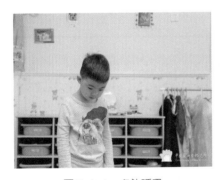

图2-1-1　点头呼吸

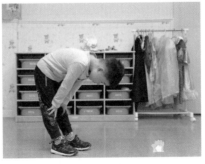

图2-1-2　三脚架姿势

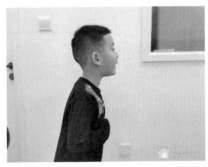

图2-1-3　深吸气姿势

---

① 发绀（cyanosis）是指血液中还原血红蛋白增多使皮肤和黏膜呈青紫色改变的一种表现，也可称紫绀。这种改变常发生在皮肤较薄、色素较少和毛细血管较丰富的部位，如口唇、指（趾）、甲床等。

✦ 呼吸困难的识别方法

当观察到幼儿可能出现呼吸困难体征时，保教人员可以通过"ABC 快速评估法"[①]以进一步确认幼儿是否发生呼吸困难，并初步了解其呼吸困难的程度。ABC 快速评估方法具体如下：

（1）外观（Appearance）：观察幼儿有无呼吸费力、烦躁或出现嗜睡、昏迷的表现。

（2）呼吸（Breathing）：观察幼儿是否出现呼吸频率改变、呼吸做功增加、异常呼吸音及异常体位等表现。

（3）循环（Circulation）：观察幼儿是否出现脸色苍白、皮肤花纹及发绀等体征。

✦ 呼吸困难的分度

根据幼儿表现出的症状及体征可将呼吸困难的严重程度分为轻、中、重度。

（1）轻度呼吸困难：幼儿仅表现为呼吸频率加快，哭或活动后口唇轻度发绀。

（2）中度呼吸困难：幼儿呼吸明显加快，有呼吸做功增加及辅助呼吸肌参与呼吸运动表现（抬肩、三凹征、点头样呼吸），烦躁不安，皮肤发绀。

（3）重度呼吸困难：幼儿前述表现加重，同时有张口呼吸、大汗及呼吸不规则等表现，甚至呼吸暂停、呼吸衰竭，常伴心功能不全。

通常，中重度呼吸困难可能危及幼儿生命，需要根据具体情况尽快采取相应措施。值得注意的是，幼儿由于无法准确表述自己的主观感受，因而轻微的呼吸困难可能不易被察觉，保教人员应在全日观察中细心留意身边的孩子，尤其是那些有哮喘、先天性心脏病、呼吸道感染等相关疾病史的孩子。

学习活动 2 🔎思考

请回顾案例"午睡中的危机"，想一想导致午睡中的丽丽出现呼吸困难的原因是什么？如果张老师没有及时发现丽丽的呼吸异常，可能会出现什么后果？

_____

_____

_____

_____

学习支持 2 💡

✦ 呼吸困难的危害

机体在进行新陈代谢的过程中，需要经呼吸系统不断地从外界吸入氧气，再由循环系统将氧运送至全身的组织和细胞，同时将细胞和组织所产生的二氧化碳再通过循环系统运送到呼吸系统排出体外。机体组织中，大脑是耗费氧气最多的器官，如果突发性的、严重的呼吸困难会使大脑缺氧，大脑功能只能维持几分钟，进而导致神经反射中断、呼吸停止和昏迷。如果大脑持续缺氧时间超过 6 分钟，将会出现不可逆的脑损伤；

---

① 可同时结合模块 1 的任务 1 "托幼园所紧急救助认知"中介绍的自主呼吸评估的方法来综合评估孩子的呼吸情况。

如果持续缺氧超过 10 分钟，则将出现严重的脑损伤或脑死亡。

此外，长期的、症状不明显的呼吸困难可能会影响幼儿的脑部发育，进而影响其智力发育。同时，幼儿可能出现嗜睡、精神状态不佳、睡眠不安等情况。

由于幼儿呼吸系统的解剖结构和生理功能发育均不完善，其呼吸道管径细小，呼吸道阻力大于成人，呼吸功能储备较低，同时氧代谢需求也较高。因而，幼儿发生呼吸困难后容易发展为呼吸衰竭，进而导致心跳骤停等严重并发症。

★ 幼儿呼吸困难的常见原因

幼儿呼吸困难的病理生理原因较复杂，正常呼吸过程中的任何一个环节出现问题都可导致呼吸困难。例如，呼吸中枢的控制、神经或化学感受器的反射调节、胸廓的正常结构及运动、呼吸道畅通、足够的通气量、血液循环正常、肺泡内气体与血液气体进行有效交换等都是影响呼吸正常进行的因素。儿童呼吸困难的原因可分为以下几类：

（1）呼吸系统疾病。由于学前儿童的呼吸道相对狭窄，黏膜薄嫩，血管丰富，极易被细菌、病毒感染，引起充血、肿胀，从而造成呼吸困难。因而，幼儿呼吸困难很大一部分是由呼吸系统感染诱发的，且多为急性。例如，上呼吸道感染常见有急性会厌炎、急性喉炎、咽后壁脓肿、喉痉挛等，常可引起喉头水肿导致呼吸气道阻塞。下呼吸道感染常见有哮喘发作、毛细支气管炎、肺炎等，其中肺炎在各年龄组儿童的呼吸困难病因中均占有较大比重[①]。

（2）呼吸系统以外疾病。除了呼吸系统疾病外，幼儿在出现颅内病变、心脏疾病、代谢紊乱、严重贫血等疾病时也可表现为呼吸困难体征。

（3）异物阻塞气道。因各种体外异物（如硬币、花生、瓜子、玻璃球等）阻塞气道，也是幼儿产生呼吸困难的常见原因。此外，体内异物（如呼吸道分泌物、血凝块等）也可能导致幼儿出现呼吸困难。

（4）过敏反应。有些幼儿可因接触过敏原或被蜂类蜇伤等而发生喉头水肿、喉梗阻、支气管痉挛等严重过敏反应，继而引发气道阻塞。

（5）其他情况。当幼儿颈部外部受到压力（如悬颈或勒颈）时也会引起呼吸困难；当幼儿受伤后失去知觉，可能因血液、呕吐物等吸入而阻塞气管造成呼吸困难；当幼儿发生各种中毒、大出血时，由于缺氧及血压降低，也可刺激呼吸中枢导致呼吸困难。

学习活动 3 🎬 情境模拟

请结合微课"幼儿心肺复苏术"及"学习支持3"的内容，分组进行幼儿心肺复苏术的模拟操作练习，然后派出小组代表进行模拟操作展示，其他各组对其进行评价。

学生自评 ....

同学互评 ....

教师评价 ....

---

① 杨金玲. 儿童呼吸困难 250 例病因分析 [J]. 中国中西医结合儿科学，2015，7（03）：243—245.

学习支持 3

★ 幼儿呼吸困难的应急处理步骤

当发现幼儿出现一项或多项呼吸困难症状与体征的时候，保教人员应立即为幼儿实施现场应急处理。具体可参考以下步骤：

第一步　快速观察现场，确保周围环境安全。如果环境中有危险因素（如煤气、天然气、可疑药物等有毒物），应将幼儿及时转移至安全场所。

第二步　尽快进行生命体征评估和二次评估，初步了解幼儿呼吸困难的原因。

第三步　安排其他老师维护现场秩序，并安抚幼儿情绪，告诉幼儿你可以帮助他（她），然后再根据评估结果实施应对措施。

❶　　评估结果：幼儿意识状态、循环状态均无明显异常，自主呼吸仍能进行。

　　应对措施：这说明幼儿属于轻度呼吸困难，暂时没有生命危险。你应尽快将幼儿送保健室进行进一步观察，同时通知幼儿家长及时将其送医诊治。

❷　　评估结果：幼儿可能发生急性呼吸道异物梗阻，出现皮肤青紫、窒息体征。

　　应对措施：这说明情况十分危急，你应立即就地为幼儿实施海姆立克急救法①（详见模块3的任务3），尝试排出异物；同时让身边的人立即通知120急救中心、保健员、幼儿家长等相关人员。

❸　　评估结果：幼儿已无意识反应，且自主呼吸衰竭或停止。

　　应对措施：此时，你应立即为幼儿实施心肺复苏急救，同时让身边的人即刻通知120急救中心、保健员、幼儿家长等相关人员。

第四步　做好事后追踪，及时了解幼儿的健康状况，并与相关人员（幼儿、家长、教师等）进行有效沟通与疏导。

第五步　上报相关机构或对外公开信息（如有必要）。

第六步　记录归档。

★ 1岁以上幼儿心肺复苏术

心肺复苏术（Cardiopulmonary Resuscitation，简称CPR）是指通过人工方法将空气重新送入已没有呼吸的患者肺部，并将血液挤压到全身各处组织的急救方法。这种方法是用于患者已没有自主呼吸和心跳时的急救技术。尤其当伤病幼儿意识不清、没有呼吸或仅有喘息样无效呼吸、没有心跳或脉搏时，必须马上给予心肺复苏。作为一项简单、有效的急救方法，应该成为所有保教人员必须掌握的技能。

通常情况下，幼儿心跳骤停多是由各种因素导致的呼吸停止而诱发的，如溺水、触电或雷击、中毒、异物阻塞气道、脑部撞击、挤压或踩踏伤等意外伤害。

---

① 如果是1岁以内婴儿发生急性气道梗阻，应使用"拍背压胸法"进行急救，详见模块3的任务3。

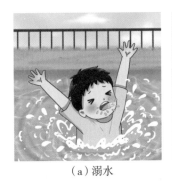（a）溺水　　　　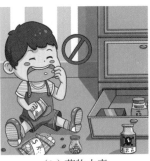（b）药物中毒　　　　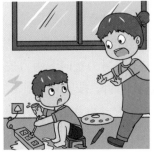（c）触电　　　　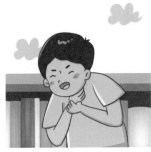（d）异物堵塞

图 2-1-4　导致幼儿呼吸、心跳停止的几种紧急情况

1 岁以上幼儿心肺复苏术的实施步骤如下：

第一步　**观察现场，确保周围环境安全**

当周围环境存在危险时，应先排除危险因素，或将孩子转移至安全场所。

第二步　**检查意识和呼吸状态**①

❶　• 可轻拍幼儿肩膀，并在耳边大声问："你还好吗？"

❷　• 当幼儿有意识反应时不需要使用 CPR。

❸　• 确认无意识反应时，再采用"压额抬颏法"（一手轻压幼儿前额，另一手手指轻抬其下巴）开放气道，面颊贴近幼儿口鼻，并用眼睛观察幼儿胸部的起伏情况（持续约 5—10 秒），检查其有无呼吸。

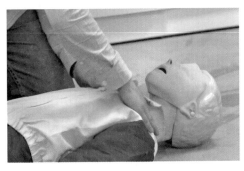　　　　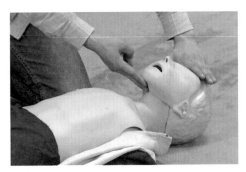

图 2-1-5　检查意识状态　　　　　　图 2-1-6　开放气道

第三步　**启动应急反应系统**

❶　•评估后，幼儿如果无意识、无呼吸，应马上让周围的人帮忙拨打 120 急救电话，然后立即实施心肺复苏。如果没有其他人在场，应立即实施 2 分钟的心肺复苏，再通知 120 急救中心。

❷　•如果幼儿无意识但有呼吸，你应让孩子保持侧卧，头偏向一侧防止误吸，并等待 120 急救人员到来。

第四步　**实施胸外按压**

❶　• 体位：将幼儿仰卧于坚硬平整的地面上；施救者跪立于幼儿一侧，双膝分开与双肩同宽；身体中间线对准幼儿双乳连线。

---

①　说明：以往检查患者颈动脉搏动是实施胸外按压前判定是否存在心跳停搏的标准，但由于现场目击者往往非急救专业人员，可能会因判断失误而丧失心肺复苏的时机。因而，现在不建议根据患者的脉搏检查结果来确定其是否需要胸外按压，而是通过评估患者意识状态和自主呼吸状态即可。

❷⋯⋯ 手法：双臂伸直，掌根叠加，置于幼儿两乳头连线中点偏下处；位于下面的五根手指翘起，不触及胸壁；身体前倾，掌根、肘部、肩关节绷直，始终垂直于幼儿胸壁。

❸⋯⋯ 力度：用手臂和上半身力量向下用力按压，使胸壁下陷约4—5厘米，约占胸廓前后径1/3，确保胸廓每次按压后充分回弹；按压时掌根不能离开胸壁，保持按压位置不变。

❹⋯⋯ 速度：以每分钟100—120次的速度平稳、有节奏地按压30次。

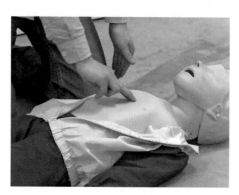 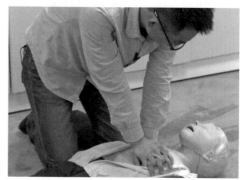

图2-1-7 确定按压位置　　图2-1-8 实施胸外按压，并观察幼儿反应

第五步　开放气道

❶⋯⋯ 观察幼儿口腔中是否有易取出的异物，如有则尝试去除异物。

❷⋯⋯ 再次采用"压额抬颏法"快速开放气道。

◀ 学习提示 I ▶

（1）高质量的胸外按压产生的血流约为正常血流的25%—30%，如果操作不规范或不标准则会降低血流量。例如，按压速度太快会使按压深度不够，胸廓回弹时间不充分，影响泵血和回流；按压太慢则会使产生的血流量太低。

（2）按压部位要准确，太低可能会损伤腹部脏器或引发胃内容物反流，太高可能伤及大血管，偏离中线则可能引起肋骨骨折或其他损伤。

（3）实施胸外按压的同时，施救者应用眼睛余光观察幼儿的脸色、口唇是否有变化，如出现脸色红润、恢复呼吸和意识等迹象，则可停止按压。

（4）如果幼儿年龄较小，为避免伤及幼儿肋骨，可选择单手按压（如图2-1-9）。

（5）如果幼儿穿有较厚的外套或棉衣，应解开衣服拉链后再按压，着单衣则直接按压。

第六步　实施人工呼吸

如果幼儿口腔中无异物，开放气道后也没有自主呼吸，则应立即给予2次人工呼吸。

❶⋯⋯ 施救者一手压住幼儿前额，同时用食指和拇指捏住幼儿鼻翼，另一手的拇指和食指捏住幼儿下颌并向下拉，打开口腔。

❷⋯⋯ 正常吸一口气，对准孩子口部吹气（约1秒），看到孩子胸廓隆起为有效；然后口唇分开，松开鼻翼，换气（约1秒）后再吹一次。

❸⋯⋯ 连续吹气2次。

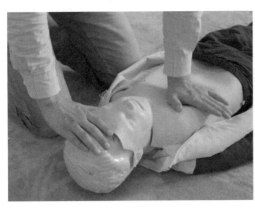

图 2-1-9 单手胸外按压

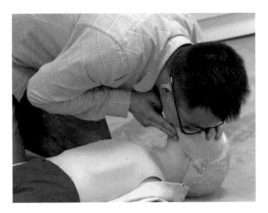

图 2-1-10 实施人工呼吸

学习提示 2

（1）吹气时应避免过度通气，因为这容易使空气进入食管，引发胃容物反流而阻塞气道。

（2）如果患儿口腔有严重损伤而无法吹气时，可尝试用口对鼻吹气；如果患儿口腔有毒物残留等特殊情况而无法实施人工呼吸时，可直接实施胸外按压。

第七步　CPR 循环与评估

① 一个单人心肺复苏循环为：30 次胸外按压 ＋2 次人工呼吸[①]。

② 施救者应为幼儿交替实施胸外按压和人工呼吸，以避免体力不支。

③ 做完第 5 个循环后应再次评估幼儿自主呼吸和心跳情况。

④ 如果伤病幼儿已经恢复自主呼吸和心跳，或者有专业医务人员接替抢救时，可以停止实施 CPR。

★ 1 岁内婴儿心肺复苏术

需要说明的是，当孩子的年龄在 1 岁以内时，为其实施心肺复苏急救的流程与 1 岁以上幼儿心肺复苏是一致的，但具体实施时有一些不同的地方。例如：

（1）除了呼叫还应拍打婴儿的脚心以判断其意识状态。

（2）为婴儿实施胸外按压时，除了需要使用双指按压法（食指和中指或中指和无名指均可，原则为两指尽量平齐）来按压（避免因压力过大而对婴儿造成伤害）外，其余与为 1 岁以上幼儿实施呼吸急救时保持一致。

（3）为婴儿实施人工呼吸时，因为婴儿鼻孔较小，所以建议施救者直接用口包住婴儿口鼻吹气。

此外，有哮喘病史的幼儿，在哮喘发作时也会经常出现呼吸困难的症状。这时候，如果幼儿随身携带缓解哮喘的药物，保教人员可以在征求法定监护人允许的情况下帮助幼儿使用药物，然后再通知家长送医治疗。同时，保教人员应事先掌握该药物的使用方法。

---

① 如果条件允许，可实施双人 CPR，按压通气比为 15∶2，即一人实施 15 次胸外心脏按压，另一人进行 2 次人工通气，保持伤病幼儿气道通畅。二人可相互对换，交换可在完成一组按压、通气的间隙中进行，尽量缩短抢救中断时间。

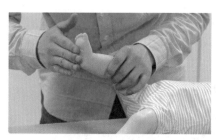
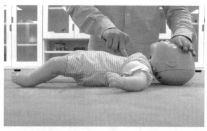
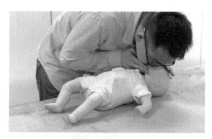

图2-1-11　检查婴儿意识状态　　　图2-1-12　用双指按压法进行胸外按压　　　图2-1-13　包住婴儿口鼻吹气

 课堂模拟实训

1岁以上幼儿心肺复苏术模拟操作（单人）

（1）材料准备：儿童心肺复苏模型、一次性CPR吹气面罩。

（2）操作提示：模拟急救过程中应严格遵循幼儿心肺复苏的操作流程，边模拟操作边说出按压次数；当一人操作时，小组其余同学观察其操作过程，并使用表2-1-1对其操作进行评价；各组员模拟操作结束后，分别对自己的操作进行自评，然后在组内进行模拟操作总结与交流，并派代表在全班分享。

表2-1-1　1岁以上幼儿心肺复苏术模拟操作评价表

项目		操作要求	分值	自评 20%	互评 30%	师评 50%	得分
1. 观察现场	操作	观察现场，环顾四周	5分				
	口述	"环境安全。"					
2. 评估意识和呼吸状态	操作	轻拍孩子肩膀，大声呼喊："你还好吗？"	20分				
		采用"压额抬颏法"开放孩子气道					
		面颊贴近孩子口鼻，感受呼吸					
		眼睛观察孩子胸腹部起伏（至少5秒）					
3. 通知120急救中心	口述	"x老师，快拨打120，有孩子发生心脏骤停！"	5分				
4. 实施胸外按压	操作	将孩子仰卧于坚硬平整的地面上	10分				
		跪立于孩子一侧，双膝与双肩同宽					
		身体中间线对准孩子双乳连线					
		双臂伸直，双手叠扣，一手掌根置于双乳中间偏下处，手指翘起	10分				
		身体前倾，掌根、肘部、肩关节绷直，始终垂直于孩子胸壁					

（续表）

项目		操作要求	分值	自评 20%	互评 30%	师评 50%	得分
		按压胸壁，使其下陷约 4—5 厘米，约占胸廓前后径 1/3	10 分				
		按压时掌根不离开胸壁，保持按压位置不变，确保每次按压后胸廓充分回弹					
		平稳、有节奏地按压 30 次	15 分				
		每分钟按压 100—120 次					
		用眼睛余光观察孩子脸部和意识反应					
5. 开放气道	操作	检查口腔是否有异物	5 分				
		采用"压额抬颏法"开放气道					
6. 实施人工呼吸	操作	一手压孩子前额，同时用食指和拇指捏鼻翼，另一手的拇指和食指捏住孩子下颌并向下拉，打开口腔	10 分				
		口对口吹气 2 次，每次吹气约 1 秒，然后观察胸廓隆起情况					
7. 循环操作	操作	完成 2 个循环操作	10 分				
		5 个循环后应再次评估意识和呼吸状态					
		当孩子恢复意识和自主呼吸或急救人员到达时，停止按压					
总　计			100 分	总得分			

幼儿呼吸困难的应急处理综合模拟实训

（1）材料准备：儿童心肺复苏模型、一次性 CPR 吹气面罩。

（2）实训要求：以小组为单位，从"学习支持 3"中的三种评估结果中任选一种，然后自拟情境和角色，并结合幼儿呼吸困难的典型体征、紧急处理流程及心肺复苏操作要求，模拟幼儿发生呼吸困难时的应急处理全过程。小组模拟结束后，请使用表 2-1-2 对展示组进行评价。

表 2-1-2　幼儿呼吸困难的应急处理综合模拟实训评价表

评分项目	评分标准或要求	分值	评价方式			得分
			自评	互评	师评	
			权重20%	权重30%	权重50%	
1. 流程完成度	模拟救助流程完整，包含以下六个步骤：观察现场—评估伤情—救助处理—沟通与疏导—上报与公开—记录归档	10分				
2. 救助措施	① 救助措施基于评估结果 ② 救助步骤完整、正确 ③ 救助操作规范	30分				
3. 团队合作	① 主动寻求团队成员的帮助 ② 小组分工明确 ③ 应对过程配合密切	20分				
4. 有效沟通	① 给予幼儿（包括伤病儿及其他幼儿）关心和安慰 ② 及时、准确地上报相关人员（保健员和园所负责人） ③ 及时、恰当地联系伤病儿家长 ④ 表达简洁流畅，用语文明礼貌	20分				
5. 应对效率	① 熟悉救助流程 ② 救助过程效率高，不拖拉	10分				
6. 人文关怀	① 通过语气、表情、肢体动作等给予伤病儿关注与呵护 ② 尊重伤病儿家长的感受和诉求	10分				
	综合模拟实训总分	100分	小组总得分			

反思与收获：

学习提示 3

当班级有幼儿发生呼吸困难后，与患儿及其家长的沟通要点如下：

（1）如果幼儿尚有意识，与其沟通时应先给予安慰，可以蹲下并握住幼儿的手，对其表示关切，也可尝试让幼儿说出自己的感受。此外，还应告诉幼儿你会陪伴并帮助他（她），避免其过度焦虑和担心。例如，"你感觉还好吗"、"试试放松，深呼吸"、"不要害怕，老师可以帮助你"。

（2）与患儿家长沟通时，首先要及时告知家长幼儿目前的具体情况，以及幼儿已接受的救助或护理。如果幼儿暂无生命危险，应建议家长尽快将其送医诊治；如果幼儿情况较严重且已送医，应要求家长尽快赶到幼儿所在医院。整个沟通过程应表现出你对幼儿健康的关切、对家长感受的理解，并注意安抚家长的情绪。

学习活动 4 ◎思考

请结合本任务所学知识以及你的实习经历，思考保教人员应做好哪些工作以防止幼儿呼吸困难的发生。

....

....

....

....

学习支持 4

✦ 幼儿呼吸困难的预防

呼吸困难是一种常见的儿童急症，对幼儿的健康与生长发育可能带来消极影响，某些因素导致的呼吸困难在极端情况下可能危及幼儿的生命。因而，托幼园所保教人员应做好相关预防工作，从多方面来降低幼儿发生呼吸困难的风险。

1. 加强幼儿膳食管理

托幼园所应重视幼儿膳食管理，避免因食物选择或加工不规范而导致幼儿气道梗阻事故的发生。例如，为幼儿提供的食物应有利于吞咽，不要为年龄过小（5岁以下）的幼儿提供整颗豆类、花生、瓜子等坚果类食物；食物加工时应去骨、去刺，并切成小块或丝状，做到烧熟煮透；制作的糕点应松软，大小适中。

2. 加强危险异物管理

及时发现并去除幼儿身边的危险物品是预防幼儿呼吸困难的重要措施之一，尤其是体积小、容易被吞食的东西。例如，硬币、玻璃球、纽扣、纽扣电池、玩具零件、各类坚果或糖果等直径小于2厘米的物品，以及塑料薄膜、绳子等易引起窒息的物品。

这项工作需要保教人员与幼儿家长相互协作才能做好。一方面，家长应严格做好家庭安全自查工作，将家中危险异物集中收纳整理，放在幼儿拿不到的地方；另一方面，保教人员应加强入园晨间检查工作，避免幼儿将危险异物带入园所。

3. 为幼儿提供安全的环境

除了对有潜在危险的食物或异物进行管理外，托幼园所和家长还要为幼儿提供安全的环境，排除环境中其他可能造成幼儿呼吸困难的因素。

例如，托幼园所内电器、插座、开关等设备应做好日常安全管理，避免发生幼儿触电事故；园所楼梯或阳台上的栏杆间距应小于20厘米，避免幼儿脖颈卡住造成呼吸困难；营养员应做到随手关闭天然气或煤气的习惯，避免有毒气体泄露；保健员要严格保管家长委托喂药的药品，避免幼儿误服导致中毒；保教人员应提醒家长不要让幼儿穿着有绳索的衣服。

4. 家园合作开展安全教育

保教人员应联合家长做好幼儿安全教育工作，通过家长会、家长课堂、信息分享等方式引导家长配合教师做好幼儿安全教育工作，提高家长和幼儿的安全意识。例如，教育幼儿不要将各种异物放入口中，不要用绳索缠绕脖子，不要将塑料薄膜套在头上或盖住口鼻，不要将头伸入栏杆之间，不要蒙头睡觉，不要在进餐时大声说话、嬉闹、玩耍，不要触碰电器插头及插座等。

5. 掌握幼儿相关疾病史

保教人员应在入园时掌握班级所有幼儿的相关疾病史，尤其是哮喘、反复性肺炎、过敏性鼻炎、先天性心脏病等可能引发呼吸困难症状的疾病，并及时与保健员和幼儿家长做好沟通工作，了解这些疾病的主要症状及预防方法。此外，保教人员应为这些幼儿建立紧急联系卡（表），以在幼儿突发疾病时采取有效的紧急应对措施。

6. 增加幼儿积极情绪体验

由于消极情绪也可能影响部分幼儿的呼吸状态，因而，保教人员应为幼儿营造安全、舒适、放松的生活与学习氛围，多使用正面引导方法。同时，还应为幼儿提供更多有益身心的活动，增加幼儿积极的情绪体验，避免幼儿产生过度焦虑、紧张、恐惧等情绪。

课后练习

- - - - - - - - - - - - - ◉ 课后练习 ◉ - - - - - - - - - - - - -

1. 请尝试以流程图的形式将幼儿呼吸困难的应急处理过程呈现出来。

2. 请结合本任务所学知识，完成下面的课后练习。

（1）当人的大脑缺氧持续时间超过（   ）时，一定会造成脑损伤，甚至脑死亡。

    A. 0—4 分钟　　　　B. 4—6 分钟　　　　　　C. 6—8 分钟　　　　　　D. 10 分钟

（2）丁丁不小心从滑梯高处摔下，一旁看护的李老师迅速跑过去查看。经过伤情评估后发现孩子已无意识反应，但是仍有呼吸。这时李老师应（   ）。

    A. 立即为孩子实施心肺复苏

    B. 立即抱起孩子送往医院

    C. 留在孩子身边观察，并拨打 120 急救电话，等急救人员到达

    D. 为孩子实施心肺复苏，并拨打 120 急救电话

（3）下面关于人工呼吸的表述中，正确的是（   ）。

    A. 为患儿实施人工呼吸前应保持患儿气道畅通

    B. 为患儿吹气前应先尽可能深呼吸，将足量的空气吹入孩子口中

    C. 在吹气时应尽量延长吹气时间，确保在 3 秒左右

    D. 如果孩子口腔内有毒物残留或严重外伤等情况也应该坚持进行人工呼吸

（4）午睡环节，仅张老师在卧室看护孩子，其余老师都在楼上参加会议。在巡视中，张老师发现毛毛脸色异样，经初步评估发现，孩子已经没有意识反应，也没有自主呼吸。这时，张老师应（　　　）。

A. 立即拨打120急救电话，然后把孩子送往保健室

B. 立即大声呼救，并为孩子实施心肺复苏术，同时尽快让他人拨打120急救电话

C. 立即抱起孩子送往医院

D. 立即通知孩子家长，让家长送孩子去医院抢救

（5）为发生心脏骤停的幼儿实施心肺复苏术时，如果孩子始终没有恢复意识和自主呼吸，现场救助人员应（　　　）。

A. 放弃心肺复苏　　　　　　　　　B. 将孩子立即送往医院

C. 继续坚持心肺复苏　　　　　　　D. 安静地等急救人员到来

（6）进行双人心肺复苏时，按压和通气比可以调整为（　　　）。

A. 30∶2　　　　　B. 15∶2　　　　　C. 30∶4　　　　　D. 10∶4

（7）在为孩子进行呼吸评估时，施救者应将脸颊贴近孩子口鼻处，并观察孩子胸腹部的起伏情况，持续时间约为（　　　）。

A. 20—30秒　　　B. 10—15秒　　　C. 5—10秒　　　D. 0—4秒

（8）为孩子进行胸外按压时，施救者双臂应尽量与孩子胸壁保持（　　　）。

A. 90度　　　　　B. 60度　　　　　C. 45度　　　　　D. 30度

（9）为孩子进行人工呼吸时，每次吹气和换气的时间共约（　　　）。

A. 0.5秒　　　　　B. 1秒　　　　　C. 2秒　　　　　D. 3秒

（10）为婴儿实施意识评估时，在呼叫孩子的同时应拍打其（　　　）。

A. 双肩　　　　　B. 脸颊　　　　　C. 头部　　　　　D. 脚心

 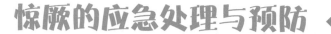

惊厥的应急处理与预防

○ **学习目标** ○

☑ 知晓幼儿惊厥发作的体征、危害、常见原因及预防措施。

☑ 能根据幼儿的体征初步识别幼儿惊厥发作。

☑ 能根据对幼儿初步的伤病情况评估，模拟为惊厥发作的幼儿规范地实施应急处理。

☑ 能在惊厥的应急处理过程中与相关人员进行有效的沟通。

☑ 懂得惊厥的应急处理与预防的重要意义，并积极参与相关知识技能的学习。

○ **学习准备** ○

☑ 自学本任务内容，然后完成预习测试。

☑ 阅读案例"惊厥处置不当导致孩子死亡"，然后完成案例下面的思考题。

☑ 学习微课"幼儿惊厥的应急处理"。

 预习测试

 微　课
幼儿惊厥的应急处理

○ **案例导入** ○

惊厥处置不当导致孩子死亡①

　　2019年4月21日凌晨，才两岁的平平（化名）发烧后出现惊厥现象——脸和嘴唇发青、双眼上翻，手脚还一阵阵地抽动，喉咙发出呼噜呼噜的声响。一旁的爸爸以为是有什么东西堵住了孩子的喉咙，就把手伸进平平的嘴里挖。几分钟后，爸爸发现孩子一动不动，赶紧往医院送。遗憾的是，送到医院时，孩子的呼吸心跳均已停止。虽经极力抢救，孩子仍不治身亡。

　　而就在上周，这家医院儿童神经内科就接诊了两例因惊厥而受伤的孩子：一名11岁的孩子因癫痫发生惊厥，家人往孩子嘴里灌开水，结果造成孩子面部严重烫伤。另一名两三岁的孩子出现高烧惊厥后，爷爷将戴着戒指的手伸进了孩子嘴里，一顿乱挖后，孩子嘴里被抠得血淋淋，还出现了喉头水肿！

　　据该院林医生介绍，每年医院都会碰到三四个因惊厥而死亡的孩子，原因无一例外都是家长采用了抠喉这个错误的处置办法。据统计，该医院儿童神经内科病房每年收治的患儿有1200多人次，其中因惊厥处置不当而造成孩子受伤的至少占了半数。

> **思考**　作为未来的保教人员，该新闻报道可以给我们带来哪些启示？

---

① 何群芳. 2岁男孩惊厥身亡！父亲当时做了个致命动作！这种悲剧已连着3起［EB/OL］.（2019-04-22）［2020-06-11］. http://news.wendu.cn/2019/0422/762227.shtml.

学习活动 1 🧠思考

请结合上面的案例及"学习支持1"的内容，想一想了解幼儿惊厥发作时的典型体征对保教人员来说有什么意义。

学习支持 1 💡

★ 幼儿惊厥的体征

惊厥是指由于中枢神经系统的器质性或功能性异常导致的全身任何骨骼肌的不自主单次或连续强烈收缩。这是一种常见的小儿神经系统急症，而非一种独立的疾病。惊厥任何季节均可发生，且一般以婴幼儿为主要发病人群。5—6岁以下的婴幼儿较容易发生惊厥，尤其多见于6个月至2岁的婴幼儿，6岁以后则较少发生。

由于惊厥一般发作突然，变化迅速，故应受到家长及保教人员的重视。通常，幼儿突发惊厥时可能出现以下一项或多项症状：

- 短暂的呼吸急促、停止或不规律
- 暂时性的意识丧失，没有反应
- 有发热迹象，皮肤潮红
- 双眼球上翻，凝视或斜视
- 整个身体强直痉挛、抽动，甚至出现颈项强直、角弓反张
- 一侧肢体抽动或双侧肢体交替抽动
- 头向后仰
- 大小便失禁
- 唾液增多、流口水或口吐白沫
- 咽喉和口中发出怪声
- 脸部、口角或眼角抽动
- 牙关紧闭

一般情况下，惊厥持续时间从数秒至数分钟不等，或者更长时间，继而转入嗜睡或昏迷状态，发作停止后不久意识即可恢复。

学习活动 2 🧠思考

请结合"学习支持2"的内容，思考"惊厥"与"癫痫"之间是什么样的关系，并用一句话概括说明。

学习支持 2

★ 惊厥的原因

婴幼儿惊厥是一种复杂的急症,多种原因都可能引发孩子惊厥的出现,包括遗传性疾病、免疫缺陷、感染、颅脑损伤、微量元素缺乏、脑发育未成熟、中毒等。其中,由于各种感染性疾病(尤其以呼吸道感染最常见)导致的发热而诱发的热性惊厥是婴幼儿惊厥最常见的类型。因为婴幼儿大脑皮层发育尚未成熟,髓鞘化不全,神经递质及酶的活性相对紊乱,抑制和兴奋系统还不完善,所以当婴幼儿体温升高时,大脑的耗氧量会随着体温上升而增加,当增加的耗氧量不能满足脑部的需氧量时,便会发生脑细胞功能紊乱,同时神经系统兴奋性增高,使惊厥的阈值降低,从而引起脑部异常放电导致惊厥。此外,需要注意的是,热性惊厥并非一定是"高烧"的孩子才出现,部分孩子即使是"低烧"也可能会出现惊厥。

通常,按照感染有无的角度,临床上可将引发婴幼儿惊厥的原因分为感染性因素和非感染性因素两大类。

1.感染性因素(热性惊厥)

(1)颅内疾病。包括:一些病毒感染疾病,如病毒性脑炎、乙型脑炎;细菌感染疾病,如化脓性脑膜炎、结核性脑膜炎;霉菌感染性疾病,如新型隐球菌脑膜炎等;还有一些由寄生虫感染导致的疾病,如脑囊虫病、脑型疟疾、脑型血吸虫病等。

(2)颅外疾病。如中毒性脑病、破伤风等疾病。

2.非感染性因素(无热惊厥)

(1)颅内疾病。婴幼儿颅脑受到损伤,如产伤、新生儿窒息、颅内出血等;婴幼儿脑发育异常,如先天性脑积水、脑血管畸形、头大(小)畸形等;还有某些颅内占位性疾病以及脑退行性病变等都可引发惊厥发作。

(2)颅外疾病。包括:某些代谢性疾病,如低血钙、低血糖、维生素 B1 或 B6 缺乏症等;遗传代谢性病,如半乳糖血症、苯丙酮尿症等;还有全身性疾病,如高血压脑病,尿毒症,心律紊乱,严重贫血,食物、药物或农药中毒等。

★ 惊厥的危害

研究表明,在热性惊厥的临床类型中,近90%的患儿惊厥在5分钟内即停止发作,单纯性热性惊厥占比约88.3%,复杂性热性惊厥约占11.0%[1]。这表明,大多数的婴幼儿惊厥并不会影响孩子的健康。通常,偶发的、持续时间较短(十几秒至几分钟)的单纯性热性惊厥一般在发作后不需要任何治疗就会自动恢复意识,孩子在退热后通常无异常表现,也不会留下后遗症。即使孩子短时间内出现呼吸暂停,也会很快重新恢复呼吸顺畅,因而保教人员和家长不必过于恐慌。

但是,热性惊厥有一定的复发率,而造成热性惊厥复发的因素是多个方面的,危险因素与复发率往往成正比。临床研究表明,患儿的年龄、惊厥类型(简单型或复杂型)、惊厥持续时间、家族癫痫史、惊厥时体温等均是影响热性惊厥复发的重要危险因素[2]。其中,"首次发作年龄小"是热性惊厥复发的主要危险因素。如果孩子首次发生惊厥的年龄在1岁以内,那么其复发率可达50%—55%;如果孩子首次惊厥发作年龄在1岁以上,则其复发率可降到20%—30%。通常,那些首次发病年龄小、直系亲属有热性惊厥病史、发热后很快出现热性惊厥或低热便出现惊厥症状的孩子复发的概率更高。

此外,其他原因不明确的、反复性的、持续时间超过15分钟(很少见)的惊厥,以及两次发作间歇期意

---

① 李爱月, 张巧丽, 赵燕芳, 王爱琼. 616例小儿热性惊厥首次发作的临床特点及危险因素分析[J]. 中国小儿急救医学, 2020(04):298—301.

② 王燕梅, 赵彦沙, 杨银升, 韩虹. 婴儿热性惊厥复发因素研究[J]. 中国药物与临床, 2019, 19(01):108—109.

识不能完全恢复者，都属于严重的惊厥，可能有其他潜在的病因。严重的惊厥对孩子的身心健康带来的负面影响是巨大的，可能使婴幼儿产生大脑神经元缺血性病变，造成不可逆的脑损伤，进而影响记忆及注意力的发展，甚至发展为癫痫、脑瘫、智力低下等疾病。

综上，保教人员在发现幼儿惊厥发作时应避免过度惊慌和焦虑，要保持冷静、平和的心态为患儿进行现场初级护理，尽量记录幼儿惊厥持续的时间、体温状况等信息，并及时联系家长将患儿送医诊治。

学习活动 3 🎤分享

请结合"学习支持3"的内容，将幼儿惊厥的应急处理完整过程以流程图的形式绘制出来，然后与大家分享。

学习支持 3 💡

★ 幼儿惊厥的应急处理

尽管突发惊厥的幼儿绝大多数能自己恢复意识，但惊厥对孩子健康的潜在威胁始终存在。临床研究表明，幼儿在出现热性惊厥后如果及时得到物理降温、开放气道等院前初级救助可明显缩短惊厥持续时间，改善幼儿的体温状况，并缩短住院治疗时间。[①] 由此，保教人员在发现幼儿出现一项或多项惊厥体征的时候，应该立即为其进行现场紧急救助，并及时联系120急救中心和家长。

为惊厥患儿实施的现场紧急救助可概括为三个关键点：一是防止孩子摔伤或碰伤（尤其是头部）；二是保持孩子气道畅通；三是密切观察孩子的体征变化。具体可参考如下步骤：

第一步　快速观察现场，确保周围环境安全。

第二步　尽快进行生命体征评估和二次评估，确认幼儿自主呼吸是否正常，有无意识反应，并检查其有无摔伤。

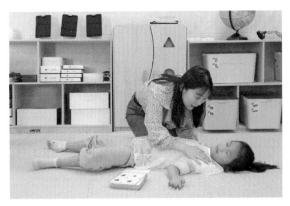

图 2-2-1　评估患儿意识状态

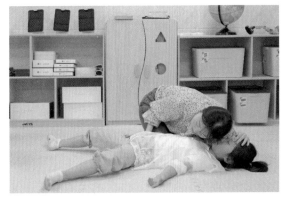

图 2-2-2　评估患儿自主呼吸

① 薛莹莹，李占基．研究120例小儿热性惊厥的院前急救与护理体会［J］．临床研究，2016，24（08）：107—108.

第三步　安排其他老师维护现场秩序，并联系 120 急救中心和家长，然后立即为惊厥幼儿实施应急处理。具体方法如下：

❶　让幼儿呈侧卧位于平整的地面上，以利于其口中分泌物流出，同时可防止舌后坠堵塞气道。

❷　擦去幼儿口鼻腔分泌物，保持气道畅通。

❸　松开幼儿过紧的衣服，立即开窗通风，保持空气流通。

❹　移开周围的家具或障碍物，并用手或者毛巾垫在幼儿的头部下方，以保护幼儿头部，防止碰伤。

❺　注意观察幼儿的体征变化，如有发热，应尽快实施物理降温。

❻　记录幼儿惊厥开始和停止的时间。

❼　幼儿意识恢复后，应让其保持侧卧位休息。

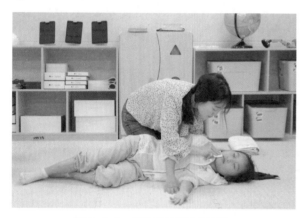

图 2-2-3　擦去患儿口腔分泌物

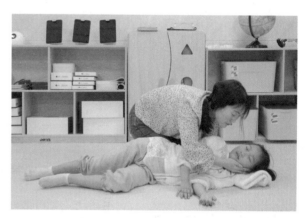

图 2-2-4　保护患儿头部

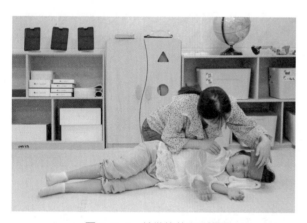

图 2-2-5　给发热儿物理降温

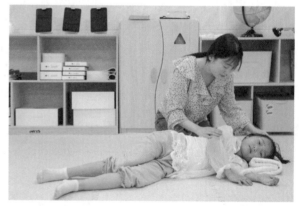

图 2-2-6　让患儿保持侧卧位休息

第四步　做好事后追踪工作，及时了解幼儿的健康状况，并与相关人员（幼儿、家长、教师）进行及时、有效的沟通。

第五步　上报相关机构或对外公开信息（如有必要）。

第六步　记录归档。

学习提示 I

（1）没有得到医生或家长允许，不要随意给有发热症状的幼儿服用退烧药物。

（2）不要将任何东西（如毛巾、手指、勺子、木棍、压舌板等）强行塞入幼儿牙齿之间，也不要强行分开幼儿的牙齿。因为幼儿很少会咬到自己的舌头，这么做反而可能会导致幼儿受伤，甚至使其气道阻塞而引发窒息。

（3）不要在幼儿意识清醒之前给他喂水或任何食物，以防食物进入气道。

（4）不要试图使用按住、抱住、捆绑或扳直四肢等方式束缚幼儿的肢体活动，避免其肢体受伤。

（5）不要使用凉水或酒精擦浴的方式给低龄幼儿进行物理降温，这可能会使其健康情况更加恶化。

（6）不要掐幼儿人中穴或虎口，这对惊厥缓解没有任何作用，还可能造成伤害。

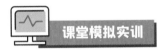

课堂模拟实训

幼儿惊厥的应急处理综合模拟实训

（1）材料准备：儿童人体急救模型、体温计、湿毛巾、干净的纸巾、纸和笔。

（2）实训要求：以小组为单位，自拟情境和角色，并结合幼儿惊厥的典型体征、紧急处理流程及救助措施，模拟幼儿发生惊厥后的应急处理全过程。小组模拟结束后，请使用表 2-2-1 对展示组进行评价。

表 2-2-1　幼儿惊厥的应急处理综合模拟实训评价表

评分项目	评分标准或要求	分值	评价方式			得分
			自评	互评	师评	
			权重20%	权重30%	权重50%	
1. 流程完成度	模拟救助流程完整，包含以下六个步骤：观察现场—评估伤情—救助处理—沟通与疏导—上报与公开—记录归档	10 分				
2. 救助措施	① 救助措施基于评估结果 ② 救助步骤完整、正确 ③ 救助操作规范	30 分				
3. 团队合作	① 主动寻求团队成员的帮助 ② 小组分工明确 ③ 应对过程配合密切	20 分				

（续表）

评分项目	评分标准或要求	分值	评价方式			得分
			自评	互评	师评	
			权重20%	权重30%	权重50%	
4. 有效沟通	① 给予幼儿（包括伤病儿及其他幼儿）关心和安慰 ② 及时、准确地上报相关人员（保健员和园所负责人） ③ 及时、恰当地联系伤病儿家长 ④ 表达简洁流畅，用语文明礼貌	20分				
5. 应对效率	① 熟悉救助流程 ② 救助过程效率高，不拖拉	10分				
6. 人文关怀	① 通过语气、表情、肢体动作等给予伤病儿关注与呵护 ② 尊重伤病儿家长的感受和诉求	10分				
综合模拟实训总分		100分	小组总得分			

反思与收获：

◆ 学习提示 2 ◆

当班级有幼儿发生惊厥后，与幼儿及幼儿家长的沟通要点如下：

（1）患儿恢复意识后，与其沟通时可以通过拥抱、摸头、拉手等方式来给予安慰和呵护，并告诉幼儿他（她）刚才发生了惊厥，现在已经没事了，避免其过度担心和焦虑。例如，"别害怕，有老师在，你可能生病了，不过现在很安全。妈妈一会就来接你去看医生。"

（2）现场其他幼儿可能同样会感到恐惧、害怕，这时应简单告诉他们刚才发生了什么，并强调他们现在很安全，及时给予安慰，同时尽快恢复日常活动。

（3）与患儿家长沟通时除了及时告知患儿情况外，还应普及惊厥的相关知识，并给予情绪安抚，避免其过度紧张和担忧。

学习活动 4 🚌 小组讨论

请根据幼儿惊厥发作的常见原因，以小组形式展开讨论，说一说托幼园所可以通过哪些措施来降低幼儿惊厥的发作。

学习支持 4

★ 幼儿惊厥的预防

由于诱发惊厥的原因十分复杂，且发病较突然，要想彻底预防是不现实的。但是，保教人员可通过以下预防措施来有效降低幼儿惊厥的发作。

1. 重点关注发热幼儿

由于热性惊厥是最为常见的惊厥类型，所以保教人员应重点关注发热的幼儿，尤其是有热性惊厥史和体温较高的幼儿。一方面，保教人员要做好晨间检查和全日观察工作，在发现幼儿体温异常后及时联系家长将孩子送医；另一方面，如果幼儿在园期间出现体温异常，在幼儿家长到来之前应在观察室尽快为孩子实施物理降温，并密切观察幼儿的体征变化，避免因其体温升高过快而引发惊厥。

2. 掌握幼儿相关疾病史

保教人员务必详细掌握班级幼儿的健康状况，了解孩子是否有热性惊厥史、癫痫、近期有无头部外伤等可能引发惊厥的情况，并与家长提前做好必要的沟通，以在孩子出现异常情况时采取有效的紧急应对措施。这对预防幼儿惊厥发作来说十分重要。

3. 及时治疗相关疾病

如果幼儿已经确诊患有某种可能引发惊厥的疾病，保教人员应建议家长及时带孩子送医治疗，待病愈或病情稳定后再返回园所。

4. 确保幼儿食物安全

由于某些寄生虫也可能引发幼儿惊厥发作，因此托幼园所营养师及幼儿家长应尽量避免给幼儿吃牛蛙、鳝鱼、生鱼片等易携带寄生虫的食物，且所有提供给孩子的食物必须做到分开清洗、烧熟煮透。

5. 避免幼儿头部外伤

保教人员组织幼儿开展户外活动时，应提前做好安全教育和规则说明，尤其是提醒幼儿保护头部。对于滑旱冰、攀登等可能引发剧烈碰撞的运动项目应该给幼儿佩戴好头盔，如果幼儿出现拉扯、追打等危险行为应及时提醒和制止。

如果幼儿不小心发生头部碰撞，应密切关注孩子是否出现恶心、呕吐、头晕、嗜睡、精神萎靡等异常情况，如果有应及时联系家长送医检查。

学习提示 3

幼儿发烧时，给孩子喂服退烧药只能帮助其降低体温，而并不能预防热性惊厥的发生。此外，保教人员在没有得到家长明确许可的情况下不得给幼儿喂服退烧药物。

──────────── ● 课后练习 ● ────────────

课后练习

请结合本任务所学知识，完成下面的课后练习。

（1）幼儿惊厥发作的常见体征不包括（　　　）。

A. 短暂意识丧失　　　　　　　　B. 短暂呼吸困难或停止

C. 双眼球上翻　　　　　　　　　D. 血流不止

（2）如果幼儿在炎热的环境中突发惊厥，保教人员首先应（   ）。

    A. 就地让孩子侧卧位休息   B. 联系孩子家长

    C. 将孩子转移到阴凉通风处   D. 就地对孩子进行评估

（3）记录幼儿惊厥发生和结束的时间很有必要，一般情况下，幼儿惊厥发作持续时间超过（   ）就表明情况较严重。

    A. 5 分钟   B. 10 分钟   C. 15 分钟   D. 20 分钟

（4）在为突发惊厥的患儿进行进一步检查时，如果发现其有发热情况，保教人员应（   ）。

    A. 将冰块直接放在孩子额头上冷敷   B. 给孩子喂服退烧药

    C. 给孩子裹上棉被发汗   D. 用湿毛巾给孩子擦汗或为其减去多余的衣物

（5）下面关于幼儿惊厥的预防措施中，表述不正确的是（   ）。

    A. 孩子发热时，应避免其体温升高过快，这可以减少惊厥发作

    B. 教育孩子保护头部，一旦在头部外伤后有异常表现应立即送医

    C. 应该为孩子提供烧熟煮透的食物，避免寄生虫进入孩子体内

    D. 避免孩子发高烧就可以预防惊厥的发生

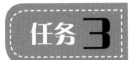 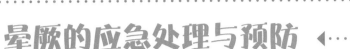

任务3 晕厥的应急处理与预防

○ **学习目标** ○

- ☑ 知晓幼儿晕厥的典型体征、危害、常见原因及预防措施。
- ☑ 能根据幼儿的典型体征初步识别幼儿晕厥发作。
- ☑ 能根据对幼儿初步的伤病情况评估，模拟为晕厥的幼儿规范地实施应急处理。
- ☑ 能在晕厥的应急处理过程中与相关人员进行有效的沟通。
- ☑ 懂得晕厥的应急处理与预防的重要意义，并积极参与相关知识技能的学习。

○ **学习准备** ○

- ☑ 自学本任务内容，然后完成预习测试。
- ☑ 阅读案例"孩子晕厥之后"，然后完成案例下面的思考题。
- ☑ 学习微课"幼儿晕厥的应急处理"。

预习测试　　微　课
　　　　　　幼儿晕厥的应急
　　　　　　处理

○ **案例导入** ○

|| 孩子晕厥之后 ||

今天是周一，天气格外好，阳光明媚。像往常一样，幼儿园在孩子们运动之后都要进行庄严的升旗仪式。随着喇叭里音乐的响起，老师们开始忙于组织小朋友按序站好队，之后便站在队伍后面一起参加升旗仪式。国歌奏响了，所有小朋友和老师的目光都注视着冉冉升起的国旗。可是，就在国旗即将到达顶端的时候，小二班的亮亮小朋友晕倒在地上了。孩子们有的吓得大声尖叫，有的围在周围看，还有的喊道："老师快来！"班级的两位老师见状都迅速地向亮亮这边跑过来。只见孩子身体瘫软躺在地上，满头大汗，双眼闭着，好像意识模糊。

张老师试图大声地叫醒亮亮，并用大拇指使劲掐孩子人中穴，孩子睁开了眼睛，意识好像恢复了些。接着，她配合保健老师快速地抱着孩子到了保健室休息，李老师则忙着去拿毛巾给孩子擦汗。保育员杨老师也闻讯赶来，及时组织好自己班级里的孩子排好队进教室休息。

给孩子用湿毛巾擦汗后，亮亮明显清醒了很多，但是他身体看着很虚弱，需要休息。老师及时联系了家长，要求家长将孩子送医检查。

 思考 | 保教人员在亮亮晕倒后的应急处理过程有哪些问题？

学习活动 1 🧠思考

请回顾"任务2惊厥的应急处理与预防"所学知识,并结合本任务"学习支持1"的内容,思考幼儿晕厥发作和惊厥发作的典型体征的异同之处。

相同	....
不同	....

学习支持 1 💡

★ 幼儿晕厥的体征

晕厥是由于脑部一过性的血液和氧气供应不足,造成突然的、短暂的意识丧失,及体位不能维持的症状。晕厥具有起病迅速、持续时间短暂(一般几秒至几分钟)、可自行恢复的特点,常伴有肌张力丧失而不能维持自主体位,是儿童及青少年常见的急症。通常,患儿晕厥后会出现短暂性意识丧失,但自主呼吸仍是正常的,当孩子处于水平体位后会自己重新苏醒过来。幼儿在晕厥发作前或发作时,可能会出现以下一项或多项体征:

- 因短暂失去知觉导致跌倒在地
- 头晕眼花、眩晕
- 耳鸣
- 头痛、恶心
- 脸色发白或发绀
- 大汗淋漓
- 脉搏缓慢 / 微弱
- 血压 / 心率下降
- 大小便失禁

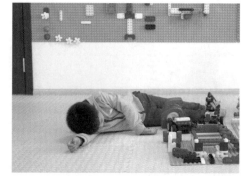

图2-3-1　幼儿晕厥发作

保教人员尤其应仔细观察站立的幼儿是否有以上一项或多项体征,如果发现幼儿有异常,应及时采取应对措施,避免其因意识丧失而摔伤。

◆ 学习提示 1 ▶

保教人员可以结合以下因素来判断幼儿是否属于晕厥发作:

(1)晕倒前存在诱因,如脱水、环境拥挤或闷热、持久站立、体位突然变化、精神紧张、剧烈疼痛、餐后、清晨起床后、转动颈部等。

(2)晕倒在特殊情景,如小便或大便中、咳嗽时、吞咽时、看到鲜血后等。

(3)晕倒前有先兆,如头晕、恶心、多汗、脸色苍白等。

学习活动 2 思考

　　人们经常将"晕厥"和"昏迷"混为一谈，这两个概念是一样的吗？请结合本任务所学知识，并查阅互联网资料（记录两个概念的内容），然后分析两者的区别。

晕厥 ....

昏迷 ....

学习支持 2

★ 晕厥的常见原因

　　晕厥是儿童临床常见病症之一，其病因较为复杂。目前，儿童晕厥的病因主要包括自主神经介导性晕厥和心源性晕厥两大类，另外还有少部分患儿晕厥的病因尚未明确。

1. 自主神经介导性晕厥

　　自主神经介导性晕厥是儿童晕厥中最为常见的病因，大约占 70%—80%。这是一种以由自主神经介导的反射调节异常或自主神经功能障碍作为主要因素所导致的晕厥，多为功能性疾病。其中，以血管迷走性晕厥及体位性心动过速综合征为主，约占自主神经介导性晕厥患儿的 95%。[1]基于自主神经在儿童时期的发育特点，绝大多数的患儿发病年龄在 5 岁以上，12 岁至 13 岁的青春期前段发生率最高，且女孩要比男孩更容易发生晕厥。

　　此外，儿童晕厥的发生常伴有某些诱因，如体位改变、持久站立、精神紧张、环境拥挤或闷热、饱餐、排尿、排便等，且发作前有先兆，如脸色苍白、大汗淋漓、头晕、恶心、呕吐等。

2. 心源性晕厥

　　心源性晕厥则是由心脏的结构或节律异常为主要因素导致的晕厥，其核心是心脏有效射血减少或停止，导致心输出量不足，造成一过性脑缺血，从而诱发突然的、短暂的意识丧失。通常，心源性晕厥可发生在任何年龄阶段，儿童期发病率较低，大约只占 2%—3%，但猝死的风险较高，是对幼儿生命危险度最高的晕厥类型。同时，这类晕厥的孩子往往存在心脏病史，发病年龄偏小，发作前先兆症状不明显，通常运动可诱发晕厥的发作。保教人员应对此类晕厥的患儿提高关注，在孩子急症发作时及时采取有效的应对措施。

　　此外，由于血液成分的变化，如贫血、低血糖、过度通气、低血氧症等，以及由于强烈的精神心理刺激，如焦虑、恐慌、心理压力过大等引发的晕厥并不是真正意义上的晕厥，而被称为"假性晕厥"。"假性晕厥"虽不是由于短暂全面脑缺血导致的发作性意识丧失，但"假性晕厥"所表现出的体征与晕厥类似，保教人员可以按照同样的方法来应对。

---

　　[1]　中华医学会儿科学分会心血管学组，《中华儿科杂志》编辑委员会，北京医学会儿科学分会心血管学组，等 . 儿童晕厥诊断指南（2016 年修订版）[J]. 中华儿科杂志，2016，54（04）：246—250.

★ 晕厥的危害

如果幼儿不存在心脏、脑部、精神类疾病以及其他疾病,而只是偶发的、单纯性的晕厥,一般问题并不严重。通常,幼儿在晕厥后休息十几秒至数分钟后可以清醒,不需要特别的治疗。幼儿单纯性晕厥本身一般无生命危险,最直接的危害就是当患儿跌倒时导致身体外伤,尤其是头部碰伤。

如果是由于疾病因素导致的晕厥,则可能对幼儿的健康造成不同程度的危害,尤其是反复晕厥发作可能会严重影响幼儿的身心健康及学习、生活质量。某些心源性的疾病引发的晕厥,在严重的情况下甚至可引起患儿猝死。值得我们注意的是,在出现晕厥的患儿中,大约有70%的孩子可能出现反复性的晕厥发作。

● 学习提示2

（1）尽管单纯性晕厥一般不会严重危害幼儿健康,但保教人员仍应及时联系幼儿家长,并要求家长将孩子送医诊治。

（2）保教人员事先了解班级幼儿是否有晕厥、心脏病等疾病史非常重要,如果班上有相关病史的幼儿,则应在全日观察中给予其更多关注。

学习活动 3　● 分享

请结合"学习支持3"的内容,将幼儿晕厥的应急处理完整过程以流程图的形式绘制出来,然后与大家分享。

学习支持 3

★ 幼儿晕厥的应急处理

突发晕厥的幼儿可能有不同程度的体征表现,但不论是何种表现,考虑到晕厥可能对幼儿造成的危害,保教人员在面对这种急症时仍需采取紧急措施。当发现幼儿即将或已经发生晕厥时,保教人员的现场应急处理可概括为三个关键点:一是防止摔伤或碰伤;二是保持气道畅通;三是增加大脑供血。具体应对步骤如下:

第一步　快速观察现场,确保周围环境安全（如在高温环境下应先转移）。如果可能,尽量在幼儿倒地前将其扶住。

第二步　尽快进行生命体征评估和二次评估,确认幼儿呼吸正常,并检查其有无摔伤。

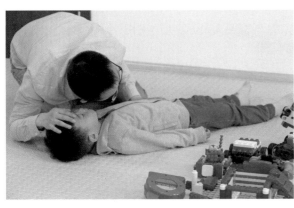

图 2-3-2 评估患儿生命体征

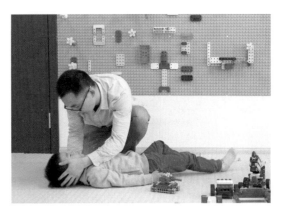

图 2-3-3 评估患儿是否有外伤

第三步 安排其他老师维护现场秩序，安慰幼儿情绪，告诉幼儿你可以帮助（她），同时为晕厥幼儿实施应急处理。

1. ——— 让幼儿以仰卧位躺下。
2. ——— 检查幼儿呼吸道是否畅通，如有呕吐物应去除，同时松开过紧的衣服。
3. ——— 将幼儿双腿垫高 20—30 厘米。
4. ——— 密切观察幼儿的反应及体征变化。
5. ——— 幼儿恢复意识后，应让其保持侧卧位休息。
6. ——— 尽快联系家长将幼儿送医检查。

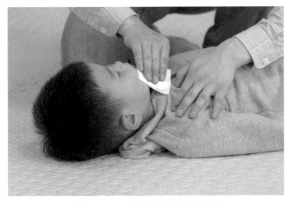

图 2-3-4 擦去患儿口腔分泌物

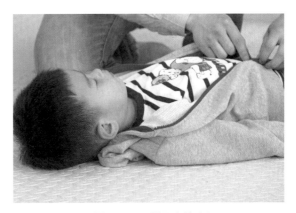

图 2-3-5 松开患儿衣服

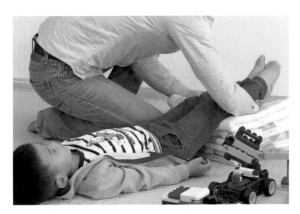

图 2-3-6 抬高患儿双腿

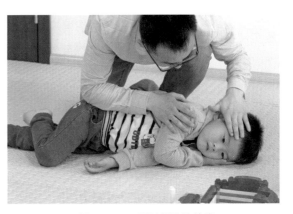

图 2-3-7 保持侧卧位休息

第四步　做好事后追踪，及时了解幼儿的健康状况，并与相关人员（幼儿、家长、教师等）进行有效沟通。

第五步　上报相关机构或对外公开信息（如有必要）。

第六步　记录归档。

学习提示 3

（1）不要在幼儿意识尚未恢复之前给其喂水和其他食物，避免阻塞气道。

（2）不要通过用指甲掐幼儿的人中穴或虎口的方式来刺激幼儿，这可能导致其皮肤损伤。

（3）如果所处地方无法平躺，或幼儿仍有意识，可将幼儿呈坐位，使其上身前倾，头置于低位，以加速血液回流至头部。

（4）如果幼儿晕厥后出现以下一种或多种紧急情况时，应立即通知120急救中心：自主呼吸和心跳停止（此时还应立即实施CPR）、头部有外伤并流血、高热、身边有毒物残留、超过5分钟后未醒、孩子有多次晕厥史、伴有大小便失禁等。

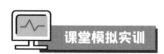

幼儿晕厥的应急处理综合模拟实训

（1）材料准备：干净的纸巾、用于垫高的被子或枕头。

（2）实训要求：请以小组为单位，自拟情境和角色，并结合幼儿晕厥的典型体征、紧急处理流程，模拟幼儿发生晕厥后的应急处理全过程。小组模拟结束后，请使用表2-3-1对展示组进行评价。

表2-3-1　幼儿晕厥的应急处理综合模拟实训评价表

评分项目	评分标准或要求	分值	评价方式			得分
			自评	互评	师评	
			权重20%	权重30%	权重50%	
1. 流程完成度	模拟救助流程完整，包含以下六个步骤：观察现场—评估伤情—救助处理—沟通与疏导—上报与公开—记录归档	10分				
2. 救助措施	① 救助措施基于评估结果 ② 救助步骤完整、正确 ③ 救助操作规范	30分				
3. 团队合作	① 主动寻求团队成员的帮助 ② 小组分工明确 ③ 应对过程配合密切	20分				

（续表）

评分项目	评分标准或要求	分值	评价方式			得分
			自评	互评	师评	
			权重20%	权重30%	权重50%	
4. 有效沟通	① 给予幼儿（包括伤病儿及其他幼儿）关心和安慰 ② 及时、准确地上报相关人员（保健员和园所负责人） ③ 及时、恰当地联系伤病儿家长 ④ 表达简洁流畅，用语文明礼貌	20 分				
5. 应对效率	① 熟悉救助流程 ② 救助过程效率高，不拖拉	10 分				
6. 人文关怀	① 通过语气、表情、肢体动作等给予伤病儿关注与呵护 ② 尊重伤病儿家长的感受和诉求	10 分				
综合模拟实训总分		100 分	小组总得分			

反思与收获：

◆ 学习提示 4 ◆

当班级有幼儿发生晕厥后，与幼儿及幼儿家长的沟通要点如下：

（1）与晕厥患儿沟通时，可通过目光注视、摸头、拉手等方式来给予安慰，并告诉幼儿刚才他（她）晕倒了，不用担心和焦虑。例如，"你刚才晕倒了，不过现在没事了"、"有老师在身边，不用害怕"。

（2）为缓解现场其他幼儿的恐惧、焦虑情绪，这时应简单告诉他们刚才发生了什么，并强调他们现在很安全，及时给予安慰。

（3）幼儿晕厥后一般很快便能恢复意识，所以可在幼儿苏醒后再详细告知患儿家长相关情况，同时应给予情绪安抚，避免家长过度焦虑，并建议家长及时将孩子送医检查。

学习活动 4　小组合作

为使幼儿拥有强健的体魄，培养幼儿坚毅的品格，某幼儿园计划组织大班幼儿开展为期一天的"军事训练"活动。请结合"学习支持4"的内容，小组合作制定一份预防幼儿晕厥的"注意事项清单"，然后与大家一起分享。

学习支持 4

⭐ 幼儿晕厥的预防

尽管幼儿晕厥的原因十分复杂，而且目前还有一些晕厥的原因尚不明确。但是，保教人员仍可以提前做好相关预防措施以减少幼儿晕厥的发作。具体参考如下：

1. 详细掌握幼儿健康情况

提前掌握幼儿的健康状况是很多急症的预防手段。保教人员应详细掌握班级幼儿的健康情况，重点关注有晕厥发作史或其他相关疾病的幼儿，并在晨间检查和全日观察中给予更多的关注。一旦发现幼儿晕厥发作应及时进行现场护理，并联系保健员和幼儿家长。此外，如果已知幼儿患有某种可能引起晕厥的疾病，应及时建议家长将孩子送医治疗，消除病灶。

2. 避免诱发晕厥的因素

保教人员应了解儿童晕厥的相关知识，提高预防意识，避免一些可能诱发幼儿晕厥的因素。例如，在日常活动的组织中尽量避免让幼儿（尤其是有过晕厥经历的孩子）在闷热的环境中长时间站立；避免幼儿集中在狭小的空间内活动；活动中发现幼儿疲劳时应及时组织休息、补水；夏天开展户外活动时，以安排在通风、阴凉处为宜；避免诱发幼儿过度紧张或焦虑的情绪等。

3. 对幼儿进行预防教育

保教人员有必要引导幼儿在日常生活中预防晕厥的发作。例如，教导幼儿当感到头晕、恶心、难受时应及时保持仰卧位；不要在地上久蹲，大便时不要蹲坐太长时间；不去空间小、人群密集的场所；运动时要保护好自己的头部；学会控制和舒缓自己的情绪等。

4. 鼓励幼儿参加体育锻炼

体育锻炼对幼儿的身心健康有着积极作用，尤其对孩子的心脏、大脑、肺部、血管等发育有明显的促进效果。因而，保教人员应重视幼儿的每日运动量，为幼儿提供丰富的运动时间、空间和器械，并鼓励幼儿经常参加各类体育锻炼，提升孩子的心血管活力、环境适应能力以及机体免疫力。

5. 确保幼儿所需营养均衡

对正处于快速生长发育期的幼儿来说，确保其每天拥有丰富且均衡的营养摄入十分重要，这也是预防幼儿出现缺铁性贫血、低血糖等可能诱发晕厥的营养不良疾病的重要措施。此外，保教人员和家长还要教育孩子养成不挑食、不厌食、不空腹活动等良好的生活习惯。

------○ **课后练习** ○------

请结合本任务所学知识，完成下面的课后练习。

（1）下列关于晕厥的表述中，正确的是（　　　）。

    A. 通常女孩发生晕厥的比例比男孩要高

    B. 晕厥患儿通常会出现较长时间的意识丧失

    C. 晕厥患儿可能出现脸色苍白、大汗淋漓、手脚痉挛抽搐等典型体征

    D. 心源性晕厥是儿童晕厥的最常见病因

（2）儿童晕厥的病因较复杂，目前最为常见的类型是（　　　）。

    A. 自主神经介导性晕厥　　　　　　　B. 脑源性晕厥

    C. 心源性晕厥　　　　　　　　　　　D. 假性晕厥

（3）升旗仪式上满头大汗的甜甜突然晕倒在地上，周围小朋友乱作一团。这时，一旁的张老师立即给孩子进行现场救助。下列措施中正确的是（　　　）。

    A. 立即给甜甜喂水

    B. 立即用指甲按压甜甜的人中穴

    C. 让甜甜在阴凉处保持平卧，并抬高孩子的下肢

    D. 含口水喷在甜甜的脸上

（4）孩子突发晕厥时，现场的李老师与相关人员在进行沟通，以下不恰当的沟通方式是（　　　）。

    A. "张老师，毛毛晕倒了，我需要您帮忙照看一下其他孩子！谢谢！"

    B. "毛毛妈妈您好！您的孩子出事了，麻烦您立即赶过来！"

    C. "毛毛别害怕，你刚才晕倒了，老师会帮助你的，不用担心，你不会有事的。"

    D. "小朋友们，刚才毛毛晕倒了，你们不要害怕，她现在没事了，你们也很安全。"

（5）下列关于幼儿晕厥的预防措施中，表述不正确的是（　　　）。

    A. 虽然导致幼儿晕厥的原因较复杂，但保教人员仍应提前了解孩子的健康状况，掌握孩子的晕厥病史，提前做好预防措施

    B. 导致幼儿晕厥的原因较为复杂，幼儿园难以预防

    C. 通过预防教育可以减少孩子晕厥的发生

    D. 及时治疗相关疾病也是预防晕厥的重要措施

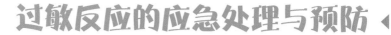

过敏反应的应急处理与预防

○ **学习目标** ○

☑ 知晓幼儿过敏反应的常见体征、危害、常见原因及预防措施。

☑ 能根据幼儿的症状和体征，初步识别幼儿出现的过敏反应。

☑ 能根据对幼儿初步的评估，模拟为过敏反应的幼儿规范地实施应急处理。

☑ 能在过敏反应的应急处理中与相关人员进行有效的沟通。

☑ 懂得过敏反应的应急处理与预防的重要意义，并积极参与相关知识技能的学习。

○ **学习准备** ○

☑ 自学本任务内容，然后完成预习测试。

☑ 阅读案例"春游中的过敏事件"，然后完成案例下面的思考题。

☑ 学习微课"幼儿过敏反应的应急处理"。

 预习测试

 微课 幼儿过敏反应的 应急处理

○ **案例导入** ○

春游中的过敏事件

　　春天来了，天气逐渐转暖，到处都是花红柳绿，充满了生机。幼儿园的老师们也挑了个好天气组织小朋友们去植物园春游。在老师们的细心陪护下，小朋友们手拉着手排着队走在花草树木之间。走着走着，经过一片开得正艳的花圃时，张老师听见有孩子开始打起喷嚏来。循声望去，只见豪豪小朋友在使劲揉鼻子和眼睛，并用纸巾擦鼻涕。张老师一开始也没在意，心想着豪豪可能是晚上着凉了有点小感冒，所以才打喷嚏，不用大惊小怪。可是，没过多久，豪豪一边打着喷嚏一边哭着来找老师了。张老师仔细观察了一下，发现豪豪接连不断地打了好几个喷嚏，眼睛还流着眼泪，小手上还出现了小红疹。此外，豪豪还说自己感觉浑身都痒。

　　结合生活经验和豪豪的症状，老师们怀疑豪豪很可能是因为接触到植物园中的花粉而产生了过敏反应。于是，张老师带着豪豪离开花园并急忙联系了孩子家长，请家长送孩子去医院检查。同时，在安排其他老师继续带队后，张老师则留下来陪着豪豪等待家长来接。

　　原来，在春暖花开时节，气温高、空气干燥、风速大，花粉的扩散量也就大了。有对花粉过敏的孩子容易引发过敏症状。

 思考

　　请先阅读上面的案例，然后思考案例中的保教人员需如何做才能避免豪豪小朋友发生此次过敏事件。

学习活动 1 🎈分享

请调查你身边的同学或朋友有没有过敏反应史，如果有的话，请了解引发他们过敏反应的过敏原都是什么？他们出现了哪些症状？请记录下来，并与大家分享。

过敏原 _____

过敏症状 _____

学习支持 1 💡

✦ 什么是过敏反应

过敏反应是人体免疫系统对外来物质的异常反应，是幼儿常见的急症。那些被机体免疫系统识别为有害物质而引发过敏反应的物质被称为过敏原。当人体在吸收、吸入或接触过敏原时，人体内在的防御机制就会被强烈地启动，从而引发皮肤出疹、发痒、黏膜肿胀、腹泻或其他症状。常见的过敏原有霉菌、尘螨、动物皮屑或毛发、花粉、食物、药物、清洁剂、化妆品以及其他化学物质。

正常情况下，当外来物质进入人体后如果被机体识别为无害，那么这些物质将被机体吸收、利用或被自然排泄出去，而当外来物质被机体识别为有害时，机体的免疫系统将会立即做出反应，产生抗体及其他化学物质以将其驱除或消灭。这就是人体的免疫应答发挥的保护作用，在人体感染疾病时是很有必要的。但是，如果免疫系统的反应超过了正常范围或者反应过度时，即免疫系统对无害物质进行攻击时，过度的抗体分泌会与其他反应过程相互作用而产生过敏症状。

✦ 过敏反应的症状

过敏反应可以发生在人体的不同脏器、不同部位，产生不同的症状。其中，单一性的皮疹瘙痒是过敏反应最为常见的症状类型。通常，幼儿过敏反应常在接触过敏原数分钟至数小时后出现，保教人员可以参考身体不同部位的症状与体征来初步地识别孩子是否发生了过敏。

- 眼睛：流眼泪、发痒、眼睛周围的皮肤肿胀
- 皮肤：有刺痛感、发红、水肿、瘙痒、红斑、皮疹、风团块
- 呼吸系统：喘息、频繁打喷嚏或流鼻涕、咳嗽、胸闷、呼吸困难或声音嘶哑
- 消化系统：呕吐、恶心、腹痛、腹泻、便秘、大便带黏液及血液
- 循环系统：严重的过敏反应会引起心动过速、脉搏细速、低血压、休克等循环功能异常，部分患儿会出现脑部供血不足，引起意识障碍
- 整个机体：眩晕、唇周青紫、夜间哭闹不安等

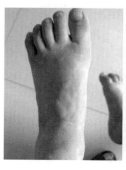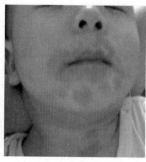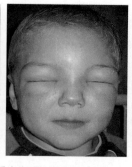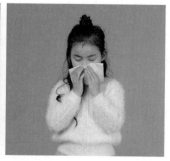

图2-4-1 过敏反应表现出的不同症状

由于过敏原接触程度和个人身体的敏感度不同，患儿过敏反应的表现形式差异很大。通常，过敏症状表现越明显，影响范围越大，表明过敏越严重。根据2006年世界变态反应组织提出的定义，如果患者暴露于已知的或可能的过敏原数分钟或数小时内急性起病，并有以下一种或多种表现，则可高度怀疑为严重的急性过敏反应[①]：

- 呼吸困难，呼吸伴有喘鸣声
- 唇或舌头肿胀、咽喉水肿、支气管痉挛
- 脸色苍白、心跳加速、脉搏微弱
- 皮肤出现大面积皮疹、风团、瘙痒
- 意识模糊、视力模糊

保教人员需要特别留意有过敏史的幼儿，如果发现幼儿出现以上体征应及时联系家长送医处理。此外，皮肤过敏症状容易和一些皮疹类疾病症状相混淆，保教人员应留意幼儿出现此症状之前是否有接触过某些致敏食物或药物等过敏原，以便及时进行有效辨别。

学习提示 I

（1）过敏可能发生在人的生命中的任何时候，无论此人以前是否多次暴露于该过敏原。

（2）根据幼儿过敏反应的症状来评估幼儿过敏的程度十分重要，保教人员应能初步辨别普通的过敏反应和严重的过敏反应。

学习活动 2 · 分享

请通过互联网搜索关于"分娩方式与婴幼儿过敏之间的关系"的信息，并将你查找到的信息概括后写下来，然后与大家分享。

_____

_____

_____

_____

---

① 邵洁.儿童食物过敏与急性过敏反应 [J].临床儿科杂志，2008（01）：81—83.

学习支持 2

⭐ 过敏的原因

婴幼儿过敏的原因较为复杂，既与其独特的生理特点有关，也与外在的各种因素有关。例如，研究表明，幼儿过敏的发生与遗传、母亲孕期药物和污染物接触、母亲分娩方式，以及出生后的喂养方式等因素均有一定的相关性。[①]

（1）遗传因素。遗传因素是导致婴幼儿过敏的基础因素。如果孩子的父母或兄弟姐妹中有过敏史，那么这个孩子发生过敏的风险也就会相对增加。研究表明，如果父母一方有过敏史，孩子发生过敏的风险约为20%—40%；如果父母双方均有过敏史，那么孩子发生过敏的风险就最高可能达80%。此外，有过敏史的母亲致婴幼儿过敏的概率要远大于父亲。

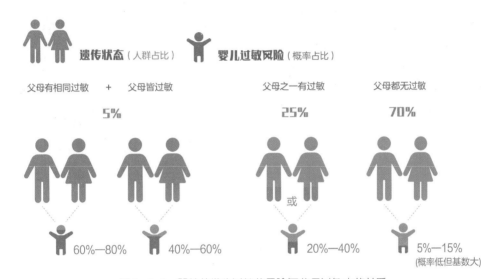

图 2-4-2 婴幼儿发生过敏的风险与父母过敏史的关系

（2）生理因素。生理因素也是婴幼儿容易出现过敏反应的重要原因之一。由于婴幼儿免疫系统发育和胃肠道功能不健全，其肠道黏膜容易受到破坏，上皮细胞脱落增加，导致细胞间隔增大，大分子物质的通透性增高，使得婴幼儿容易受到食入性过敏原的侵扰。不过，随着年龄的增长，婴幼儿对食物的过敏有下降趋势。

（3）环境因素。环境因素对婴幼儿过敏的发生有着重要影响，且这种影响从胎儿期到出生后一直都存在。在胎儿期，孕妇暴露于吸烟、工农业有机污染物等环境后会增加胎儿出现过敏性疾病的概率。在出生后阶段，由于现代家庭人口小型化，交叉感染的概率减少，且孩子室内活动较多，室内清洁程度也有明显改善，因此使得孩子在早期缺乏对微生物的接触，这样反而可能会抑制孩子免疫系统的正常发育，使其对无害的刺激也会产生剧烈的反应，从而引发过敏。此外，由于婴幼儿所生活的环境日益受到各种化学物质的污染，他们接触各种致敏物质的机会大大增加，这也提高了孩子发生过敏的概率。

（4）其他因素。关于过敏的原因还可能存在其他因素，目前并没有被完全掌握。有研究表明，即使家族无过敏史，如果孩子是剖宫产儿，其过敏风险也可能增加约23%，而对有家族过敏史的剖宫产儿来说，其过敏风险可能更高。此外，各种抗生素的滥用、新物质在日常生活中的广泛使用等都可能引起过敏反应。

---

① 包丽丽，刘继贤．一级预防措施预防过敏性疾病研究进展［J］．中国实用儿科杂志，2013，28（07）：543—546．

★ 过敏的危害

流行病学调查结果表明，目前我国受过敏问题困扰的儿童比例超过40%，有过敏症状的超过12%，尤其是以0—2岁婴幼儿为主要群体。令人担忧的是，我国婴幼儿过敏性疾病的发病率呈逐年上升的趋势[①]。世界卫生组织已将过敏性疾病列为21世纪最严重的公共卫生问题之一。

过敏对幼儿的健康有很多危害，严重地影响着幼儿正常的生长与发育。大多数情况下，普通的过敏反应多影响幼儿的呼吸道、消化道、皮肤等局部部位，并不会立即危及生命，但幼儿的情绪、饮食、睡眠、活动等都会受到不同程度的影响，其生活质量和生长发育过程将受到干扰，严重的可引起营养不良。

然而，在极端情况下，过敏反应几乎会涉及幼儿的所有器官，并发展成为过敏性休克。过敏性休克是通过免疫机制在短时间内触发的一种以急性循环衰竭为主要表现的严重全身性过敏反应，多突然发生且程度严重，患儿可出现血压下降、极度呼吸困难、全身皮疹、意识模糊，甚至心跳停止等严重反应。如果没有得到及时抢救，患儿可能在几分钟内死亡。通常，曾经有严重过敏反应发作病史，以及食物过敏、药物过敏、严重哮喘等病史的患儿是出现过敏性休克的高风险人群。

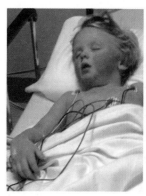 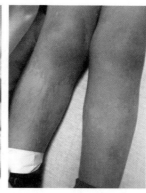 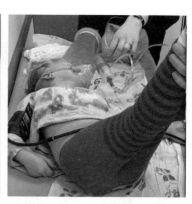

图2-4-3　发生过敏性休克的孩子

由此，保教人员应在幼儿入园前详细掌握所有幼儿的过敏病史，并及时与家长进行沟通，明确幼儿的过敏原和主要过敏反应症状，以便做好相关预防工作。此外，如果幼儿在园期间出现过敏反应，无论过敏反应的症状是否严重，保教人员都应给予足够的重视。如果经过初步评估后发现幼儿可能发生了严重的过敏反应，保教人员应立即拨打120急救电话或者即刻将幼儿送往医院治疗。

学习活动 3 ● 分享

请结合"学习支持3"的内容，将过敏反应的应急处理完整过程以流程图的形式绘制出来，然后与大家分享。

① 王硕，蒋竞雄，王燕，等. 城市0—24月龄婴幼儿过敏性疾病症状流行病学调查［J］. 中国儿童保健杂志，2016，24（02）：119—122.

学习支持 3

★ 幼儿过敏反应的应急处理

当怀疑幼儿可能出现过敏反应时，保教人员不要慌张，应该立即检查幼儿已出现的过敏症状，并根据具体情况给予相应的紧急处理。具体可参考以下处理步骤：

第一步   快速观察现场，检查可能引起过敏的原因（如食物、药物或其他接触物等），并让幼儿尽快脱离可疑的过敏原。

第二步   尽快进行生命体征评估和二次评估，了解幼儿出现过敏反应的部位和特征。

第三步   安排其他老师维护现场秩序，并安抚幼儿情绪，告诉幼儿你可以帮助他（她），然后根据初步的评估结果做出相应的处理。

①   评估结果：幼儿生命体征正常，仅出现局部的轻度过敏反应（如单一性皮疹）。

应对措施：这说明幼儿暂时没有大碍，你应隔离幼儿可能接触的过敏原，并将其送往保健室休息和观察；同时，尽快通知家长将幼儿送医处理。

②   评估结果：幼儿出现全身性皮疹、呼吸困难、舌头或脸部肿大、意识模糊甚至丧失等严重过敏反应。

应对措施：此时情况十分危急，你应立即联系120急救中心和幼儿家长。

a. 如果幼儿意识尚清醒，但出现呼吸困难体征，可让幼儿呈坐位或侧卧位休息，安抚幼儿情绪，并密切观察其体征变化。

b. 如果幼儿意识开始模糊或已无意识，且已无自主呼吸，应立即为其实施心肺复苏术。

第四步   做好事后追踪，及时了解幼儿的健康状况，并与相关人员（如幼儿、家长、教师等）进行有效沟通。

第五步   上报相关机构或对外公开信息（如有必要）。

第六步   记录归档。

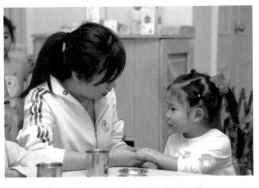 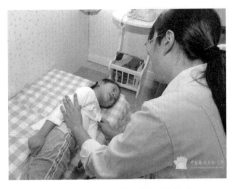

图 2-4-4   评估幼儿过敏情况   图 2-4-5   让患儿呈侧卧位休息

学习提示 2

（1）如果保教人员已知道幼儿的过敏史，且幼儿带有抗过敏处方药物在身边。那么，在幼儿出现过敏症状时，保教人员必须在懂得何时和如何使用这些药物，并征求医生的建议和征得法定监护人的同意后，才可以给幼儿使用该药物。

（2）如果无法辨别幼儿是过敏还是传染性皮疹的时候，应以传染性疾病的方案来应对处理。

课堂模拟实训

幼儿过敏反应的应急处理综合模拟实训

（1）材料准备：儿童心肺复苏模型、一次性CPR面罩。

（2）实训要求：以小组为单位，从轻度过敏反应和严重过敏反应中任选一种情况，然后自拟情境和角色，结合幼儿过敏反应的典型体征、紧急处理流程及操作要求，模拟幼儿过敏反应时的应急处理全过程。小组模拟结束后，请使用表2-4-1对展示组进行评价。

表2-4-1 幼儿过敏反应的应急处理综合模拟实训评价表

评分项目	评分标准或要求	分值	评价方式			得分
			自评	互评	师评	
			权重20%	权重30%	权重50%	
1. 流程完成度	模拟救助流程完整，包含以下六个步骤：观察现场—评估伤情—救助处理—沟通与疏导—上报与公开—记录归档	10分				
2. 救助措施	① 救助措施基于评估结果 ② 救助步骤完整、正确 ③ 救助操作规范	30分				
3. 团队合作	① 主动寻求团队成员的帮助 ② 小组分工明确 ③ 应对过程配合密切	20分				
4. 有效沟通	① 给予幼儿（包括伤病儿及其他幼儿）关心和安慰 ② 及时、准确地上报相关人员（保健员和园所负责人） ③ 及时、恰当地联系伤病儿家长 ④ 表达简洁流畅，用语文明礼貌	20分				
5. 应对效率	① 熟悉救助流程 ② 救助过程效率高，不拖拉	10分				
6. 人文关怀	① 通过语气、表情、肢体动作等给予伤病儿关注与呵护 ② 尊重伤病儿家长的感受和诉求	10分				
综合模拟实训总分		100分	小组总得分			

反思与收获：

学习提示3

当班级有幼儿发生过敏反应后,与幼儿及幼儿家长的沟通要点如下:

(1)与发生过敏反应的患儿沟通时,除了给予安慰,减少其焦虑外,还应询问幼儿刚才吃过的食物或接触过的物品,并叮嘱幼儿不要用力抓挠皮肤瘙痒处,如果有其他不舒服要告诉老师等。例如,"你可能过敏了,但不要用力抓挠皮疹","如果感觉呼吸难受一定要告诉老师,我会帮助你的。"

(2)与患儿家长沟通时,如果幼儿是轻度过敏,应先确认其曾经有无过敏病史,来园前是否接触过可疑过敏原等信息,然后详细报告孩子的具体情况及已采取的措施,并要求家长尽快将孩子送医处理。如果幼儿发生严重过敏反应,应将孩子送医的同时要求家长立即赶往孩子所送医院。

学习活动 4 思考

回忆一下你曾经实习过的托幼园所在预防幼儿过敏反应方面做了哪些工作,请列举出来。

....
....
....
....

学习支持 4

★ 幼儿过敏反应的预防

有的过敏反应可能会随着孩子免疫系统的逐渐成熟有所改善,也可能随着时间的推移不断减轻甚至消失,但这并非是一定的。有些孩子的过敏可能越发展越难治疗。因而,保教人员和家长应及时了解幼儿过敏的发展转变,了解过敏的严重性,树立"预防为先"的理念,做到早预防和早治疗。

根据婴幼儿过敏的常见类型,在实际日常生活中可参考以下预防措施。

1. 食物过敏的预防

对于那些父母双亲或单亲是食物过敏患者的高危婴幼儿,严格避免接触过敏食物是最好的预防措施。对于父母而言,预防婴幼儿食物过敏应做好以下几点:

(1)在孕期阶段,孕妇应注意避免接触致敏食物。

(2)应坚持母乳喂养6个月,甚至更长时间,且哺乳期内回避致敏食物。

(3)选择低过敏的配方食品或水解蛋白奶粉作为母乳的补充,不要过早喂食鸡蛋、牛奶等易致敏食物。

(4)成人要及早对有食物过敏的孩子进行教育,引导孩子在外进餐时养成先了解食物的成分或阅读食物标签的习惯。

对于托幼园所的保教人员来说,预防幼儿在园期间的食物过敏应做好以下几点:

(1)保教人员应在新生入园前调查有过敏病史的幼儿的情况(包括家族过敏史),并确保保健员、班级教师、保育员、营养员都了解该信息。

(2)如果已明确幼儿有过敏病史,应要求家长对幼儿潜在的过敏原提供书面记录,以及相应的处理说明。

（3）如果为幼儿提供的食物中有可致敏食物（如虾、花生、牛奶、芒果等），应避免对其过敏的孩子接触，并为孩子准备其他安全的替代食物。

（4）应禁止幼儿自带食物来园，避免其他幼儿接触过敏食物。

学习提示 4

（1）越早找到过敏原，及时将幼儿与过敏原隔离，越能获得良好的预防效果。

（2）建议在给孩子添加辅食时，首先添加易于消化而又不易引起过敏的食物，米粉可作为试食的首选食物，其次是蔬菜、水果，然后再试食肉、鱼、蛋类。较易引起过敏反应的蛋清、花生、海产品等食物，应在孩子1岁以后才可食用。

（3）如果要给孩子尝试蛋黄、豆类等食物，应遵循少量逐渐添加的原则，一旦有过敏反应，应及时停止孩子摄入该食物。

2. 药物过敏

如果明确幼儿有药物过敏史，保教人员应询问家长幼儿具体过敏的药物类型或名称，并同家长一起引导幼儿熟记使自己过敏的药物名称。此外，托幼园所保教人员严禁随意给幼儿喂服或外用各种药物，即便是非处方的外用药也应获得家长允许后方可使用。

3. 尘螨过敏

为预防尘螨过敏，托幼园所应要求家长定期将幼儿的床单、被套等用品带回清洗、消毒并暴晒，同时在园所内多开窗通风，保持室内清洁。此外，如果班级有尘螨过敏的幼儿，活动室中不要使用地毯、毛绒玩具或纺织品做装饰，室内的图书、空调滤网也要定期进行除尘清洁。

4. 花粉过敏

如果班级内有对花粉过敏的幼儿，保教人员除了做好室内清洁外，还应避免将鲜花放在室内作装饰，同时告诫幼儿避免靠近园所内有鲜花盛开的区域。在空气中花粉密度较高的季节，保教人员还应在起风时注意适当关闭门窗。此外，在组织幼儿参加野外活动时，保教人员还应引导幼儿避免接触花粉，并要求家长为幼儿准备口罩、护目镜等物品，以减少幼儿上呼吸道和眼睛受到花粉刺激的机会。

5. 昆虫叮咬过敏

对于昆虫叮咬引发的过敏反应，其预防措施主要是避免幼儿接触昆虫，减少其被叮咬的机会。例如，在夏秋季节，托幼园所应做好室内外定期除虫、除蚊工作，并减少园所内地面的水渍残留，去除昆虫滋生环境。此外，在组织幼儿户外活动前，应建议家长为幼儿换穿长袖、长裤出行，也应避免穿颜色鲜艳或有鲜花图案的衣服，同时教育幼儿要远离蜜蜂、蚂蚁等昆虫的巢穴。

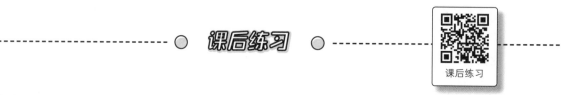

课后练习

请结合本任务所学知识，完成下面的课后练习。

（1）在为孩子购买食物之前，成人应检查食物的成分标识信息。如果孩子曾有对牛奶过敏的经历，那么不能给孩子提供含有（　　　）成分的饼干。

　　A. 蜂蜜　　　　　　B. 酪蛋白　　　　　　C. 玉米糖浆　　　　　D. 面粉

（2）贝贝在春游时不小心被一只蜜蜂叮咬。杨老师发现贝贝被叮的地方肿了起来，贝贝感觉周围皮肤也很痒，头有点晕。这表明贝贝可能发生了（　　）。

　　A. 惊厥　　　　　　　B. 哮喘　　　　　　　　C. 过敏反应　　　　　　D. 呼吸困难

（3）（接第2题）这时候，杨老师应该（　　）。

　　A. 立即为孩子实施心肺复苏并让同事拨打120急救电话

　　B. 让孩子休息，关注孩子的意识和呼吸状况，同时联系120急救中心和家长

　　C. 立即通知孩子家长，让家长接回送医

　　D. 立即给孩子喂水，密切关注孩子生命体征的变化

（4）下列关于幼儿发生过敏反应后的应急处理措施中，正确的是（　　）。

　　A. 无论孩子症状轻重，都应立即通知孩子家长将其接回

　　B. 应先将孩子脱离过敏原或存在过敏原的环境，然后再做处理

　　C. 立即给孩子服用抗过敏药物

　　D. 先对孩子进行观察，情况严重时再通知家长接回

（5）下面关于婴幼儿过敏的预防措施中，错误的是（　　）。

　　A. 保教人员应提前了解孩子的过敏史，并尽可能清除引发孩子过敏的过敏原

　　B. 尽可能晚地给孩子添加辅食，坚持母乳喂养

　　C. 避免孩子过早接触可能致敏的食物

　　D. 告诫孩子尽量远离蜜蜂、黄蜂等昆虫的巢穴

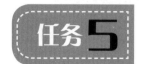 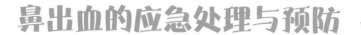

任务 5　鼻出血的应急处理与预防

○ **学习目标** ○

- ☑ 知晓鼻出血的典型症状、危害、常见原因及预防措施。
- ☑ 能根据幼儿的症状或体征，初步识别幼儿鼻出血。
- ☑ 能根据对幼儿初步的伤病情况评估，模拟为鼻出血的幼儿实施应急处理。
- ☑ 能在应急处理的过程中与相关人员进行有效的沟通。
- ☑ 懂得鼻出血的应急处理与预防的重要意义，并积极参与相关知识技能的学习。

○ **学习准备** ○

- ☑ 自学本任务内容，然后完成预习测试。
- ☑ 阅读案例"果果鼻出血了"，然后完成案例下面的思考题。
- ☑ 学习微课"幼儿鼻出血的应急处理"。

预习测试

微　课
幼儿鼻出血的
应急处理

○ **案例导入** ○

┃果果鼻出血了┃

　　10月，天气逐渐凉爽起来，空气变得更加干燥，孩子们户外活动的次数也增多了。上午，小朋友们刚刚结束了区角游戏活动，在李老师的组织下到户外场地上开展各项运动。有的小朋友在跳绳，有的在攀爬，还有的在骑车。张老师和李老师在一旁组织、观察孩子们的游戏活动，保育老师则在一边为孩子们准备擦汗的毛巾。

　　这时，班里的果果小朋友突然跑到李老师身边用手捂着嘴哭着说："老师，我流血了！"说完便大声哭起来。李老师请张老师迅速组织其他孩子在一边休息，然后蹲下来一边查看果果鼻孔流血的情况，一边安慰果果："不要害怕，你这是流鼻血了！"紧接着，李老师让果果自己用手捏住鼻子，张开嘴巴进行呼吸，将头保持后仰，并用纸巾帮他擦掉嘴边的血。然后，李老师将干净的纸巾揉成团塞进了果果的鼻腔内，并对他说："没事了，你先在一旁休息，不用担心，很快就不流血了。"

思考　请阅读上面的案例，然后结合本任务知识，对案例中保教人员在孩子出现鼻出血后的应急处理措施进行评价。

学习活动 1 🪂分享

你有没有过鼻出血的经历？或者见到别人鼻出血？请回顾自己的成长经历，分享自己鼻出血时的症状以及感受。

学习支持 1 💡

⭐ 鼻出血的症状

鼻出血是一种常见的儿童急症，它既可以作为全身疾病的一种症状，又可以作为一种独立的疾病。通常，鼻出血的部位多是在双侧鼻中隔前部的毛细血管网区，也叫黎氏区（或克氏区）。鼻腔此处的黏膜非常薄，且黏膜下有丰富的血管网，儿童常因各种原因导致此处黏膜糜烂，诱发毛细血管破裂。

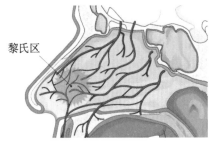

图2-5-1　鼻出血主要区域（黎氏区）

由于0—1岁的婴儿鼻腔的毛细血管网发育还不健全，所以婴儿期鼻出血较少见，而学前期幼儿鼻出血则较为常见。幼儿发生鼻出血时，轻微症状表现为鼻涕中带血或点状滴血，较严重的则可以看到血液从鼻腔一侧或双侧流出。一般情况下，鼻出血的孩子可表现出以下症状和体征：

- 血从前鼻孔流出或喷出，或经后鼻孔流至咽部，表现为嘴中"吐血"
- 出血量可多可少，颜色呈鲜红或暗红，可凝成血块
- 可引起恶心、呕吐等症状
- 出现头晕或面色苍白的情况
- 伴有情绪紧张

学习活动 2 🧠思考

请阅读下面的案例，然后完成思考题。

2018年9月，南昌市某幼儿园在开园一年内有近30名幼儿陆续出现鼻出血、咳嗽等不良症状。当部分家长质疑幼儿园内空气有问题，希望自费检测时，却被幼儿园拒绝。教育部门参与调查后发现，该幼儿园甲醛指标不合格，幼儿园被停课整改，且在环保检测数据达标前，严禁启用相关办学场所。该结果引发大量家长为孩子办理退学。

从该案例中你可以得到哪些启发？请与大家分享。

学习支持 2

◆ 鼻出血的常见原因

幼儿鼻出血可由多种因素引起，在临床案例中，由全身疾病因素引发的鼻出血较少见，大部分是由局部的鼻腔疾病、外伤及鼻腔异物造成的[①]。

（1）鼻腔疾病或损伤。鼻腔黏膜干燥、鼻腔炎症、鼻中隔偏曲、鼻腔肿瘤、鼻腔异物以及上呼吸道感染等都可引发鼻出血，此外，当鼻腔受到外力挤压、碰撞、抠挖时也容易导致鼻腔黏膜受损而引发出血。其中，鼻腔炎症、鼻腔异物及抠挖伤是幼儿鼻出血的常见诱因。

（2）气候环境因素。鼻腔是人体呼吸道的起始部位，气候环境的变化对鼻腔内环境影响较直接。尤其是在炎热、干燥、气压低等气候环境下，鼻腔黏膜受干燥空气的影响而脱水变干，鼻腔内的毛细血管容易破裂。此外，也有可能因为气候环境的变化引发的幼儿上呼吸道感染增多，从而间接影响了幼儿鼻出血的发病。

（3）生长特点。幼儿发育过快，使得血管系统中的压力过大，即血液系统中的红细胞繁殖速度快于血管系统的生长速度，这使得鼻腔黏膜内丰富的毛细血管易破裂。

（4）其他因素。幼儿全身心的疾病也可引发鼻出血，包括白血病、血小板减少、血友病、过敏性紫癜和再生障碍性贫血等血液病，以及麻疹、白喉、猩红热、百日咳、流行性感冒等热性疾病。此外，幼儿也可由于挑食、厌食等造成多种维生素的缺乏而导致鼻出血。

◆ 鼻出血的危害

鼻出血对孩子健康的影响主要体现在心理和生理两个方面。在心理方面，患儿出现鼻出血时，多会感到紧张、焦虑，甚至恐慌，这将会给幼儿身心健康发展带来不良影响。在身体方面，如果幼儿是偶发性的、小量的鼻出血，大多可自行停止，不治而愈，并不会对孩子的健康产生不良影响。如果幼儿是长期、反复性的鼻出血，则可造成慢性失血性贫血，使孩子脑供血不足而出现记忆力下降、注意力不足、免疫力下降等问题；当出血量过大时，还可能引发营养流失，使孩子身高发育延缓，严重的可引起急性失血性贫血，甚至失血性休克，危及孩子生命。

此外，幼儿鼻出血如果处理不及时或处理不当，可能导致鼻腔血液误吸入呼吸道，造成呼吸道被血凝块阻塞，从而引起窒息。

最后，如果幼儿是反复性的、时间较长的鼻出血（此种情况较少见），则有可能是全身其他疾病的早期表现，保教人员和家长应引起重视，及时将孩子送往医院检查病因，尽早治疗。

学习活动 3　🎤 分享

请结合"学习支持3"的内容，将幼儿鼻出血的应急处理完整过程以流程图的形式绘制出来，然后与大家分享。

---

① 王选胜，尹学金，贾灵强．儿童鼻出血367例回顾性分析［J］．中国中西医结合儿科学，2011，3（02）：144—145.

学习支持 **3**

★ 幼儿鼻出血的应急处理

保教人员在发现幼儿出现鼻出血时，应及时为幼儿采取应急处理措施，具体处理步骤如下：

第一步 快速观察现场，确保周围环境安全，并迅速检查可能引起幼儿鼻出血的原因。

第二步 尽快进行生命体征评估和二次评估，了解幼儿鼻腔出血的速度及出血量。

第三步 安排其他老师维护现场秩序，安抚幼儿，并告诉幼儿你可以帮助他（她），以减轻其紧张、恐惧的情绪，然后立即为鼻出血的幼儿实施应急处理。

① · 及时让幼儿坐下休息，并保持头部前倾。

② · 引导幼儿吐出口中血液（如有），再将嘴张开，用口呼吸。

③ · 教幼儿（托、小班幼儿需由保教人员帮助按压）用大拇指和另一手指捏住双侧鼻翼，向面部方向轻轻按压，保持姿势 5—10 分钟。

④ · 用毛巾包裹的冰袋或冷水毛巾在脸颊、额部冷敷。

⑤ · 压迫止血 5—10 分钟后，让幼儿轻轻地松开鼻子，如果鼻出血没有停止，则需继续按压鼻翼。

⑥ · 止血后，用温水帮幼儿擦净鼻腔周围皮肤，并要求幼儿不要擤鼻涕、挖鼻孔，保持 30 分钟以上的安静活动或进行轻微活动，其间，还应密切关注幼儿的状态。

⑦ · 如果幼儿鼻出血无法控制，应及时送医处理并联系孩子家长。

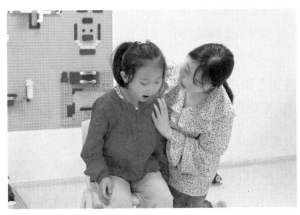

图 2-5-2 低头张嘴呼吸

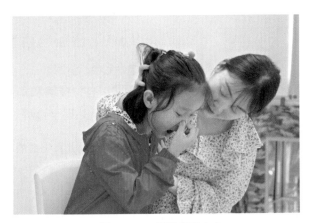

图 2-5-3 压迫鼻翼止血

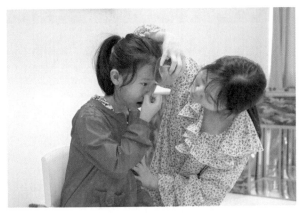

图 2-5-4 冷敷脸颊和额部

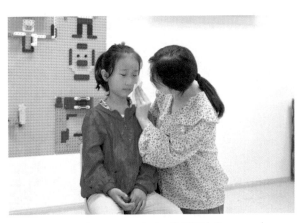

图 2-5-5 清洁口鼻周围皮肤

第四步　做好事后追踪，及时了解幼儿的健康状况，并与相关人员（幼儿、家长、教师等）进行及时、有效的沟通；

第五步　上报相关机构或对外公开信息（如有必要）；

第六步　记录归档。

• 学习提示 I •

（1）检查周围环境是指确认空气中是否有有毒的、刺激性气体，或者有导致幼儿鼻外伤的因素，如果有，应及时将幼儿转移到安全场所。

（2）不要试图通过用纸巾或棉花塞入鼻腔的方式来止血，这样会阻碍伤口的愈合。

（3）不要将鼻出血患儿的头部后仰或令其平躺，避免血液流入呼吸道造成呛咳，同时也避免血液流入消化道而引起恶心、呕吐等症状。

（4）处理期间，注意提醒幼儿不要讲话、吞咽、咳嗽、吐痰或吸鼻涕，以免妨碍血液凝结。

（5）如果出血较为严重或持续30分钟以上，或幼儿出现面色苍白、四肢发凉、脉搏加快、呼吸急促等情况，应紧急送医。

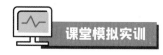
课堂模拟实训

幼儿鼻出血的应急处理综合模拟实训

（1）材料准备：干净的纸巾、毛巾、清水。

（2）实训要求：以小组为单位，自拟情境和角色，并结合幼儿鼻出血的典型体征、紧急处理流程及操作要求，模拟幼儿发生鼻出血时的应急处理全过程。小组模拟结束后，请使用表2-5-1对展示组进行评价。

表2-5-1　幼儿鼻出血的应急处理综合模拟实训评价表

评分项目	评分标准或要求	分值	评价方式			得分
			自评	互评	师评	
			权重20%	权重30%	权重50%	
1. 流程完成度	模拟救助流程完整，包含以下六个步骤：观察现场—评估伤情—救助处理—沟通与疏导—上报与公开—记录归档	10分				
2. 救助措施	① 救助措施基于评估结果 ② 救助步骤完整、正确 ③ 救助操作规范	30分				

（续表）

评分项目	评分标准或要求	分值	评价方式			得分
			自评	互评	师评	
			权重20%	权重30%	权重50%	
3. 团队合作	① 主动寻求团队成员的帮助 ② 小组分工明确 ③ 应对过程配合密切	20 分				
4. 有效沟通	① 给予幼儿（包括伤病儿及其他幼儿）关心和安慰 ② 及时、准确地上报相关人员（保健员和园所负责人） ③ 及时、恰当地联系伤病儿家长 ④ 表达简洁流畅，用语文明礼貌	20 分				
5. 应对效率	① 熟悉救助流程 ② 救助过程效率高，不拖拉	10 分				
6. 人文关怀	① 通过语气、表情、肢体动作等给予伤病儿关注与呵护 ② 尊重伤病儿家长的感受和诉求	10 分				
综合模拟实训总分		100 分	小组总得分			

反思与收获：

◥ 学习提示 2 ◣

当班级有幼儿发生鼻出血后，与幼儿及幼儿家长的沟通要点如下：

（1）鼻出血的幼儿往往伴有恐惧和紧张情绪，保教人员应首先保持冷静，然后平静地告诉幼儿他（她）的鼻子出血了，老师会帮助他（她），不用担心和害怕。此外，还应鼓励和表扬幼儿，引导其配合处理，并叮嘱其保持安静活动等。

（2）与现场其他幼儿沟通时，应告诉他们xx的鼻子出血了，但不会有事。这是为了让他们知道所有人都很安全，打消他们的疑虑。

（3）如果情况不严重，可以在幼儿止血后再告知家长详细情况，并听从家长意愿是否将孩子接回或送医。如果情况严重，应及时联系家长并要求其将孩子接回送医处理。

学习活动 4 小组讨论

请结合本任务所学知识，并根据幼儿鼻出血的常见原因，以小组形式展开讨论——保教人员可以采取哪些措施来减少幼儿鼻出血的出现？

....
....
....
....

学习支持 4

★ 幼儿鼻出血的预防

虽然幼儿鼻出血的发生有一定的随机性，且某些因素导致的鼻出血并不是我们所能预防的，但是，保教人员仍可以采取一些措施来减少幼儿鼻出血的发生。

1. 掌握幼儿健康状况，及时做好应对

保教人员应掌握班级幼儿的详细健康状况，了解哪些孩子有经常性鼻出血的经历，及时向家长了解相关原因，并与家长进行沟通，做好应对措施。

2. 家园合作，开展鼻腔保健教育

保教人员应与家长一起合作，从小教育幼儿养成良好的鼻腔卫生习惯，掌握爱护鼻腔的保健知识和技能。例如，让幼儿知道不能用未清洁过的手指随意抠、挖鼻孔，避免造成鼻腔内部黏膜破损和感染；不能往鼻腔中放入各种异物，如果不小心放入了应及时告诉老师；学会正确的擤鼻涕的方式，养成用纸巾擦鼻涕的好习惯，等等。

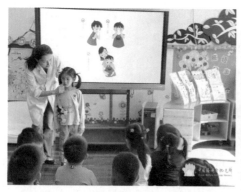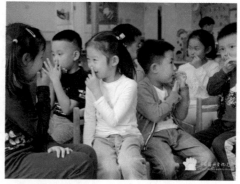

图 2-5-6　对幼儿进行鼻腔保健教育

3. 治疗相关疾病，根除病灶

保教人员应格外关注有经常性鼻出血的幼儿，并及时提醒家长将幼儿送医检查是否有相关疾病。一旦确诊，应及时根除病灶，避免因反复鼻出血或失血过多而影响幼儿的身心健康。

4. 鼓励幼儿锻炼身体，增强体质

保教人员应经常组织幼儿参加各种户外体育锻炼活动，在不同的季节、天气状况下运动有利于增强幼儿呼吸道对环境的适应能力，提高机体免疫力，以减少或避免上呼吸道感染造成的鼻出血。

5. 合理组织活动，避免幼儿鼻外伤

鼻外伤是导致幼儿鼻出血的常见原因。因而，保教人员在组织幼儿开展户外活动时，应合理安排人数和场地，并提前进行安全教育和规则说明，避免幼儿因发生肢体碰撞而引发鼻出血；要细心观察活动中的幼儿是否有危险动作，如果有应及时制止并进行安全引导；如果幼儿运动后较疲劳，应提醒幼儿及时喝水、休息。

6. 其他预防措施

除了以上预防鼻出血的措施之外，保教人员还可以在秋冬季天气干燥时，及时增加室内空气湿度或在幼儿鼻部涂抹滋润软膏来减少幼儿鼻出血。同时，纠正幼儿偏食挑食的不良习惯，让其多喝水，多吃蔬菜，因为合理科学地安排孩子的饮食对于鼻出血的预防也有一定的效果。此外，保教人员还应提醒家长，不要给孩子滥用药物，以免影响孩子的凝血机制。

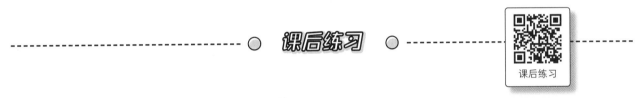

课后练习

请结合本任务所学知识，完成下面的课后练习。

（1）丁丁在游戏时突然鼻出血，杨老师让丁丁低下头，保持张嘴呼吸，同时用拇指和食指按压在（　　）进行压迫止血。

　　A. 鼻根部　　　　　B. 鼻梁上　　　　　C. 鼻翼两侧　　　　　D. 鼻孔处

（2）（接第1题）接着，杨老师告诉丁丁，现在时钟的分针刚好指着"12"，当分针转到数字（　　）时就可以放松手指看看是否还在流血。

　　A. "1"　　　　　B. "3"　　　　　C. "5"　　　　　D. "10"

（3）（接第2题）在压迫止血后，丁丁的鼻出血止住了。这时正是户外活动时间，下列活动中适合丁丁的是（　　）。

　　A. 踢球　　　　　　　　　　　B. 骑三轮车

　　C. 玩老鹰抓小鸡游戏　　　　　D. 帮老师一起给同伴准备茶水

（4）下列关于幼儿鼻出血的应急处理表述中，正确的是（　　）。

　　A. 应让孩子呈仰卧位，头部高于身体其他部位，减少头部血流

　　B. 应立即让孩子头前倾，张嘴呼吸，并压迫鼻翼止血

　　C. 应及时在孩子鼻腔中塞入棉花或纸巾止血

　　D. 应立即用冷水拍打孩子的额头或冰敷头的枕部止血

（5）下列关于幼儿鼻出血的预防措施中，不恰当的是（　　）。

　　A. 养成良好的饮食习惯，不挑食、不偏食

　　B. 禁止组织幼儿参加剧烈运动

　　C. 家园合作，做好幼儿鼻腔保健教育

　　D. 让幼儿增强锻炼，提高身体免疫力和环境适应能力

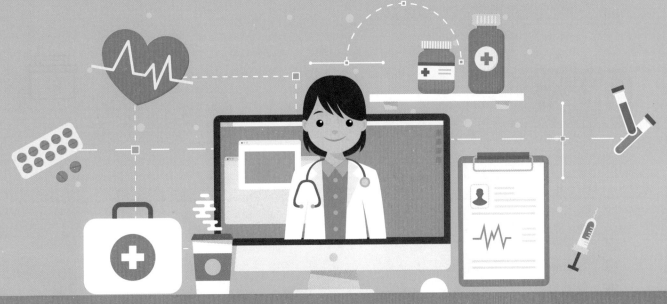

模块 3 幼儿常见意外伤害的应急处理与预防

　　儿童意外伤害是一个全球性的公共卫生问题，已日益成为危害儿童生存及生存质量的主要原因。研究显示，意外伤害已经超过了疾病，成为中国0—14岁儿童的首要致死原因，每年因意外伤害导致的儿童死亡约占所有儿童死亡人数的40％。学前儿童是各类意外伤害的高发群体，而托幼园所作为学前儿童聚集的场所，也成为意外伤害的多发区域。由于儿童身心发展还不够成熟，意外伤害给儿童带来的损伤通常要比成人更为严重，这不仅给儿童及其家庭带来了身心痛苦，也给社会造成了极大的负担。

　　因而，托幼园所管理者和保教人员应将各类意外伤害的预防工作放在重要位置，在提高安全意识的同时，熟悉并掌握幼儿常见意外伤害的应急处理方法也显得尤为必要。本模块主要选取了烧（烫）伤，骨、关节、肌肉损伤，异物入体，小外伤等八类幼儿常见的意外伤害，并重点介绍了这几类意外伤害的典型体征、主要原因、危害、应急处理方法等内容。在学习本模块内容时，除了在反复多次练习中掌握急救技能外，还应理解具体处理流程及方法背后的逻辑与原因。

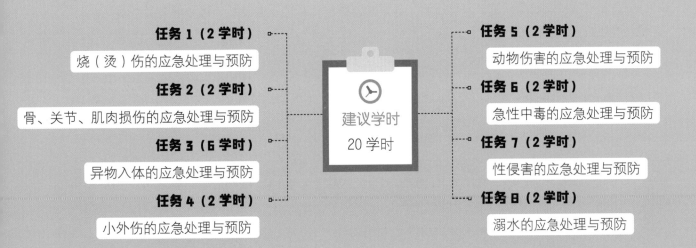

任务 1（2 学时）
烧（烫）伤的应急处理与预防

任务 2（2 学时）
骨、关节、肌肉损伤的应急处理与预防

任务 3（6 学时）
异物入体的应急处理与预防

任务 4（2 学时）
小外伤的应急处理与预防

建议学时
20 学时

任务 5（2 学时）
动物伤害的应急处理与预防

任务 6（2 学时）
急性中毒的应急处理与预防

任务 7（2 学时）
性侵害的应急处理与预防

任务 8（2 学时）
溺水的应急处理与预防

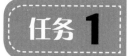

烧（烫）伤的应急处理与预防

学习目标

- ☑ 知晓烧（烫）伤的症状、主要危害、常见原因及预防措施。
- ☑ 能根据幼儿的症状或体征初步识别幼儿的烧（烫）伤。
- ☑ 能根据对幼儿初步伤病情况的评估，模拟为烧（烫）伤的幼儿实施应急处理。
- ☑ 能在应急处理过程中与相关人员进行有效的沟通。
- ☑ 懂得烧（烫）伤的应急处理与预防的重要意义，并积极参与相关知识技能的学习。

学习准备

- ☑ 自学本任务内容，然后完成预习测试。
- ☑ 阅读案例"幼儿园烧（烫）伤案例两则"，然后完成案例下面的思考题。
- ☑ 学习微课"幼儿烧（烫）伤的应急处理"。

预习测试　　微　课
幼儿烧（烫）
伤的应急处理

案例导入

幼儿园烧（烫）伤案例两则

案例一　保育员误开紫外线灯灼伤22名儿童眼睛[①]

2016年10月8日上午8点，北京市朝阳区某幼儿园中二班的小朋友在吃早餐时，班级保育员因操作失误，误开了教室中的紫外线消毒灯，导致班上22名小朋友被紫外线照射了半个小时左右，眼睛被紫外线灼伤。

根据家长提供的监控录像，当天早上8点7分开始，教室紫外线灯被保育员打开，直到8点39分园长在巡视教室时才发现异常，随即关灯。之后，幼儿园将孩子送至医院治疗，其中最严重的孩子被诊断患有电光性眼炎。对此，园方表示愿承担责任，并会继续关注幼儿病情，承诺一周后集体复诊。

园方负责人称，已组织家长集体观看了误开紫外线消毒灯的视频资料，班级保育员、幼儿园及街道办事处领导对家长进行了公开道歉。

---

① 郭丹.幼儿园保育员误开紫外线灯22名儿童眼睛被灼伤　照射长达半小时［EB/OL］.（2016-10-10）［2020-6-10］.http://bj.people.com.cn/n2/2016/1010/c82840-29114524.html.

案例二　小女孩吃饭烫伤　幼儿园被判全责[①]

4岁女孩甜甜在幼儿园吃饭时，不小心打翻了碗，腿被热汤烫伤。日前，甜甜父母将幼儿园告上法庭，要求赔偿各项损失3万余元。

10月13日，区人民法院办案法官介绍，法院经过审理，认定幼儿园应当赔偿甜甜医疗费、护理费等共计3700余元，甜甜今后可能产生的后续治疗费等，应在发生费用后另行起诉。

近日，法院经过审理认为，无民事行为能力人在幼儿园学习、生活期间受到人身损害的，幼儿园应当承担责任。甜甜在幼儿园，园方对其负有教育、管理、保护的义务，而幼儿园未提交证据证明其已尽到教育、管理职责，因此幼儿园对甜甜的伤害后果承担全部责任。最后，法院根据甜甜的实际情况，做出上述判决。

思考　如果你是案例中当事保教人员，在上面案例中的两起幼儿烧（烫）伤事故中，你该如何预防或者避免？

学习活动1　分享

请结合自己的生活经验，回忆一下你是否有过被烧（烫）伤的经历。如果有，请将你当时受伤的原因、受伤后的症状以及处理措施与大家分享。

学习支持1

烧（烫）伤是指各种热源、电击、化学物等作用于人体后造成的特殊性损伤，是儿童意外伤害中的重要类型。临床调查表明，儿童是发生烧（烫）伤事故的主要群体，尤其以1—3岁阶段儿童最多，约占受伤人数的75%以上，且男童受伤的比例高于女童。婴儿由于活动范围小，较少被烧（烫）伤，而1岁左右的学步儿发生烧（烫）伤的风险最高[②]。

★ 烧（烫）伤的类型

通常，造成烧（烫）伤的类型主要分为热源、电击、化学物三种。

（1）热源烧（烫）伤：包括热液、热蒸汽、热的物体表面及火焰等热源导致的伤害。其中，儿童烧（烫）

---

① 来秀梅.小女孩吃饭烫伤，幼儿园被判全责［EB/OL］.（2016–10–17）［2020–05–30］.http://www.sohu.com/a/116288003_118570.

② 朱慧颖.127例儿童烧伤原因特征分析［J］.河南大学学报（医学版），2013，32（01）：75—76.

伤事故超过90%的是由热水、热汤、热粥、热油、热牛奶等热液引起的[①]。当温度超过50℃时，在数秒钟之内即可导致人体皮肤严重受损，而婴幼儿皮肤细嫩，即使温度低于50℃也可造成较严重的伤害。

（2）电击伤：主要为各种电器、开关、插座等设备引发的触电伤害。

（3）化学烧（烫）伤：主要为强酸、强碱等物质（如碱性液体、酸性液体、下水道清洁剂等）通过直接接触人的皮肤而导致的烧灼伤。

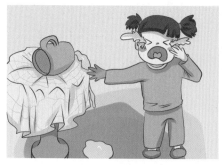　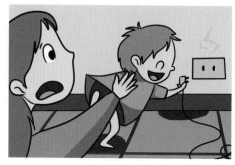　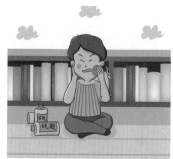

（a）热源烧（烫）伤　　　　　　　　　（b）电击伤　　　　　　　　　（c）化学烧（烫）伤

图3-1-1　不同的烧（烫）伤类型

★ 烧（烫）伤的症状和体征

烧（烫）伤所形成的症状和体征要依据具体引起烧（烫）伤的物质种类、持续时间、受伤皮肤面积等多种因素而定。

1.热源烧（烫）伤

如果是面积较小、较浅表的热烧（烫）伤，除受伤部位出现皮肤变红、有疼痛刺激外，对全身影响不明显。如果是面积较大、较深的热源烧（烫）伤，则可出现受伤部位红肿、起水疱、脱皮、无尿或少尿等症状，且伴有剧烈的疼痛刺激，严重的甚至会引起全身性变化。

2.电击伤

轻度的电击伤仅会造成伤者局部皮肤变红，一般可出现面色苍白、头晕、心悸、短暂意识丧失等症状，而严重的电击伤可伤及组织内部深处的肌肉和骨骼，而皮肤表面仅表现为轻微损伤，且电击伤可导致呼吸、心跳停止，休克等严重后果。

3.化学烧（烫）伤

由强酸（如硫酸、盐酸、硝酸）引起的烧（烫）伤是较为常见的，其能使组织脱水，不形成水疱，而形成皮革样成痂，一般不向深部侵袭，但脱痂时间延缓。强碱（如氢氧化钠、氢氧化钾）烧（烫）伤也可使组织脱水，发生作用时可产热，继续损伤组织，疼痛较剧，创面可扩大、加深。

> **学习提示 1**
>
> （1）人体不同部位的皮肤厚度不一，因而同一条件下的烧（烫）伤所引起的损伤深度也不一样。
>
> （2）当怀疑幼儿可能受电击伤时，应检查其周围是否存在电源，触电皮肤局部的颜色是否改变（呈红或白色）。

---

① 韩利坤.儿童烧伤1036例特点分析［J］.中国病案，2013，14（03）：46—47.

学习活动 2 思考

调查发现，儿童在家庭中的烧（烫）伤事故，大多数（约80%）是在有家庭监护人或成年人在场的情况下发生的。这一结果说明了什么问题？

....

....

....

....

学习支持 2

⭐ 烧（烫）伤的原因

烧（烫）伤已成为我国幼儿意外致伤的主要因素之一，而导致幼儿烧（烫）伤的原因可以从幼儿自身因素、成人因素以及环境因素等角度来分析。

1. 幼儿自身因素

由于认知能力限制、生活经验缺乏等原因，幼儿不能准确辨别可能引起烧（烫）伤的事物（如热水壶、电插座等），再加上他们自我保护意识薄弱，好奇心较强，喜欢到厨房、盥洗室等场所玩耍，常会不小心碰触热水、热汤、热锅、电源等物，从而导致意外烧（烫）伤。此外，幼儿的动作发展还不够成熟，尤其在学步儿阶段，其动作协调性不完善，活动范围又得到了较大的扩展，这使得他们容易接触到各种热源而引发烧（烫）伤。随着年龄的增长，幼儿发生烧（烫）伤的概率呈逐渐下降趋势。

2. 成人因素

许多调查都表明，家是幼儿烧（烫）伤事故的主要场所。成人作为幼儿的看护者和照顾者，他们对幼儿烧（烫）伤事故的发生负有首要责任。如果成人对危险的预防意识不足，没有管理好幼儿活动范围内的热源、电源或引火物，同时又对幼儿看护、监管不周，或者没有及时对幼儿进行必要的安全预防教育等，让幼儿得以有机会碰触这些危险物品，这些都可能导致幼儿发生烧（烫）伤事故概率的增加。此外，在幼儿集中的托幼园所中，幼儿烧（烫）伤事故也并不少见。究其原因，多是由于园所管理不规范或保教人员安全意识薄弱、操作失误等人为因素所引发的。

3. 环境因素

幼儿烧（烫）伤事故的发生与其居住或生活的环境有着密切关系，尤其是居住环境较差的幼儿，其在活动范围内更容易接触到热源、电器或危险化学品等可能导致烧（烫）伤的物品。因而，生活在农村地区的幼儿发生烧（烫）伤的概率要明显高于生活在城市地区的幼儿。

⭐ 烧（烫）伤的危害

由于幼儿皮肤较薄，在同等热力作用下较成人受伤更为严重。烧（烫）伤对幼儿健康的具体危害要根据受伤的严重程度而定，而其严重程度又受到多种因素的影响，包括：烧（烫）伤的类型、部位、面积、深度，是否有中毒及合并伤，年龄，伤前健康状况，伤后处理是否及时、正确，等等。

如果幼儿不小心发生了烧（烫）伤，我们可以通过受伤处的面积、部位和深度这三个因素来判断幼儿是否需要立即接受专业的医疗机构治疗。

● 烧（烫）伤面积：较大面积的烧（烫）伤往往意味着受伤程度严重（一个手掌约为1%的体表面积）

● 烧（烫）伤部位：如面部、手、脚或生殖器烧（烫）伤比其他部位受伤更严重
● 烧（烫）伤深度：较深的烧（烫）伤往往表明受伤程度很重

1. 烧（烫）伤面积的评估

在发现幼儿受伤后，保教人员应该迅速了解幼儿的伤情，并初步评估其伤情的严重程度。保教人员在观察幼儿伤情时可以参考图3-1-2来快速评估其受伤面积。

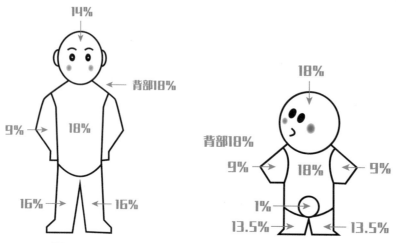

图3-1-2　幼儿（左）、婴儿（右）烧（烫）伤部位面积占比

2. 烧（烫）伤损害深度的评估

因烧（烫）伤造成的损害深度主要分为三个等级：Ⅰ度烧伤、Ⅱ度烧伤、Ⅲ度烧伤。受伤者在一个事件中可能会受到一种或多种程度的烧伤。

（1）Ⅰ度烧（烫）伤：仅伤及皮肤的表皮层，生发层完好，皮肤发红，有红肿和轻度至中度疼痛的特点，但没有水疱。一般1周内愈合，无疤痕。

（2）Ⅱ度烧（烫）伤：损伤表皮，可深达真皮层。皮肤呈黯红或鲜红色；有水肿，出现大或小的水疱（由于体液从损伤的组织中渗漏，皮肤表面局部形成水疱），且基底红润；轻度至中度疼痛。没有伤及皮肤全层，不留疤痕，但可能有色素改变。

（3）Ⅲ度烧（烫）伤：皮肤全层烧（烫）伤，是最严重的烧伤。皮肤创面呈瓷白色、焦黄或炭黑色，质硬如皮革或烧焦；有水肿，创面处有轻微疼痛或无疼痛（局部神经已被破坏，痛觉不敏感），但烧（烫）伤周围组织可有剧烈疼痛（周围神经完好）。可伤及皮肤各层、皮下深层组织、肌肉、骨骼及神经。

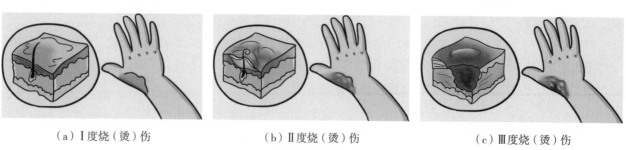

（a）Ⅰ度烧（烫）伤　　　　　（b）Ⅱ度烧（烫）伤　　　　　（c）Ⅲ度烧（烫）伤

图3-1-3　不同的烧（烫）伤程度

在幼儿发生烧（烫）伤后，保教人员应快速地检查幼儿的受伤部位，并参考表3-1-1评估其受伤部位的烧（烫）伤深度。

表 3-1-1 烧伤深度及其表现

烧伤深度	受伤范围	伤口外观	疼痛感
I 度	表皮	红肿、无水疱	轻中度疼痛，敏感
II 度	真皮层	创面发红、肿胀、水疱	明显疼痛，敏感
III 度	全层	瓷白色、焦黄、炭黑色	轻微疼痛或无疼痛感

总的来说，如果是浅层、小面积、非特殊部位的烧（烫）伤通常不会危及幼儿的生命安全。幼儿受伤部位的皮肤可出现红肿，同时伴有剧烈的疼痛感，一般数天后创面能愈合，不会留下瘢痕。然而，由于幼儿各器官发育不完善，调节功能差，病情变化快，深度的、大面积的烧（烫）伤容易使其发生休克、急性肾功能衰竭、全身性感染（脓毒症）、肺部感染、吸入性损伤、脑水肿等并发症，严重威胁着幼儿的健康。此外，即便抢救了幼儿的生命，其受伤部位留下的瘢痕将持续影响着幼儿的心理健康和人际交往，同时也会给幼儿的家庭带来巨大的经济负担。

学习活动 3 🍄 分享

请结合"学习支持3"的内容，将热液烧（烫）伤的应急处理完整过程以流程图的形式绘制出来，然后与大家分享。

学习支持 3 💡

★ 热液烧（烫）伤的应急处理

当幼儿发生热液烧（烫）伤后，急救措施进行得越早，其严重程度越易得到缓解。当发现幼儿被热液烧（烫）伤时，保教人员应立即将幼儿脱离热源，然后根据幼儿的受伤情况实施初步的应急处理。具体处理可参考以下步骤：

第一步 快速观察现场，确保周围环境安全，并迅速寻找可能引发烧（烫）伤的原因。

第二步 尽快进行生命体征评估和二次评估，了解幼儿的受伤面积、部位等情况[1]。

第三步 安排其他老师维护现场秩序，并安抚幼儿的情绪，告诉幼儿你可以帮助他（她）。注意：由于烧（烫）伤后越早处理越能减轻损伤，所以前面几个步骤应尽快完成，并立即对幼儿的受伤部位进行现场处理。热液烧（烫）伤的现场应急处理步骤可概括为：冲—脱—泡—盖—送。

① 冲：立即用流动水冲洗受伤处 20 分钟左右，直至疼痛消失，或将受伤部位浸泡于冷水中，以快速降低皮肤表面的温度，清洁创面，减轻损害及疼痛。如果受伤部位不易冲洗，可通过用湿毛巾（1—2 分钟换一次）或包住冰块的毛巾贴在受伤处的方式来对其进行冷却。

---

[1] 说明：儿童热液烧（烫）伤多以轻、中度烧（烫）伤为主，且受伤部位以四肢为最常见，其次为头面、颈部及躯干等部位。

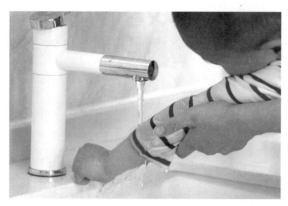

图 3-1-4   用流动水冲洗受伤处

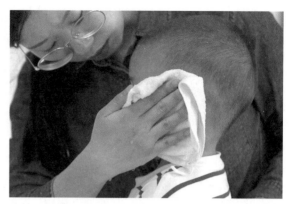

图 3-1-5   用湿毛巾冷敷受伤处

❷ ──── · 脱：在水中小心脱去或剪开受伤处周围的衣物（如果有的话）。如果衣服与皮肤粘连，则保留
粘连处交由医生处理。

❸ ──── · 泡：继续将受伤处浸泡在洁净的冷水（不可以用冰水）中10分钟，以减轻疼痛。如果受伤面积大，
不宜浸泡太久，以免体温过度下降，诱发休克或延误治疗；如果是全身性烫伤或大面积烫伤，可以
让孩子穿着衣服浸泡在水中冷却，或用湿毛巾包裹住孩子的全身。

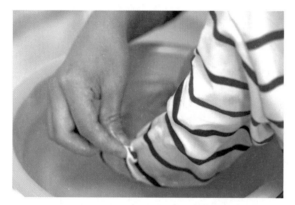

图 3-1-6   在水中轻轻脱去受伤处的衣物

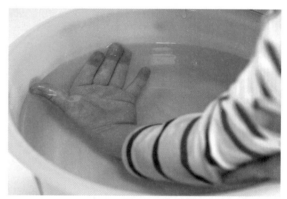

图 3-1-7   将受伤处浸泡在冷水中

❹ ──── · 盖：用保鲜膜轻轻覆盖在伤口处，避免受伤处粘连，然后用无菌纱布包好。

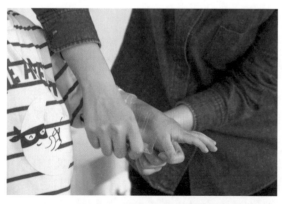

图 3-1-8   用保鲜膜覆盖受伤处

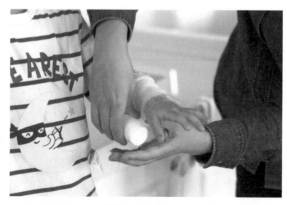

图 3-1-9   再用无菌纱布包好受伤处

❺ • 送：浅层的、小范围的轻度热液烧（烫）伤无须送医处理，可自愈，但也应及时通知家长。但如出现以下情况，则应立即送医处理。

①烧（烫）伤面积超过体表面积的1%（约幼儿一个手掌的面积）。

②损伤程度较深，局部皮肤呈灰白、黑色或似皮革样、焦痂样改变。

③面部、手、脚或生殖器烧（烫）伤。

④患儿意识、自主呼吸及循环状态出现异常。

⑤其他自己无法处理的情况。

第四步 做好事后追踪，及时了解幼儿的健康状况，并与相关人员（幼儿、家长、教师等）进行有效沟通。

第五步 上报相关机构或对外公开信息（如有必要）。

第六步 记录归档。

> ◖ **学习提示2** ◗

（1）不要将酱油、牙膏、紫药水、红药水、小苏打、食用碱等物涂抹在烧（烫）伤局部，以免增加感染危险。

（2）不要将冰块直接敷在热液烧（烫）伤局部，以免引起二次损伤。

（3）不要去掉粘连在热液烧（烫）伤部位的任何东西，以免伤处进一步损伤或感染。

（4）不要弄破水疱，因为没有破损的水疱可以预防感染。

化学烧（烫）伤和电击伤的应急处理流程与热液烧（烫）伤的流程一致，都是先让幼儿迅速脱离化学物或电击现场，防止进一步损伤，然后尽快送医处理。但是在具体的处理措施上有所不同。

★ 化学物烧伤的应急处理

1. 身体接触了干燥的化学物

（1）用毛巾或衣服掸去受伤处的颗粒、粉末等干燥的化学物。

（2）用大量冷水彻底冲洗，不可浸泡，以免扩大烧伤面积。

（3）用敷料覆盖后立即送医处理。

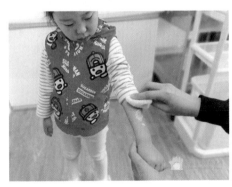 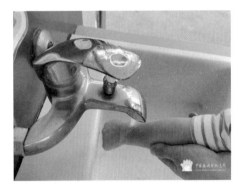

图3-1-10 用毛巾擦去皮肤上的化学物　　图3-1-11 用流动水冲洗受伤处

2. 眼内进入强酸、强碱

（1）用水将患眼彻底地冲洗5分钟以上，水要由眼睛内角冲向外角，且让受伤的眼睛处在下方，以免化学物质被冲到另一只眼睛中。

（2）要求幼儿不要转动眼球或揉眼睛。

（3）用敷料覆盖后送医处理。

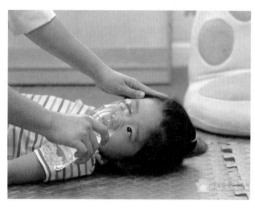
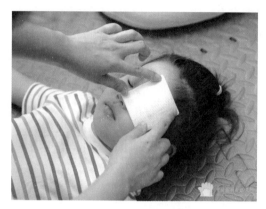

图3-1-12　用流动水冲洗受伤的眼睛　　　　图3-1-13　用敷料覆盖受伤的眼睛

3. 消化道进入强酸、强碱

（1）立即让幼儿口服200毫升的牛奶、蛋清、食用植物油等液体，以保护胃黏膜。

（2）立即送医处理。

（3）严禁催吐或洗胃，以免消化道再次被灼伤或使呼吸道阻塞。

★ 电击伤的应急处理

（1）确认幼儿已脱离电源。接触幼儿前，先关闭电源；如果无法关闭，可用干燥的衣服、木棍、扫帚、椅子等推开幼儿，使其脱离电源。

（2）立即拨打120急救电话。

（3）如果幼儿丧失意识和呼吸，应立即进行心肺复苏直至其恢复意识或急救人员到达。

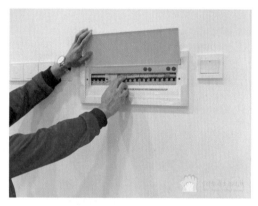
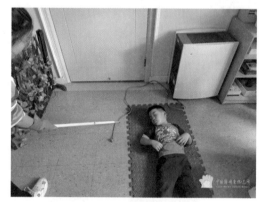

图3-1-14　先关闭电源　　　　　　　　图3-1-15　将孩子脱离电源

学习提示3

　　无论幼儿属于哪种烧（烫）伤，救助者都应在初步评估后尽快将其脱离热源、阳光、化学物、带电以及其他可能导致其烧（烫）伤的有害环境，并去除幼儿身上残留的伤害物质，如火苗、化学物、电流等。

课堂模拟实训

幼儿烧（烫）伤的应急处理综合模拟实训

（1）材料准备：流动水、湿毛巾、保鲜膜、无菌纱布、剪刀等。

（2）实训要求：以小组为单位，从热液烧（烫）伤、化学烧（烫）伤、电击伤中任选一种情况，然后自拟情境和角色，并结合幼儿烧（烫）伤的典型体征、紧急处理流程及操作要求，模拟幼儿发生烧（烫）伤时的应急处理全过程。小组模拟结束后，请使用表 3-1-2 对展示组进行评价。

表 3-1-2 幼儿烧（烫）伤的应急处理综合模拟实训评价表

评分项目	评分标准或要求	分值	评价方式			得分
			自评	互评	师评	
			权重20%	权重30%	权重50%	
1. 流程完成度	模拟救助流程完整，包含以下六个步骤：观察现场—评估伤情—救助处理—沟通与疏导—上报与公开—记录归档	10 分				
2. 救助措施	① 救助措施基于评估结果 ② 救助步骤完整、正确 ③ 救助操作规范	30 分				
3. 团队合作	① 主动寻求团队成员的帮助 ② 小组分工明确 ③ 应对过程配合密切	20 分				
4. 有效沟通	① 给予幼儿（包括伤病儿及其他幼儿）关心和安慰 ② 及时、准确地上报相关人员（保健员和园所负责人） ③ 及时、恰当地联系伤病儿家长 ④ 表达简洁流畅，用语文明礼貌	20 分				
5. 应对效率	① 熟悉救助流程 ② 救助过程效率高，不拖拉	10 分				
6. 人文关怀	① 通过语气、表情、肢体动作等给予伤病儿关注与呵护 ② 尊重伤病儿家长的感受和诉求	10 分				
综合模拟实训总分		100 分	小组总得分			

反思与收获：

当班级有幼儿发生烧（烫）伤后，与幼儿及其家长的沟通要点如下：

（1）即便是轻度烧（烫）伤也会给幼儿带来明显的疼痛。因而，在为幼儿冷却伤口时应多安慰他（她），叮嘱孩子不要触碰受伤处，不要污染伤口等。最后还应告诉幼儿他（她）不会有危险，老师会帮助他（她）。

（2）在场其他幼儿看到有人被烧（烫）伤后可能会感到惊吓或害怕。因而，保教人员在告知孩子们刚才发生了什么后，还应给予其心理安慰，并鼓励他们表达自己的感受。此外，还应强调他们现在很安全，老师会保护他们，危险已排除。

（3）幼儿在园所内发生烧（烫）伤事故与保教人员管理和看护工作不到位有直接关系，这时与患儿家长沟通一定要及时。首先要表达歉意，并详细告知幼儿发生事故的情况、已采取的措施，及现在的状态。其次，还应表达出对孩子的关心和愿意承担责任的态度。

学习活动 4 🚌 小组讨论

保教人员在一日活动中可以采取哪些措施来减少幼儿烧（烫）伤事故的发生？请结合本任务所学知识，以小组形式展开讨论。

....
....
....
....
....

学习支持 4 💡

★ 幼儿烧（烫）伤事故的预防

鉴于烧（烫）伤可能给孩子的身心健康带来巨大伤害，托幼园所的保教人员和幼儿家长都应格外重视幼儿烧（烫）伤的预防工作。关于烧（烫）伤的预防，保教人员可参考以下几项措施。

1. 做好防烧（烫）伤安全教育

随着幼儿的年龄增长，在接受安全教育后，他们对危险的判断能力会逐渐提高，自控能力也会加强，幼儿烧（烫）伤的发生率就会明显下降。因而，保教人员应自幼儿刚入园起就对其进行必要的防烧（烫）伤安全教育，以提高幼儿的预防意识和危险评估能力。例如，要经常教育孩子不要玩火，远离热水、电插座等危险物体，不在厨房、餐桌边玩耍，等等。

此外，保教人员还应指导年龄较大的幼儿学习自救互救的方法和技能。例如，学习操作常用的灭火器，学会用身边各种材料进行灭火，以及烧（烫）伤的应急处理方法等。

2. 加强危险物品的监管

托幼园所应加强对所有可能导致幼儿烧（烫）伤的危险物品的保管工作，避免幼儿有机会接触到这些危险物品。例如，保教人员应严格按照相关安全管理规范，做到饭、菜、汤、点心、水等温热进班；清洁剂、消毒药品应放在保育员操作室内上锁保管，应在保育员操作室内完成消毒液的配置，使用消毒液时应避免幼儿触碰等。此外，还应加强入园时的晨间检查工作，以防幼儿携带打火机、火柴等火源进入托幼园所。

3. 规范电器设备的使用和管理

首先，托幼园所内的电器开关、插座等应严格按照有关部门的规定安装在幼儿触碰不到的地方。其次，保教人员应严格按照规范要求来操作和使用园所内的所有电器设施设备，不私自使用拖线板和大功率电器，电器不用时应及时关闭电源并拔下插座。最后，园所还应定期请专业人员对所有电器设备进行安全检查和维护，如发现有松动、老化、破损、接触不良、漏电等安全隐患时，应及时停止使用，并进行报修或报废处理。

4. 家园合作，提供支持

家是幼儿烧（烫）伤事故的多发地，家长的安全意识与幼儿意外伤害的发生有很大关系。因而，保教人员应引导幼儿家长在家庭中开展安全教育，并动员家长与孩子共同参与到烧（烫）伤事故的预防中来。例如，可以邀请专业人员为家长提供防烧（烫）伤事故安全教育讲座或课程，或将安全教育视频、文章等材料推送给家长自学，以帮助家长掌握必要的预防知识和应急处理知识，提高家长的安全防范意识。

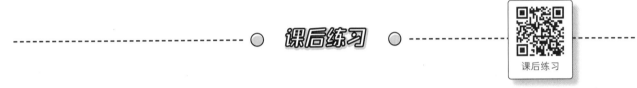

○ **课后练习** ○

课后练习

请结合本任务所学知识，完成下面的课后练习。

（1）蛋蛋被发热的汽车尾气排气管烫伤了，他的一根手指立即出现了发红、肿胀的情况，而且还出现了一个水疱。这表明，受伤部位已经伤达蛋蛋手掌皮肤的（　　）。

  A. 表皮层   B. 真皮层   C. 全层   D. 骨骼层

（2）（接第1题）根据烧（烫）伤受损深度的分类，蛋蛋手指烫伤的深度应该属于（　　）。

  A. Ⅰ度烧伤   B. Ⅱ度烧伤   C. Ⅲ度烧伤   D. Ⅳ度烧伤

（3）（接第2题）根据蛋蛋的烧（烫）伤体征，下列应急处理措施中正确的是（　　）。

  A. 立即用流动水冲洗孩子受伤手指10分钟，然后用针挑破水疱

  B. 立即在孩子受伤手指处涂上食用醋

  C. 先用流动水冲洗孩子受伤手指20分钟，然后将手指放在水盆中浸泡10分钟，再敷上无菌纱布，送医处理

  D. 先用流动水冲洗孩子受伤手指15分钟，然后涂上牙膏

（4）发生热液烧（烫）伤后的应急处理的方法可概括为（　　）。

  A. 冲—脱—泡—盖—送   B. 冲—泡—脱—盖—送

  C. 冲—盖—脱—泡—送   D. 泡—冲—脱—盖—送

（5）毛毛不小心将食品干燥剂撒入了左眼，这时，根据化学烧（烫）伤的应急处理措施，应（　　）。

  A. 立即打一盆清水，让孩子将双眼浸泡在水中5分钟以上

  B. 立即用嘴向孩子眼睛里吹气

  C. 立即告诉孩子用水拍打眼睛，并用毛巾揉搓

  D. 立即带孩子到水龙头处，让孩子左眼位于下方，用流动的自来水冲洗左眼5分钟以上

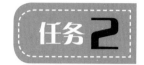

骨、关节、肌肉损伤的应急处理与预防

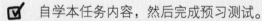

学习目标

☑ 知晓幼儿骨、关节、肌肉损伤的危害、原因及预防措施。

☑ 能根据幼儿的主要体征初步识别幼儿可能发生骨、关节、肌肉损伤。

☑ 能根据对幼儿初步伤病情况的评估，模拟为骨、关节、肌肉损伤的幼儿实施应急处理。

☑ 能在应急处理过程中与相关人员进行有效的沟通。

☑ 懂得骨、关节、肌肉损伤的应急处理与预防的重要意义，并积极参与相关知识技能的学习。

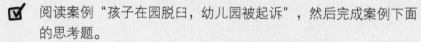

学习准备

☑ 自学本任务内容，然后完成预习测试。

☑ 阅读案例"孩子在园脱臼，幼儿园被起诉"，然后完成案例下面的思考题。

☑ 学习微课"幼儿骨、关节、肌肉损伤的应急处理"。

预习测试　　微　课

幼儿骨、关节、肌肉损伤的应急处理

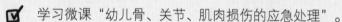

案例导入

孩子在园脱臼，幼儿园被起诉

在大班幼儿中午午睡前，杨老师在活动室督促幼儿收拾整理游戏材料。先进去卧室的几名幼儿在过道玩，5岁的丽丽一不小心摔倒在地上，其他孩子见状赶紧告诉当班的杨老师。杨老师立即对丽丽小朋友进行了初步的检查与评估，她发现丽丽并没有出现外伤，两只胳膊也能活动，且丽丽自己也没有感到有什么异常反应。于是，杨老师便安抚丽丽入睡了。

在午睡中的交接班时，由于杨老师的疏忽，她未曾将午睡前发生的意外情况告知下午当班的李老师。午睡后，当孩子们起床时，李老师发现丽丽穿衣服时抬不起胳膊，于是李老师翻开孩子的衣服，发现她的右肩处有红肿的症状，随即将丽丽送幼儿园保健室。经保健老师查看后，建议马上送丽丽到附近医院拍片检查，最终被医生诊断为肩关节脱臼。

丽丽的家长通过律师事务所向法院起诉。家长认为当班老师玩忽职守，没有履行职责；老师专业技能缺乏，现场处理不当，加上幼儿园缺少意外伤害应急处理制度，导致孩子的治疗被拖延。

 思考

请先阅读上面的案例，然后分析丽丽的家长对幼儿园及老师的控诉是否合理，请说明你的理由。

学习活动 **1** 🍂 分享

回顾你的成长过程，你是否有过骨折、关节脱臼或者肌肉损伤的经历？如果有，是什么原因导致的？你当时的感受如何？请与大家一起分享。

....

....

....

....

学习支持 **1** 💡

★ 骨、关节、肌肉损伤的症状

在医学上，把骨骼、关节和肌肉称为骨骼肌肉系统。骨骼构成并支撑着人体的框架，在很多部位通过关节相连，肌肉附在骨骼上使人能够活动。幼儿的骨骼成分中有机物占比较多，无机盐占比较少，其骨骼与关节比成人要柔韧、富有弹性。因而，幼儿在运动中比成人更容易出现关节脱位和骨折的情况，但出现韧带拉伤或肌肉撕裂的情况要少得多。尽管幼儿韧带损伤或肌肉拉伤的情况并不多见，但随着幼儿年龄的增长，他们也可能会出现韧带或肌肉的损伤。骨骼、关节及肌肉损伤是幼儿意外伤害的主要类型之一，保教人员非常有必要掌握相关的应急处理知识和技能。

1.骨折

骨折是指由于外伤或病理等原因导致骨质部分或完全断裂的一种疾病。身体上任何一处的骨骼都可能发生骨折，包括躯干、肢体及脊柱。一般成人的骨头发生骨折需要相当大的外力，而幼儿则不同。因幼儿正在生长发育中，其骨头较容易发生骨折，且发生骨折的类型与成人不同。在全部的幼儿骨折中，约有15%可以引起生长紊乱，好在幼儿骨折的恢复速度要明显快于成人。

临床数据统计表明，家是学龄前儿童骨折发生率最高的场所，其次为学校、公园等公共场所；夏秋季（约为70%）儿童骨折的发生率要高于冬春季（约为30%），且节假日较为集中；学龄前阶段是幼儿骨折的高发期，其中，男孩发生骨折的概率要大于女孩。此外，在幼儿骨折案例中，较少出现头部、颈部及脊柱的骨折，而以四肢骨折为主。其中，上肢受伤要多于下肢受伤，且腕、肘、肩关节等上肢骨折占到骨折总数的60%—70%。[①]

根据骨折处皮肤、黏膜的完整性，通常可以将骨折分为开放性骨折和闭合性骨折。

（1）开放性骨折：指骨折部位的皮肤或黏膜破裂，折断的骨头断裂处有开放性伤口，骨折处与外界相通。伤口可由骨骼断端刺破皮肤黏膜所致，也可由外力直接伤害所致。开放性骨折容易观察到出血情况，除可能导致休克外，其伤口也有较高的感染风险。

（2）闭合性骨折：指骨折伤口处的皮肤或者黏膜完整，骨折处不与外界相通。然而，可能因骨头发生错位而导致内出血。严重的骨盆骨折出血较多时，甚至可以引起失血性休克。

[①] 梁启玲，黎裕萍.0—15岁儿童骨折流行病学调查对健康教育的启示［J］.中国实用护理杂志，2009（23）：83—84.

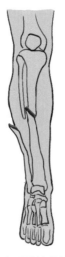
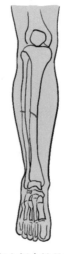

（a）开放性骨折　（b）闭合性骨折

图 3-2-1　开放性骨折与闭合性骨折

开放性骨折与闭合性骨折在出血量上大致相同，但是开放性骨折容易看到出血的情况，伤口受到感染的机会也更高。因而，在处理开放性骨折时，关键要点之一就是预防伤口感染。

2. 关节脱位

关节脱位是指关节在受伤时使骨头部分或完全脱离原位。脱位可能是由强大的力量使骨头扭曲至异常位置，或者由暴力造成肌肉受损引起。

在幼儿关节活动度大、关节囊比较松弛的部位，如指关节、肘关节和肩关节，容易因外力牵拉或拖拽而引起关节脱位。通常情况下，1—4岁幼儿最常见的关节脱位是因外力突然向上牵拉手臂而引发肘关节桡骨小头半脱位，又称为"牵拉肘"；而青少年期则较多是因朝前方摔倒时手掌或肘部撑地而引发肩关节脱臼。

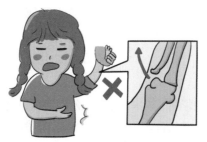
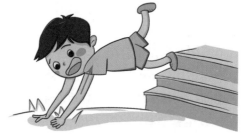

图 3-2-2　牵拉导致的肘关节脱臼　　　　图 3-2-3　摔倒导致的肩关节脱臼

学习提示 |

（1）在某些情况下，很小的外力作用就可以导致幼儿出现关节脱位，如给幼儿穿脱衣时的牵拉动作。所以，保教人员要避免孩子容易脱臼的关节受到过度牵拉。

（2）以牵拉幼儿的手腕或手臂的方式抱起他们是很危险的，正确的做法是把双手放在幼儿的腋下将其抱起。

3. 肌肉损伤

通常情况下，在幼儿发生骨折或关节脱位的时候，骨骼周围的肌肉或韧带也容易受到损伤。韧带是环绕在关节周围具有稳定和保护关节作用的组织，当韧带受牵拉超过其正常限度的时候就会出现韧带拉伤。肌肉主要由肌肉组织构成，当一块或一组肌肉受到外力牵拉超过其最大伸展限度时，就可能发生肌肉撕裂伤或拉伤。

4. 幼儿骨、关节、肌肉损伤的症状及体征

通常情况下，保教人员在观察现场时，就可根据幼儿摔倒、坠落或受到强烈外力冲击等因素来判断其骨、关节或肌肉是否发生损伤。从外观上观察，受伤的幼儿一般会有以下表现：

（1）不愿意活动受伤的部位，或因疼痛而保持受伤部位静止不动。

（2）大龄幼儿会向成人表达受伤部位疼痛；低龄幼儿在摔倒后，即使得到安慰也一直哭闹不停。

在对受伤部位进一步检查时，保教人员若发现幼儿同时伴有以下"五个特征"，可进一步确认幼儿发生了骨、关节或肌肉损伤。

（1）功能障碍：受伤部位无法正常活动和屈伸。

（2）伤处变形：受伤部位正常形状发生了局部变形或弯曲。

（3）有开放性伤口：受伤部位皮肤或黏膜发生了破损，可见流血和开放性伤口。

（4）伤处触觉敏感：受伤部位及周围皮肤对触碰反应过于敏感。

（5）伤处肿胀：受伤部位比正常情况下要明显肿大或出现瘀伤。

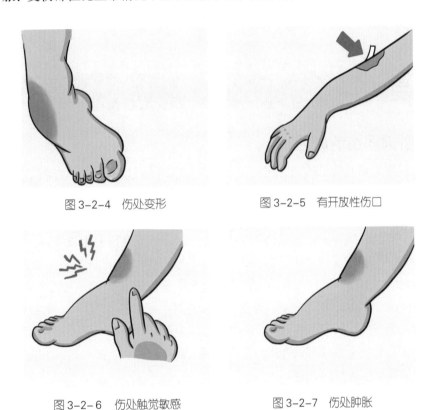

图 3-2-4 伤处变形   图 3-2-5 有开放性伤口

图 3-2-6 伤处触觉敏感   图 3-2-7 伤处肿胀

如果幼儿的伤情满足以上五个指标中的一项或者多项，即表明其受伤情况较严重，应立即拨打 120 急救电话，并进行应急救助处理。

此外，幼儿骨骼或关节在受到轻微损伤时，其受伤部位的情况很难被准确察觉到。因而，保教人员应及时关注受伤后的孩子，发现孩子有异常表现时应尽快将其送医检查。

学习提示 2

（1）幼儿发生骨折后，通常会保持一个"保护性姿势"来避免伤处疼痛。例如，当幼儿的锁骨发生骨折时，幼儿会不由自主地出现歪头、伤侧肩部下垂等状态，以避免肩关节活动；腋下抱起时有哭闹以保护受损的锁骨。

（2）当幼儿一直在哭时，保教人员可以先给予安慰，然后引导幼儿说出或指出疼痛的部位。这可以帮助幼儿分散对疼痛的注意力，同时也可以避免保教人员做出错误的判断。

学习活动 2 🚌 小组讨论

请结合生活经验，以小组形式展开讨论——骨折、关节脱位或者肌肉损伤可能会对幼儿的生活和健康带来哪些影响？然后与大家一起分享。

学习支持 2 💡

★ 骨、关节、肌肉损伤的原因

骨、关节、肌肉损伤是幼儿常见的意外伤害类型，究其原因，可以从幼儿自身因素、成人因素、环境因素等角度来分析。

1.自身因素

第一，幼儿的骨骼肌肉系统尚未完全成熟，骨骼较柔软，关节也还没有生长牢固，容易在受到外力的时候出现骨折或者关节脱位的情况。

第二，幼儿正处在生长发育阶段，精力充沛，活动量大，尤其是男孩喜欢较激烈的、竞争性的、对抗性的活动，再加上幼儿的认知能力和自我保护能力较弱，易在打闹、追逐中发生摔倒、碰撞、牵拉等意外，常伤及骨骼肌肉系统。在诱发幼儿骨折的原因中，从高处意外跌落是最为常见的。

第三，幼儿正处于生长发育高峰期，骨骼的发育对钙、磷等营养物质要求高，如果幼儿有缺钙或营养不良的情况，那么会增加其发生骨折的风险。

此外，还有研究表明，幼儿的气质类型与其骨折发生之间存在一定的关联性。即，麻烦型幼儿的骨折发生比率要显著高于缓动型及平易型的幼儿[1]，因为麻烦型幼儿比较好动，较其余类型的幼儿而言，在不良行为，譬如攻击性等方面远远超过了后者，因而该气质类型的幼儿发生骨折的概率居于首位。[2]

2.成人因素

家是幼儿发生骨、关节、肌肉损伤的主要场所，这与成人的重视程度和认知程度的不足有着重要关系。家长的安全教育不足以及自身安全防范意识较缺乏等是导致孩子受伤的主要原因。幼儿的自律能力较弱，在没有成人看护的时候容易尝试一些危险的行为，如追打、爬高、高处往下跳等。还有一些家长喜欢与幼儿进行一些抛接、牵拉游戏，往往会因用力过猛而导致幼儿骨折或者关节脱位。

---

[1] 说明：心理学家根据婴儿出生时养育难易的程度，将孩子的气质分为五种类型，即平易型、麻烦型、缓动型、中间偏平易型和中间偏麻烦型。

[2] 陈爱兰.学龄期儿童气质特征对骨折发生的影响[J].全科护理，2020，18（09）：1129—1131.

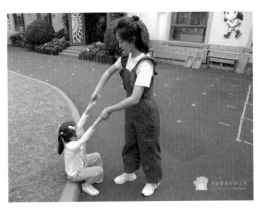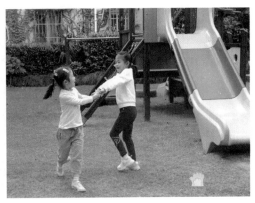

图 3-2-8 容易导致关节脱臼的动作

3. 环境因素

环境也是引发幼儿发生骨、关节或肌肉损伤的原因之一。例如，在托幼园所活动室面积过小或者班级孩子人数超额时，幼儿在有限的活动空间内容易发生碰撞和摔倒的情况；环境中缺少安全提示标志，幼儿容易疏于安全防范；幼儿经常活动的场所（如盥洗室、走廊、运动场等）不平整、有杂物、有积水，或大型游戏设备缺少安全保护措施等都会增加幼儿出现意外受伤的概率。

此外，幼儿骨折与关节损伤的发生还与季节、幼儿参加活动的数量以及衣着的多少有关系。例如，因夏秋季幼儿的衣着较少，户外活动量大，使得其骨、关节或肌肉损伤的发生概率大大增加。

★ 骨、关节、肌肉损伤的危害

一般情况下，幼儿大部分的骨折都可以完全康复，也不会对其生命构成直接威胁。但是，骨折的发生可能会伤及周围的肌肉组织、神经或者血管，有时孩子受伤部位的骨骼生长或关节活动程度也会受到影响。骨折还会给幼儿带来身体上的剧烈痛苦，严重的可留下残疾，甚至出现感染、关节僵硬、缺血性骨坏死等并发症。而且，经历过骨折后的幼儿将来再次发生骨折的风险比未发生过骨折的幼儿更高。此外，骨折需要较长时间的休息，这在一定程度上限制了幼儿参与学习和生活活动的时间及范围，也给家庭造成了一定的经济负担。

幼儿在发生关节脱位后，滑出关节部位的骨骼有时会立即自动复位，但在大部分情况下，还是需要依靠医生的帮助将骨骼恢复到正确的关节位。如果关节一直处于脱位状态，该关节的活动就会受到限制，同时还会有明显的关节部位疼痛。轻度的关节脱位在复位后马上可以自由活动，受伤处的疼痛也会逐渐消失。但是，在关节脱位后，关节囊、韧带、关节软骨及肌肉等软组织也会有一定程度的损伤，关节周围可能会出现肿胀，因此，若不及时复位，可引发关节粘连，使关节有不同程度的功能丧失。此外，孩子发生的脱臼也容易出现反复性和习惯性的情况。

学习活动 3 情境模拟

请结合"学习支持3"的内容，分组模拟练习闭合性损伤及开放性损伤的急救操作，然后将模拟练习中的收获记录下来。

学习支持 **3**

★ 幼儿骨、关节、肌肉损伤的应急处理

对保教人员来说，在幼儿发生骨、关节或肌肉损伤时去辨别其究竟是骨折还是关节脱位，或者是韧带、肌肉损伤是比较困难的。对于非专业急救人员来说，对发生骨、关节或肌肉损伤的孩子实施紧急救助的方法是相同的。所以，保教人员不需要去判断幼儿究竟是骨折了，还是关节脱位，其主要急救工作是在识别幼儿受伤之后，判断其是否有潜在的严重损伤，同时利用急救技术让幼儿的受伤部位保持静止不动，以等待救护人员到达后进一步评估和诊治。

此外，我们通常不建议保教人员对幼儿进行伤肢固定处理，而建议由专业急救人员来操作，除非是在因止血需要加压或者在专业急救人员到达前必须把幼儿移动到安全地方的情况下。原因在于：对受伤的低龄幼儿进行伤肢固定时，他们可能因疼痛而很难配合；非专业急救人员可能在进行加压、包扎等操作时因不规范而加重幼儿的伤情；固定伤肢时受伤部位不必要的移动会加剧幼儿的疼痛感，甚至进一步损伤其受伤部位的骨骼、软组织、神经或血管。

在为可能发生骨、关节或肌肉损伤的幼儿进行应急处理时，具体可参考以下步骤：

第一步 快速观察现场，确保周围环境安全，迅速查明可能引发幼儿受伤的原因。

第二步 尽快对患儿进行生命体征评估[①] 和二次评估，重点检查其受伤部位是否有"五个特征"。

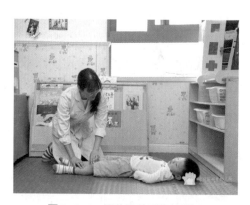

图 3-2-9 评估患儿受伤情况

第三步 安排其他老师维护现场秩序，并立即联系 120 急救中心和幼儿家长。同时安抚幼儿的情绪，告诉幼儿你可以帮助他（她），然后再根据评估结果为其实施急救处理。

❶   评估结果：幼儿意识清醒，自主呼吸正常，伤处为闭合性损伤，且伤处有肿胀。

应对措施：这种情况建议按"RICE 法"[②] 进行处理，除此之外的情况都需要医护人员赶到后才能进行进一步的评估和处理。

a. 休息（Rest）：让幼儿选择自己感觉舒适的体位休息。如果在移动受伤部位时，幼儿感到疼痛，则不要强迫移动。

---

① 说明：孩子发生骨、关节、肌肉损伤后，一定要确认其意识状态、自主呼吸及循环状态是否正常。如果其生命体征有异常（如无意识、无呼吸，或伤处大出血），应优先挽救孩子的生命，这时骨、关节或肌肉的受伤处理可放在次要位置。

② 说明："RICE" 即英文单词 Rest（休息）、Ice（冷敷）、Compression（加压）、Elevate（抬高）的首字母缩写。

b. 冷敷（Ice）：使用布或毛巾包裹的冰袋或冰块，每隔 2—3 个小时对受伤部位进行一次冷敷，每次冷敷的持续时间约为 10—20 分钟。

c. 加压（Compression）：在每次冷敷后，可用弹力绷带缠住受伤部位，以免引起更严重的肿胀。此外，只有在对伤口进行冷敷时才可以解除绷带。

d. 抬高（Elevate）：将幼儿受伤的部位抬高至高于心脏的位置。这样可减少血液聚集到伤处，减轻肿胀程度，但要避免二次伤害。

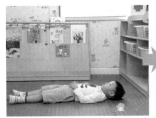 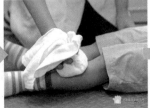 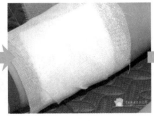 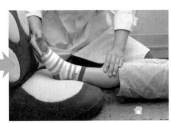

（a）休息　　　　　　　　（b）冷敷　　　　　　　　（c）加压　　　　　　　　（d）抬高

图 3-2-10　闭合性伤口的处理流程

学习提示 3

（1）如果幼儿受伤处肿胀严重，可用剪刀剪开伤处周围的衣服，减轻衣服对伤处的压迫。但动作要轻柔，避免搬动或移动受伤处。

（2）冷敷可减轻受伤部位的肿胀、出血情况和疼痛感，但不可用冰块或冰袋直接接触皮肤，且每次冷敷时间不可超过30分钟，避免冻伤。

（3）不可对受伤处进行揉搓、按摩或热敷，这会加重肿胀和疼痛。

（4）使用绷带加压时需有一定的力度，但不可缠绕过紧，且应检查包扎处远端皮肤的颜色，并观察幼儿的反应。当幼儿的皮肤颜色变紫、暗红，或出现手指/脚趾发冷、发麻、有刺痛感等异常情况时，应松开绷带。

❷ 评估结果：幼儿意识清醒，自主呼吸正常，受伤处有开放性伤口，有流血。

应对措施：这时应避免幼儿失血过多，建议先按以下四个步骤来处理，然后再等待急救人员的到来。

a. 止血：如果是少量出血的开放性伤口，可用无菌敷料和绷带加压止血①。如果出血较多，应使用止血带在受伤处的近端或远端进行加压止血，并记录时间，即每 30 分钟松开止血带 3—5 分钟，以免肢体坏死，同时在伤处加压止血。注意，加压时一定要避免移动骨折的断端，否则会加重幼儿的伤势。

b. 覆盖：在控制出血后，应用无菌纱布或者用大的干净的毛巾盖住伤口，尽可能保持伤口清洁。

c. 冷敷：使用布或毛巾包裹的冰袋或冰块，对伤处周围的肿胀处进行冷敷 10—20 分钟。

d. 抬高：在不增加疼痛的情况下，可抬高伤肢，以减轻幼儿伤处的水肿情况和疼痛感。

---

① 说明：救助者应先清洁双手并带好医用防护手套，然后再为孩子进行伤口止血处理，且不要在伤口处打结，松紧要适度，达到止血目的即可。因为包扎过紧会压迫幼儿的血管和神经，影响远端血液循环。

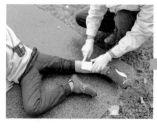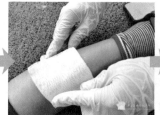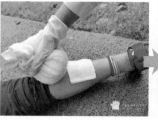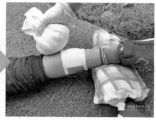

（a）止血　　　　　　　（b）覆盖　　　　　　　（c）冷敷　　　　　　　（d）抬高

图3-2-11　开放性伤口的处理流程

学习提示4

（1）如果怀疑幼儿的开放性伤口可能伴有骨折的话，不要用水或其他任何药物去冲洗伤口，也不要尝试触碰、移动受伤处，或将其恢复到原位，应等待急救人员的到达。

（2）因为可能有麻醉的需要，请不要给可能骨折的幼儿吃或者喝任何东西。

（3）在急救人员到达前，如果发现幼儿出现脸色苍白、感到寒冷、皮肤发冷、出大汗、意识丧失、呼吸急促等休克体征，应让其平躺下并抬高其下肢，以增加大脑和心脏的血流量，同时用衣服或毛毯给幼儿保暖。

❸ 评估结果：怀疑幼儿的受伤部位可能是颈部或脊柱（尤其是从高处坠落后）。

应对措施：这时请千万不要移动受伤的幼儿，应让其保持原位，等待专业急救人员的到来。

第四步 做好事后追踪，及时了解幼儿的健康状况，并与相关人员进行有效的沟通。

第五步 上报相关机构或对外公开信息（如有必要）。

第六步 记录归档。

学习提示5

（1）当怀疑幼儿可能是脊柱损伤时，应确保幼儿没有动，也没有其他人挪动他。

（2）不要强迫幼儿做什么，或者强迫其躺下。脊柱损伤的幼儿通常不能动，因为动后会感到剧烈疼痛。

⭐ 幼儿脊柱损伤的评估

尽管幼儿发生脊柱骨折的情况较少见，但脊柱一旦损伤就可能导致脊髓受损，严重时可导致受损部位以下身体瘫痪，感觉和运动功能丧失。幼儿发生脊柱损伤后，如表现为感觉障碍和运动障碍时，应高度怀疑其有脊髓损伤。如果让一个脊柱损伤的孩子坐起，或者被不恰当地移动，都有可能损伤其神经，从而导致瘫痪，甚至死亡。保教人员可将以下几点作为判断幼儿是否发生脊柱损伤的参考[1]：

● 孩子是否有意识

● 孩子是否不能行走，或者肌肉痉挛

● 孩子的颈部或者背部是否疼痛

---

[1]　江帆，王莹.儿童急症救助［M］.北京：人民卫生出版社，2007：64.

- 孩子的身体某一部位是否有触觉过敏、肿胀或者瘀斑的情况
- 孩子是否说有头痛，而且疼痛放射到肩膀位置
- 孩子是否不能活动肢体
- 孩子是否不想动脖子

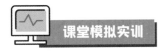 课堂模拟实训

幼儿骨、关节、肌肉损伤的应急处理综合模拟实训

（1）材料准备：儿童人体急救模型、毛巾、冰袋、无菌纱布、弹力绷带、止血带、医用剪刀等。

（2）实训要求：以小组为单位，从轻度闭合性伤口、有流血的开放性伤口、可能颈部或脊柱受伤中任选一种情况，然后自拟情境和角色，并结合幼儿骨、关节或肌肉损伤的典型体征、紧急处理流程及操作要求，模拟幼儿发生骨、关节或肌肉损伤时的应急处理全过程。小组模拟结束后，请使用表3-2-1对展示组进行评价。

表3-2-1 幼儿骨、关节、肌肉损伤的应急处理综合模拟实训评价表

评分项目	评分标准或要求	分值	评价方式			得分
			自评	互评	师评	
			权重20%	权重30%	权重50%	
1. 流程完成度	模拟救助流程完整，包含以下六个步骤：观察现场—评估伤情—救助处理—沟通与疏导—上报与公开—记录归档	10分				
2. 救助措施	① 救助措施基于评估结果 ② 救助步骤完整、正确 ③ 救助操作规范	30分				
3. 团队合作	① 主动寻求团队成员的帮助 ② 小组分工明确 ③ 应对过程配合密切	20分				
4. 有效沟通	① 给予幼儿（包括伤病儿及其他幼儿）关心和安慰 ② 及时、准确地上报相关人员（保健员和园所负责人） ③ 及时、恰当地联系伤病儿家长 ④ 表达简洁流畅，用语文明礼貌	20分				

（续表）

评分项目	评分标准或要求	分值	评价方式			得分
			自评	互评	师评	
			权重20%	权重30%	权重50%	
5. 应对效率	① 熟悉救助流程 ② 救助过程效率高，不拖拉	10分				
6. 人文关怀	① 通过语气、表情、肢体动作等给予伤病儿关注与呵护 ② 尊重伤病儿家长的感受和诉求	10分				
	综合模拟实训总分	100分	小组总得分			

反思与收获：

· 学习提示 6 ·

当班级有幼儿可能出现骨、关节或肌肉损伤后，与幼儿及家长的沟通要点如下：

（1）幼儿在发生骨、关节、肌肉损伤时，通常有剧烈疼痛，尤其是当看到开放性伤口时，其情绪会异常紧张和焦虑，这时保教人员在给予幼儿安慰的同时应提醒他不要移动或触碰受伤的部位，并询问他的感受，如是否有其他地方受伤等，同时对孩子重复说："你不会有事的，老师会帮助你的"，"很快就有医生来帮助你了"，等等。

（2）如果现场有其他幼儿看到受伤者伤口流血或变形，他们也会受到惊吓，保教人员应给予安慰和说明，并告知他们现在很安全，受伤者也会被治好。

（3）骨、关节、肌肉损伤通常属于中重度伤病，应及时、详细地告知患儿家长幼儿受伤的情况，幼儿已接受的救助或护理措施，目前的情况如何，等等。同时，还应要求家长尽快赶到幼儿所在医院。整个沟通过程应表现出你对孩子健康的关切、对家长感受的理解，并安抚家长的情绪。

学习活动 4 · 分享

请结合自己的实习经历，回忆一下托幼园所在预防幼儿发生骨、关节或肌肉损伤方面做了哪些工作，请列举出来与大家一起分享。

学习支持 4

★ 幼儿骨、关节、肌肉损伤的预防

幼儿发生骨、关节或肌肉损伤可能会对其身心健康造成严重的影响。因而，预防类似意外伤害的发生尤为重要。保教人员可参考以下几点来做好预防工作。

1. 加强安全教育工作

家是幼儿生活的主要场所，因此，保教人员应与家长相互协作，对幼儿进行必要的安全教育，这是预防幼儿骨、关节或肌肉损伤的最为有效的途径。具体做法是：第一，保教人员和家长要引导幼儿避免做出一些危险行为，并告知孩子可能存在的风险。例如，不要独自到高处玩耍，不要在室内快速跑动，不要相互追打，不要攀爬窗户和栏杆，不要用力拖拉其他孩子的手臂，等等。第二，保教人员及家长还应接受必要的户外活动安全培训，树立安全防范意识，减少孩子发生跌落、摔倒等意外事故的风险。

2. 提供安全的活动环境

幼儿活动环境，尤其是运动场地环境的改善对降低其骨折及关节脱位的发生起着至关重要的作用。托幼园所应在孩子容易滑倒、摔跤的位置设置防滑、防摔的设施设备。例如，在楼梯上安装防滑条，设置适合孩子身高的扶手，在窗户外设置安全网，避免将桌椅放在窗台下，盥洗室铺防滑地砖并保持地面干燥，在容易发生摔倒或跌落的地方贴上安全提示标志，等等。

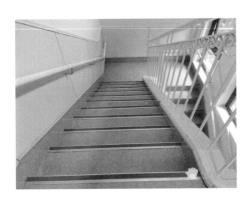

图 3-2-12 装有防滑条的楼梯

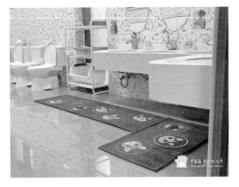

图 3-2-13 铺有防滑垫的盥洗室

3. 科学开展体育活动

第一，科学组织体育活动是避免幼儿受伤的有效预防措施。保教人员在组织幼儿进行体育运动前应做好充分的准备工作，避免孩子在运动中发生摔倒、碰撞、肌肉拉伤等意外。例如，检查幼儿的鞋带和裤腿是否已绑紧，检查活动设备或器械是否完好，进行安全教育和规则提示，做好充分的热身准备活动，等等。

在运动过程中，应合理组织活动，避免出现秩序混乱的场面，且应逐渐加强运动的激烈程度，不宜在活动伊始组织剧烈运动或在体育运动中进行危险的活动。同时，对于一些较剧烈的运动活动，应保证教师在场，并为幼儿提供必要的防护工具（如护膝、头盔等）。在运动后，应组织幼儿进行休息和放松活动，避免出现肌肉痉挛。

此外，对于中重度的肥胖幼儿，在组织其参加运动时要循序渐进，尽量避免让他们做负荷重的锻炼，以免关节磨损或变形。

第二，保教人员应确保幼儿每日的运动量，提高其身体的运动协调能力。对幼儿过于保护会使其缺少足够的运动机会，从而限制其安全意识和自我保护能力的发展。所以，保教人员应为幼儿提供足够的运动时间和空间，丰富的运动器械，并鼓励幼儿积极参加各种体育活动，让幼儿的身体得到锻炼，在运动中培养其运

动协调能力。

此外，通过运动，幼儿的骨骼、关节以及肌肉的发展可以得到有效促进，即使发生了摔倒，也不容易造成严重的损伤，而且其身体协调性会明显提高。另外，因经常参加体育活动能使幼儿的皮肤充分暴露于阳光下，这有利于促进钙质的转换和吸收，增加骨骼、肌肉的韧性。

4. 养成健康的饮食习惯

保教人员应指导家长重视幼儿建立健康生活方式的意识，尤其是在饮食方面，确保食物营养均衡，饮食适量，并适当给幼儿增加含钙丰富的食物。例如，牛奶可大幅度地提高幼儿的骨密度，对预防骨折、骨质疏松等起着重要的作用。同时，也要控制幼儿对碳酸饮料及高脂肪、高热量食物的摄入。

○ 课后练习 ○

课后练习

1. 请尝试以流程图的形式对幼儿骨、关节、肌肉损伤的应急处理步骤进行小结。

2. 请结合本任务所学知识，完成下面的课后练习。

（1）1—4岁的幼儿常常因外力突然向上牵拉手臂而引发肘关节（   ）小头半脱位，又称为"牵拉肘"。

    A. 尺骨　　　　　　B. 桡骨　　　　　　C. 胫骨　　　　　　D. 肱骨

（2）如发生骨、关节或肌肉损伤的孩子的受伤处有开放性伤口，并伴有出血，下列紧急救助的措施中正确的是（   ）。

    A. 应先使用干净的清水对孩子的伤口进行冲洗，然后再做进一步处理

    B. 应该及时对受伤处进行加压止血，避免过度失血

    C. 止血后应该用冰块直接对伤处进行冷敷

    D. 应该尽快对伤肢进行固定处理

（3）某幼儿从滑梯上不慎坠落，躺在地上大哭。杨老师发现孩子左手臂不能动弹，受伤处也很快红肿了，但没有开放性伤口。这时，正确的处理方法是（   ）。

    A. 立即把孩子抱起来并给予安慰　　　　　B. 让孩子自己尝试爬起来

    C. 让孩子原地休息，进一步评估受伤情况　　D. 拉孩子另一只手帮助其站起来

（4）（接第3题）杨老师通过询问和检查发现孩子并没有其他地方受伤，除了受伤手臂外，其他部位都可以活动。她在安慰孩子的同时让保健员拿来冰袋和毛巾给孩子冷敷。下面处理中，正确的是（   ）。

    A. 用毛巾包好冰袋，然后在肿胀处冷敷20分钟

    B. 用冰袋放在肿胀处冷敷20分钟，然后用毛巾将周围融化的水擦干净

    C. 将毛巾垫在肿胀处，然后用冰袋隔着毛巾在伤处冷敷1小时

    D. 用冰袋放在肿胀处先冷敷20分钟，然后再包上毛巾冷敷20分钟

（5）（接第4题）保健员给孩子进行了第一次冷敷后，给孩子受伤处进行了包扎加压处理，之后又叮嘱杨老师，如果（   ）时应立即松开绷带。

    A. 孩子家长到来　　　　　　　　　B. 发现受伤处疼痛有减轻

    C. 发现孩子伤肢有发麻、刺痛感　　D. 发现受伤处停止进一步肿胀时

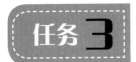

异物入体的应急处理与预防

○ **学习目标** ○

☑ 知晓几种常见异物入体的危害、主要原因及预防措施。

☑ 能根据幼儿的症状和体征初步识别幼儿异物入体的类型。

☑ 能根据对幼儿初步的伤病情况评估，模拟为异物入体的幼儿实施相应的应急处理。

☑ 能在应急处理过程中与相关人员进行有效的沟通。

☑ 懂得异物入体的应急处理与预防的重要意义，并积极参与相关知识技能的学习。

○ **学习准备** ○

☑ 自学本任务内容，然后完成预习测试。

☑ 阅读案例"幼儿异物入体案例五则"，然后完成案例下面的思考题。

☑ 学习微课"幼儿气道梗阻的应急处理"和"婴儿气道梗阻的应急处理"。

预习测试　　微课　幼儿气道梗阻的应急处理　　微课　婴儿气道梗阻的应急处理

○ **案例导入** ○

幼儿异物入体案例五则

案例一　花生米惹的祸

爸爸与甜甜喜欢玩"抛花生米"的游戏，爸爸抛出一颗花生米，然后站在前方的甜甜张开口来接住花生米。一开始在很近的地方抛，甜甜很容易就吃到了花生米，觉得很有意思，然后爸爸逐渐增加了距离，最后甜甜可以在 1.5 米左右远的地方接到花生米。一天，正当父女俩玩得正高兴的时候，突然，甜甜尖叫一声，眉头紧锁，张着嘴拼命大口呼吸，脸色逐渐发青。爸爸被吓了一跳，家人也顿时乱作一团，他们不知所措，便急忙拨打了 120 急救电话。大约 10 分钟后，急救车到了，经过医生检查发现，孩子因为花生米刚好掉进气管，造成了窒息。最终，因窒息时间太久，抢救无效死亡。

案例二　鱼刺卡喉慎处理

丁丁吃鱼时突然感觉喉咙处被一根鱼刺卡住了，并不断有咳嗽声。妈妈急忙拿了个馒头给丁丁，"应该是有鱼刺，吃几口馒头吧，一会就咽下去了。"丁丁照着妈妈的话咽了几口馒头，感觉好些了，但是咽部仍然有异物感。妈妈也没有太紧张，只是让丁丁别管了，一会儿就好了。

三天过去了，丁丁感觉疼痛不减反增，连吞唾沫喉咙都疼得受不了，便告诉了妈妈。妈妈这才感觉情况严重，急忙将丁丁送至医院。经过 CT 检查，妈妈听了医生的话被吓出一身冷汗：原来，鱼刺已经刺破食管，"躲"在喉咙后面，紧贴着颈椎，刺尖直顶着孩子的颈部大动脉血管。万幸的是：鱼刺距离大动脉血管还有 1 厘米左右的距离。最终经过 2 个多小时的手术，医生从丁丁颈部取出一根长约 2.5 厘米的鱼刺。

案例三　消失的嗅觉

一天晚上，一个哇哇大哭的5岁男孩被家人慌张地送入医院的急诊室。妈妈说，孩子从中午开始哭个不停，直叫鼻子痛；她用手去摸，发现孩子鼻子里似乎有个硬的东西。经过仔细寻找，妈妈发现孩子电子手表中的纽扣电池没了。

原来，孩子把电池塞到鼻子里了，但却不知放了多久。医生赶紧给孩子做了个CT检查，发现他的鼻腔里确实有一颗金属颗粒物；从各种症状看，在鼻子里至少有一个星期了。于是，医生当晚就给孩子动了手术，将异物取了出来，果然是一颗直径不到5毫米的纽扣电池。

医生推测，孩子将纽扣电池塞进鼻子里后，曾经想用手扣出，结果电池反而被塞得更深，最后被挤进鼻腔里，落在了左侧的"下鼻甲"里。然而更严重的是，纽扣电池外壳溶解，电池漏液了。电池漏液把孩子的左侧下鼻甲前端完全腐蚀，再高一点位置的中鼻甲前半部分也未能幸免，甚至鼻腔上的黏膜也已大批坏死脱落，最终导致孩子鼻腔黏膜萎缩，嗅觉减退或丧失，鼻部外形塌陷。

案例四　耳朵里的蒲公英

李老师发现班上的皮皮今天精神状态不太好，有时候玩着玩着就用手揪着右侧的耳朵，哭闹着说自己的耳朵疼。李老师感觉不对劲，便将其送至保健室。保健员找来手电筒一看吓一跳，皮皮的右耳朵口出现红肿，还有脓水流出，耳朵里面黑乎乎的好像还有什么东西。李老师不敢轻易给孩子掏耳朵，立即联系了家长带其去医院做检查。

结果，耳鼻喉科医生竟然从皮皮的右侧外耳道取出一颗发芽了的蒲公英幼苗！原来是这颗蒲公英种子发芽惹的祸，皮皮的外耳道因为受到感染而引起了外耳道炎症。

案例五　沙坑中的意外

沙坑是大班的康康最喜欢的游戏场地，他生性好动，经常和班里的小朋友在沙坑上打闹玩耍。一天，康康和安安在一起玩沙，突然两人发生了争吵，安安哭着就抓了一把沙子洒向猝不及防的康康。康康的右眼中进了一些沙粒，立即哭了起来，同时用手揉眼睛。一旁的张老师看到了，迅速跑到康康身边，强行制止了他揉眼睛的行为，并带他到保健室处理。初步处理后，康康仍然觉得眼睛痛得厉害，张老师立即联系家长带他送医进一步处理。

思考

请先阅读上面的五则案例，然后概括出幼儿常见的异物入体伤害类型主要有哪些，常见的入体异物又有哪些。

学习活动 **1** 思考

请回顾案例导入中的案例一，然后结合"学习支持1"的内容，分析案例中的家长在孩子发生气道异物时的紧急处理方法有什么问题。怎么做才是正确的？

学习支持 1

异物入体是幼儿较为常见的意外伤害类型，一般包括气道异物、消化道异物、鼻腔异物、外耳道异物、眼睛异物等类型。由于幼儿天生喜欢探索，且缺乏自我保护意识，再加上成人的错误喂养方式或较低的安全意识等多种原因，幼儿容易将各类细小的物品放入口腔、鼻腔、外耳道等部位，从而引起不同程度的意外伤害。

★ 气道异物

气道异物是幼儿异物入体中较为常见的伤害类型。由于幼儿的咀嚼功能、喉防御反射功能及会厌软骨协调功能不完善，对进入口中的异物有时不能做出及时的反应，尤其是在跑、跳、打闹、情绪不稳定时，他们口中的食物或异物常常会进入气管或支气管中，造成气道阻塞。再加上幼儿气管较成人狭窄，即使是豆类、瓜子等体积较小的异物也容易卡在其气管或支气管中，从而引发呼吸困难甚至窒息。

在发生气道异物事故的幼儿中，以0—2岁的婴幼儿最为集中，且男孩相对于女孩来说发生意外的概率更高。进入儿童气道中的异物大多来自体外，尤其是小、圆、滑的异物，例如，坚果类、豆类、玩具零件、纽扣电池、硬币、发卡、果冻、糖果等，也有部分来自人体自身，包括呕吐物、血液、脱落的牙齿、呼吸道分泌的痰液及痰痂等。

1. 气道异物的症状和体征

当发现幼儿出现异常时，保教人员可参考以下症状和体征来判断其是否有气道异物。

（1）突然的剧烈咳嗽：在没有生病的前提下，如果幼儿突然剧烈咳嗽，通常表明有异物进入了幼儿的呼吸道，气管黏膜受到了刺激。

（2）呼吸困难：异物进入气道后，幼儿会突然感到呼吸困难，多表现为吸气性或呼气性呼吸困难。幼儿感觉吸气时十分费力，并可出现三凹征，或带有喘鸣声，严重者甚至无法发声。

（3）表情痛苦：由于异物刺激，幼儿一般眉头紧锁，表情痛苦。

（4）呕吐：异物停留在咽喉部时，幼儿可出现呕吐反射。

（5）嘴唇、脸色青紫：因异物阻塞呼吸道导致缺氧，幼儿的嘴唇、脸色、指甲可出现青紫色。

（6）"V"形手势：通常异物进入呼吸道后，幼儿会自发地将手放在颈部，形成"V"形手势。

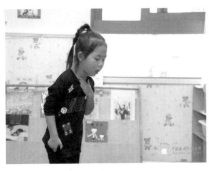
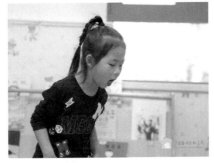
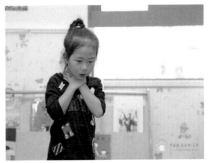

（a）呼吸困难　　　　　　　　（b）呕吐　　　　　　　　（c）"V"形手势

图3-3-1　幼儿出现气道异物时的表现

2. 气道异物的危害

人体呼吸道对所有的异物都十分敏感。如果异物较小，则容易进入支气管。幼儿开始时可能会有剧烈咳嗽、憋气、呼吸困难等症状，然后逐渐好转，但如果异物长期在支气管存留，刺激气管黏膜，则可产生炎症，如支气管炎、肺炎、肺脓肿等，还可出现咳嗽、喘息、呼吸困难加重、发热甚至高热等症状。这种进入支气管的异物很少能自然咳出。

如果异物较大，可能会阻塞气道，幼儿可出现严重呛咳、呼吸困难等症状，甚至会因缺氧而导致窒息死亡。即使有时能抢救成功，也常因脑部缺氧时间过长而导致瘫痪、智力低下等后遗症。

3.气道异物的应急处理

当发现幼儿气道中可能有异物的时候，保教人员首先应沉着冷静，根据周围残余的异物以及幼儿所表现出的症状迅速做出初步判断，不一定要确定异物的具体位置后再急救，而应及时根据幼儿是否有意识、是否有自主呼吸来给予紧急处理。具体可参考以下流程来处理：

第一步 快速观察现场，确保周围环境安全。

第二步 尽快进行生命体征评估和二次评估，可询问幼儿或根据幼儿身边残留的异物来弄清楚异物的性质。

第三步 安排其他老师维护现场秩序，并安抚幼儿的情绪，告诉幼儿你可以帮助他（她）。然后再根据具体情况选择应对措施。

❶ 评估结果：幼儿有意识，有自主呼吸，能咳嗽、哭闹、发声。

应对措施：

a. 暂时不要打扰幼儿（不要直接拍背、喂食、用手抠），而应陪在其身边，给予安慰。

b. 鼓励幼儿自己利用咳嗽反射将异物咳出。

c. 密切观察幼儿的反应。

d. 如果怀疑有异物（如玩具零件）掉入幼儿的呼吸道深处，无论异物能否咳出，均应该将幼儿送到医院接受专业的诊断及治疗，并通知其家长。

❷ 评估结果：幼儿有意识，但不能呼吸，不能咳嗽，不能发声。

应对措施：

立即为幼儿实施海姆立克急救法，同时让身边的人通知120急救中心和幼儿家长。

第四步 做好事后追踪，及时了解孩子的健康状况，并与相关人员（幼儿、家长、教师）及时进行有效沟通。

第五步 上报相关机构或对外公开信息（如有必要）。

第六步 记录归档。

◀ 学习提示 I ▶

（1）保教人员须谨记的一点是：当幼儿无自主呼吸，出现窒息时，应立即为幼儿实施现场急救，而不是急于送医院。

（2）即使幼儿气道内异物被取出，仍有必要将其送医做进一步检查，以排除可能的内脏损伤、肋骨骨折等伤害。

4.海姆立克急救法

海姆立克急救法也称为腹部冲击法，是由美国医生亨利·海姆立克（Henry·J·Heimlich）发明的一种用于气道梗阻的急救方法。其原理是利用外力冲击腹部—膈肌下软组织，产生向上的压力，压迫两肺下部，从而驱使肺部、气管中残留的空气形成一股气流。这股带有冲击性、与吸入气体反方向性的气流，就能将堵住气管、喉部的食物硬块等异物驱除，使人获救。这种急救方法通常适用于1岁以上的幼儿及成人的严重气道梗阻的急救，甚至自救。

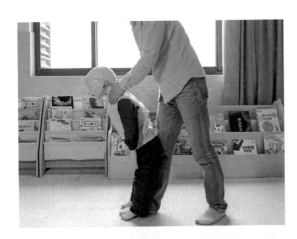

图 3-3-2 海姆立克急救法原理

对于呼吸道被堵塞，出现严重呼吸困难甚至窒息，但尚有意识的 1 岁以上幼儿，我们建议使用立位腹部冲击法来实施急救，具体操作方法如下：

（1）先让幼儿保持站立，身体略前倾，头略低，嘴张开。施救者站在幼儿身后，以前腿弓、后腿蹬的姿势站稳，使幼儿靠在自己弓起的大腿上。

（2）施救者一手握拳，拳眼向内置于幼儿肚脐与剑突（胸骨下方呈剑尖的部位）中间位置处；另一手握住握拳手的手腕，并包住拳头。

（3）双手用力、有节奏地向内、向上（约 45 度）挤压、冲击幼儿的上腹部，每次约一秒钟，5 次为一个周期。

（4）随时留意幼儿的口腔，如异物已经被冲出，则迅速用手指从口腔一侧将异物取出，并停止冲击。然后再次检查幼儿的意识和自主呼吸状态。

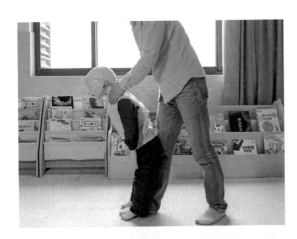
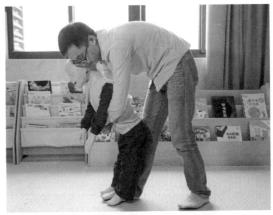
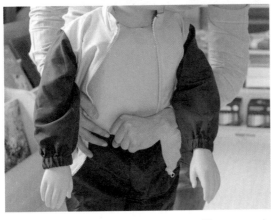
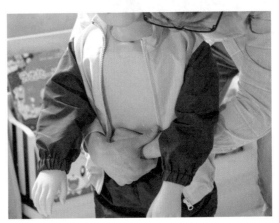

图 3-3-3 立位腹部冲击法操作

学习提示 2

（1）如果幼儿年龄较小，施救者可先在幼儿身后蹲下，站稳后再冲击幼儿的上腹部。

（2）每次冲击上腹部时，用力后应立即放松，做到有节奏地冲击。

（3）在呼吸停止后数分钟内，幼儿会逐渐丧失意识，此时应采用心肺复苏术来施救。因为胸外按压也能产生较大的气道压力，将异物排出，且幼儿气道周围的肌肉在其意识丧失后会轻微松弛，因此人工呼吸也可能有效。

（4）错误地实施海姆立克急救法可能导致幼儿胸部、肋骨、内脏等部位的损伤。

5. 拍背压胸法

婴儿气道梗阻的应急处理流程与幼儿气道梗阻的应急处理流程是一致的，但由于婴儿腹部脏器柔弱，尤其是部分肝脏还位于肋骨下方，如果使用腹部冲击法容易伤及婴儿脏器。因而，为1岁以内发生气道梗阻的婴儿实施急救时应调整急救方法。

通常，1岁以内婴儿咳嗽时力气小，即使异物没有完全阻塞气道也难以将异物咳出。所以，对于呼吸道出现异物的1岁以内婴儿，我们应密切关注孩子是否能将异物咳出，如果发现孩子通过咳嗽已无法减轻呼吸困难的症状时，并出现无哭声、无呼吸、痛苦挣扎或脸色发红、发紫等严重气道梗阻症状时，我们应立即采用拍背压胸法来实施急救，具体操作如下。

（1）背部拍击。

① 将婴儿躯干置于施救者一只手的前臂上，头朝下约45度，并使其双脚叉开，朝着施救者的肩膀方向。

② 施救者用手托起婴儿的下颌和颈部，并以大腿作为支撑。

③ 用另一只手的手掌根在婴儿两肩胛骨之间位置向下快速给予5次有力的拍击，频率约1次/秒。

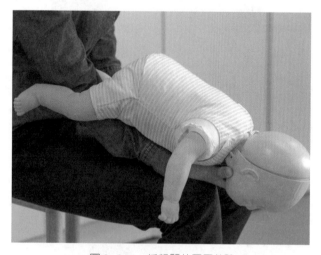
图 3-3-4　托起婴儿置于前臂

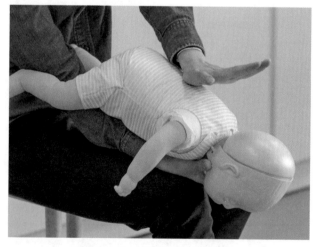
图 3-3-5　用掌根用力拍击背部

（2）胸部按压。

① 5次拍击后，施救者再将婴儿翻个身，让婴儿仰躺在救助者对侧的手臂上，使其头朝下约45度，并用手托住婴儿的头颈部。同样以大腿作为支撑。

② 施救者用两根手指在婴儿乳头连线稍下方的胸骨上，向下快速给予5次的胸部按压。

（3）反复操作。

① 背部拍击和胸部按压操作交替进行，同时观察婴儿口腔是否有异物排出。如果有异物排出，则应在小心去除后，再做进一步观察。

② 如果异物始终没有排出，且婴儿已经无意识，则应及时为婴儿实施人工呼吸和胸外按压，直至急救人员到达。

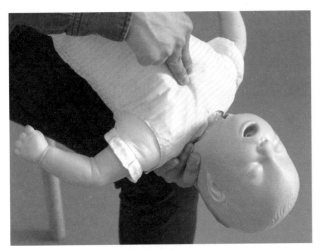
图 3-3-6　用手指按压胸部

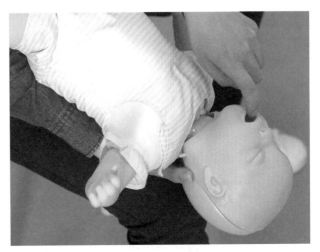
图 3-3-7　及时去除口腔异物

学习提示 3

（1）在进行背部拍击和胸部按压时，都应确保婴儿的头部处于施救者躯干部位以下。

（2）用手固定婴儿头颈部时，不要堵住婴儿的嘴巴，也不要掐住婴儿的脖子。

（3）施救者按压婴儿胸部时，应避免按压到其胸骨下部的尖端处以及双侧肋骨。

（4）如果有异物排出，应小心取出；如果没有异物排出，也不能盲目用手去抠，而应继续施救，直到120急救人员到来。

学习活动 2　思考

你有没有发生过鱼刺卡在喉咙里的经历？当时你有什么感觉或表现？最后你又是如何处理的？请结合自己的生活经历与大家一起分享。

学习支持 2

★ 消化道异物

消化道是一条起自口腔延续至咽、食管、胃、小肠、大肠，终于肛门的很长的肌性管道。消化道异物也是儿童异物入人体的常见类型，多发于6月龄至6岁年龄段的儿童。

异物被幼儿吞入后，若停留在咽部叫咽异物；若嵌顿在食管处叫食管异物；若异物进入胃或肠内，则成为胃肠异物。研究表明，大约70%—75%的上消化道异物滞留于食管（以食管入口处最为多见），其次为胃和十二指肠[①]。在被幼儿吞入的异物中，常见的有硬币、小玩具、首饰、纽扣、碎骨头、塑料片、果核、磁铁、电池或切成小块的食物等，其中硬币是食管异物中最常见的。

1. 消化道异物的症状和体征

值得注意的是，在幼儿消化道异物病例中，大多数患儿是无症状的，因而不容易被成人发现。而当症状出现时，这些症状往往也是非特异性的，主要受异物类型、异物位置、异物大小和持续时间的影响。常见的症状和体征主要包括：

- 咳嗽
- 吞咽梗阻感、吞咽困难或吞咽疼痛
- 颈部向前拉伸
- 呕吐
- 流口水
- 呼吸困难，呼吸有哮鸣音
- 拒食
- 吐出血水，或痰中带血
- 咽喉、颈部、胸部或腹部疼痛
- 排黑便

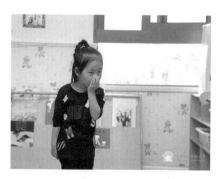
（a）咳嗽

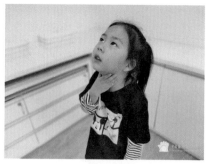
（b）颈部向前拉伸

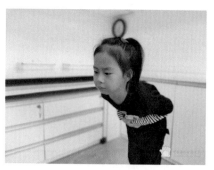
（c）腹部疼痛

图3-3-8 幼儿出现消化道异物时的表现

通常，当幼儿突然出现剧烈咳嗽、流口水、咽部有异物感时，多是因异物（如鱼刺、骨头、牙签等）停留在咽喉部引起的；颈部或胸部疼痛、呼吸困难、颈部向前拉伸等体征多表明异物（如饭团、馒头、汤圆等）停留在颈段食管内；腹痛及排黑便多因较大或尖锐异物进入胃肠后，幼儿消化道受到损伤或出血所导致的。

---

① 方莹.儿童消化道异物的内镜处理［J］.中华消化内镜杂志，2017，34（02）：80—82.

有些情况下，幼儿在吞入异物后，前期可出现上述症状，但异物进入胃肠后，症状可暂时消失，甚至无临床症状。此外，年龄较小的孩子由于无法用语言表达，如果他们突然出现哭闹不安、流口水、咳嗽、呕吐、喘息、拒食等症状或体征时，应怀疑其有异物吞入可能。因而，保教人员切不可大意，应在发现异常后及时将患儿送医院检查。

2. 消化道异物的危害

消化道异物对幼儿健康所造成的危害要取决于异物的形状、大小，是否有毒，是否引起感染以及停留在消化道的时间等因素。

如果是体积较小、表面无尖锐且无毒的异物（如塑料小球或玻璃球等），一般吞下后会进入胃肠道，数日后可以自行排出，不会有什么危害。

如果是较大或团状，且无毒的异物（如硬币），则较容易嵌顿在咽部或食管中，易使幼儿因咽部阻塞或气管受到挤压而窒息，应及时进行急救。

如果是尖锐或有锋利边角的异物（如枣核、别针等），则容易刺伤幼儿的消化道，导致消化道出血，腹部疼痛，甚至感染化脓。更为严重的，可刺伤幼儿的颈动脉，导致其大量失血而危及生命。

如果异物具有腐蚀性或毒害（如纽扣电池），则会产生较大危害，如果不及时取出，轻则形成消化道溃疡、穿孔等并发症，重则危及患儿生命。

如果异物为多个有磁性的物体（如磁铁），且吸力足够大，则会导致磁体隔着肠壁吸在一起，使肠壁因被持续压迫而坏死，引发穿孔、腹膜炎、肠瘘、肠梗阻等病症。

3. 消化道异物的应急处理

尽管消化道异物一般不会立即危及患儿生命，但保教人员仍需及时采取措施，以减少异物对幼儿健康的伤害。在发现或怀疑幼儿将异物吞入消化道后，应根据现场残留异物和幼儿所表现出的症状及体征为其提供紧急处理。具体处理方法参考如下：

第一步 快速观察现场，确保周围环境安全。

第二步 尽快进行生命体征评估和二次评估，可询问幼儿或根据其身边残留的异物弄清异物的性质。

第三步 安排其他老师维护现场秩序，并安抚幼儿的情绪，告诉幼儿你可以帮助他（她），然后再根据具体情况选择应对措施。

❶ 评估结果：幼儿意识状态、自主呼吸、循环状态都无明显异常。

应对措施：使用手电筒观察幼儿的口腔、喉部情况，初步判断异物性质和位置，及时送医处理，并联系幼儿家长。

❷ 评估结果：幼儿有呼吸困难、吐血、食管疼痛等症状，但仍能保持通气。

应对措施：应立即送医处理，并联系幼儿家长，同时密切关注其体征变化。

❸ 评估结果：幼儿出现意识丧失、自主呼吸停止或窒息等情况。

应对措施：应立即为幼儿实施心肺复苏，同时联系120急救中心和幼儿家长。

第四步 做好事后追踪，及时了解幼儿的健康状况，并与相关人员（幼儿、家长、教师等）及时进行有效沟通。

第五步 上报相关机构或对外公开信息（如有必要）。

第六步 记录归档。

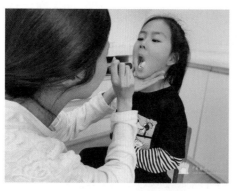
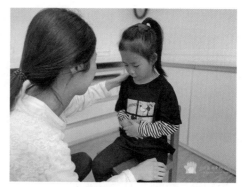

图 3-3-9　观察异物性质和位置　　　　　　　图 3-3-10　安抚孩子的情绪

学习提示 4

（1）处理消化道异物时应遵循一个原则：如果患儿没有出现呼吸困难、窒息、大量出血、意识丧失等紧急症状，应尽量将患儿及时送医，不要盲目取出异物。

（2）当尖锐异物卡在患儿的食管时，切不可强行让患儿吞咽大口食物以企图将异物"压下"，这样容易导致异物进入更深部位，甚至划伤、刺破食管和周围血管，严重危及生命。

（3）不要试图用刺激舌根催吐的方式使患儿将异物吐出，以免异物进入呼吸道。

（4）请注意：当幼儿出现鱼刺、鸡骨等卡喉情况时，喝醋、喝水、吞饭等方式都不可取。

学习活动 3 ⊜思考

请结合"学习支持3"的内容，想一想保教人员可以通过哪些措施来预防幼儿在鼻腔中放入异物，请列举出来。

_____

_____

_____

_____

学习支持 3

★ 鼻腔异物

鼻腔是一个顶窄底宽的狭长腔隙，被鼻中隔分为左右两腔，前起前鼻孔，后止于后鼻孔，与鼻咽部相通。鼻腔异物是指由于各种原因使外来异物进入鼻腔，或内生物质滞留于鼻腔，多发于 5 岁以下儿童。

幼儿常在好奇心的驱使下将豆类、花生、果核、瓜子、纸团、玩具零件等异物塞入鼻腔中，有时在呕吐或吃东西时，突然咳嗽或打喷嚏也可使食物经鼻咽腔进入鼻腔。此外，幼儿在户外活动时，小昆虫偶尔也会进入其鼻腔内。

1.鼻腔异物的症状和体征

鼻腔异物所表现出的症状也取决于多种因素，如异物大小、性质、停留时间、停留位置等。保教人员可根据下面几点来初步判断幼儿鼻腔内是否有异物。

（1）鼻腔反复流脓血样分泌物：往往是单侧鼻腔，且没有呼吸道感染。

（2）鼻涕及鼻腔呼出的气体有明显臭味：是因异物在鼻腔内引发炎症而导致的。

（3）经常揉捏鼻子：异物在鼻腔内会引发鼻子发痒。

（4）有头痛、甚至嗅觉敏感降低等症状：异物长期留在鼻腔内引发感染，损伤周围组织及神经。

（5）可听到较重的呼吸声：这是由于异物影响了鼻腔的正常通气。

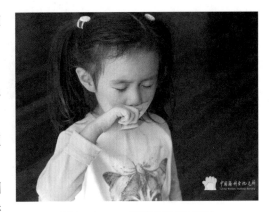

图3-3-11　鼻腔异物的表现

此外，如果在幼儿接触过野外的河流或池塘后，鼻腔或咽腔开始出现反复鼻出血，那么可能是蚂蟥等寄生虫进入鼻腔所致。还有一点值得我们注意的是，一般异物（如小块的纸团、棉花、橡皮等）即使进入幼儿的鼻腔内部，短期内也不会有特殊的症状表现，容易被我们忽视。因而，保教人员需要多留心观察幼儿的日常行为举动，以及时发现异常。

2. 鼻腔异物的危害

幼儿鼻腔中的异物如果无毒，且处理及时的话，一般不会造成严重危害。多数情况下，异物可导致幼儿鼻腔黏膜轻微充血、水肿，而另有部分幼儿黏膜正常，出现鼻黏膜出血、鼻窦炎的情况较少。

但是，如果异物长期停留在鼻腔内部，不仅会影响幼儿呼吸，而且还可引起鼻腔黏膜肿胀发炎、肉芽组织增生、溃疡以及坏死等损害。有些异物还可形成鼻石，引发幼儿鼻炎、鼻窦炎，一些有毒害的异物（如电池）甚至可造成破坏嗅觉神经等严重伤害。此外，如果异物进入鼻腔后被幼儿呼吸时吸入气管也可能造成气道异物，严重者甚至窒息。

值得注意的是，鼻腔异物引发的症状及体征与鼻窦炎的症状及体征有相似之处，容易被误诊。这是因为，幼儿单侧鼻腔进入异物后一般症状并不明显，不易被成人发现，再加上一些幼儿因忘记或不敢主动说出鼻腔内有异物，导致异物长时间停留在鼻腔内部而引发鼻腔、鼻窦的炎性反应。

3. 鼻腔异物的应急处理

保教人员在发现或怀疑幼儿鼻腔可能有异物时，可参考以下处理步骤。

第一步　快速观察现场，确保周围环境安全。

第二步　尽快进行伤情评估，可询问幼儿或根据其身边残留的异物弄清鼻腔中异物的性质。

第三步　安排其他老师维护现场秩序，并安抚幼儿的情绪，告诉幼儿你可以帮助他（她）。然后再做出相应的应急处理。第一，告诉幼儿用口呼吸，尽量不要用鼻子呼吸，以免将异物吸入得更深或进入气管。第二，用手指将幼儿的鼻尖向上抬起，然后观察鼻腔内部，尽量弄清楚其鼻腔中异物的性质和位置，再根据评估结果尝试排出异物。

❶　评估结果：异物位置可见，且较小、无尖锐边角。

应对措施：

a. 可用纸捻刺激鼻腔，使幼儿打喷嚏，将异物喷出。

b. 也可由施救者捏住幼儿的一侧鼻孔，让其用口吸气，然后做擤鼻动作，将异物喷出鼻腔。

c. 若异物无法从幼儿鼻腔排出或孩子年龄过小不易配合，都应将其送医处理，并及时联系幼儿家长。

❷　评估结果：异物位置不可见，或尖锐、较大、圆滑。

应对措施：不要盲目处理，应立即送医取出，并联系幼儿家长。

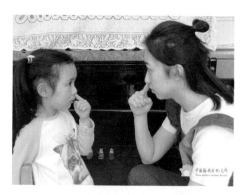

图 3-3-12　抬起鼻尖，检查异物　　　　图 3-3-13　捏住一侧鼻孔，喷出异物

第四步　做好事后追踪，及时了解幼儿的健康状况，并与相关人员（幼儿、家长、教师等）及时进行有效沟通。

第五步　上报相关机构或对外公开信息（如有必要）。

第六步　记录归档。

学习提示5

（1）一旦发现幼儿可能存在鼻腔异物，应送医及早检查，及早诊断。

（2）为安全起见，一般不主张保教人员自行尝试取出异物，以防止其鼻黏膜损伤或异物进入更深位置。

（3）对于年龄较小的幼儿，送医院诊断是最好的选择。

学习活动 4 分享

请结合"学习支持4"的内容，并通过互联网搜索与"儿童耳部保健"相关的信息，列举出来与大家一起分享。

学习支持 4

★ 外耳道异物

耳是人的重要听觉器官，它具有辨别声波振动的功能，能将振动发出的声音转换成神经信号，然后传给大脑。耳包括外耳、中耳和内耳三部分，其中外耳由耳廓和外耳道两部分组成。外耳道是一条自外耳门至鼓膜的弯曲管道，长约 2.5—3.5 厘米，其皮肤由耳廓延续而来。靠外面三分之一的外耳道壁由软骨组成，内三分之二的外耳道壁由骨质构成。在外耳道的皮肤上生有耳毛、皮脂腺和耵聍腺，腺体的分泌物和耳毛对外界灰尘等异物的进入有一定的阻挡作用。

外耳道异物是指异物不慎进入外耳道所致的损伤性疾病，是幼儿常见的异物入体类型。进入幼儿外耳道的异物可分为动物类（如小昆虫、蚊虫、飞蛾、甲虫等）、植物类（如谷粒、小麦粒、豆类、小果核等）及非生物类（如小石子、断发、铁片、玻璃珠、钢珠、纽扣电池等）。由于鼓膜的阻挡，异物大多停留在外耳道内，而不会进入中耳和内耳。

1. 外耳道异物的症状

外耳道异物所表现出的症状取决于异物的大小、性质、停留时间等因素。保教人员可根据下面几点来初步判断幼儿是否存在外耳道异物：

- 幼儿自诉有耳痛、耳鸣症状
- 幼儿耳朵有脓液或脓血流出
- 可以观察到幼儿耳中明显有异物
- 幼儿对周围声音反应迟钝，说话音量大
- 年龄较小的幼儿由于语言表达的限制，多表现为烦躁不安、哭闹、抓耳朵、经常摇头等异常行为

但是，有的异物进入外耳道后，幼儿可能不会表现出异常，从而容易被成人忽视。因而，保教人员除了定期为幼儿进行耳部清理外，还应及时关注幼儿的异常行为变化。

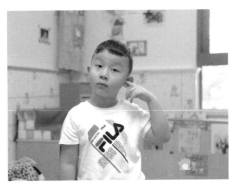

图 3-3-14　幼儿出现外耳道异物时的表现

2. 外耳道异物的危害

一般情况下，无生命类的细小异物进入外耳道后，幼儿可长期无明显症状，如果能及时取出则不会产生严重危害；而无生命类的较大异物则可阻塞外耳道，使患儿出现听力下降、耳闷、耳痛等异常情况。

如果是有生命类的异物，如甲虫、蟑螂等进入外耳道，则可能损伤幼儿的外耳道皮肤或鼓膜，造成耳痛或出血，使幼儿惊恐不安，出现听力下降、耳鸣，甚至眩晕、晕厥等伤害。

此外，植物类种子进入外耳道后，遇水可膨胀，会刺激外耳道，从而导致炎症，引起耳道肿胀、疼痛等症状，停留时间较长的甚至还会生根发芽。

3. 外耳道异物的应急处理

当我们发现幼儿外耳道可能有异物时，保教人员可参考以下步骤做出应急处理。

第一步　快速观察现场，确保周围环境安全。

第二步　尽快进行伤情评估，可询问幼儿或根据其身边残留的异物弄清外耳道异物的性质。

第三步　安排其他老师维护现场秩序，并安抚幼儿的情绪，告诉幼儿你可以帮助他（她）。之后，用一只手向下牵拉幼儿有异物耳朵的耳垂，另一只手则用电筒观察其外耳道内侧，初步判断异物的位置，然后再做出相应的应急处理。

 评估结果：异物位置可见，为昆虫类。

应对措施：

a. 可将幼儿带入黑暗室内，使用灯光照射耳道口，利用昆虫的趋光性特点引导其爬出。

b. 如无法取出则应送医处理，并联系家长。

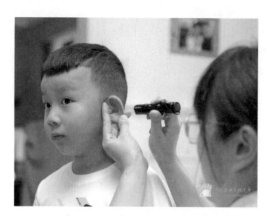

图3-3-15 牵拉耳廓检查异物

❷ 评估结果：异物位置可见，为如豆类、大米、麦粒等有生命的植物种子类。

应对措施：

a. 切记不要使用水、药液等冲洗，以免种子膨胀。

b. 尽量以耳朵朝下，用轻拍外耳廓的方式让异物掉出。

c. 如无法取出则送医处理，并联系幼儿家长。

❸ 评估结果：异物位置可见，为玩具、塑料珠、石子等无生命的物体。

应对措施：直接让幼儿将有异物的耳朵朝下，轻拍外耳廓，将异物震动排出。

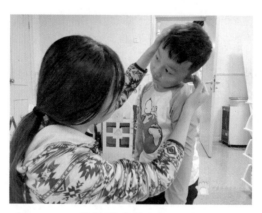

图3-3-16 将有异物的耳朵朝下，轻拍外耳廓

❹ 评估结果：异物位置不可见，或为纽扣电池等危险异物。

应对措施：不要盲目取出，应尽快送医处理，并联系幼儿家长。

第四步 做好事后追踪，及时了解幼儿的健康状况，并与相关人员（幼儿、家长、教师等）及时进行有效沟通。

第五步 上报相关机构或对外公开信息（如有必要）。

第六步 记录归档。

学习提示6

（1）不要用牙签、发夹或别针、镊子等尖锐物伸入外耳道取异物，避免伤及外耳道。

（2）不要使用棉签、掏耳勺等物取出耳内异物，这样可能使异物进入更深处。如果觉得自己无法取出，应及时送医处理。

（3）不要惊吓进入外耳道的昆虫，避免昆虫向内钻动时对鼓膜及外耳道黏膜造成严重损伤。

学习活动 5 分享

请结合"学习支持5"的内容，并通过互联网搜索相关信息，尝试小组共同编写一首主题为"爱护眼睛"的儿歌，然后与大家一起分享。

学习支持 5

★ 眼睛异物

眼睛是人体的视觉器官。眼睛接收光线并通过视神经传递给大脑形成影像，有着非常精细的结构。人的眼睛除了眼球壁和眼内容物外，还有一些附属器，它们是眼睑、结膜、泪器、眼外肌和眼眶。

眼内异物是指异物进入了眼内而导致的眼部组织损伤，是眼外伤的一种。由于眼睛的角膜十分敏感，当有异物进入眼时，眼部会受到强烈的刺激。

1. 眼内异物的症状

由于眼内出现异物后，一般会立即引起幼儿眼部不适，因而保教人员较易做出判断。下面几点可以作为判断幼儿眼部异物的参考：

● 幼儿自诉眼睛有异物感、眼痛、怕光等感受

● 幼儿不断揉搓眼睛，或无法睁开眼睛

● 患眼上下眼睑眨动频繁

● 患眼明显有较多的泪水分泌

● 患眼有红肿、流血等症状

● 患眼视力模糊，甚至失明

由于眼睛对外来异物有高度的敏感性，因而即使是小小的异物也会使幼儿有较明显的反应。保教人员应对幼儿多观察、多关注，从而及时发现异常。

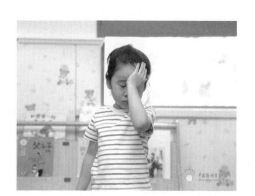

图 3-3-17　幼儿出现眼睛异物时的表现

2.眼内异物的危害

幼儿眼内进入异物后所引起的危害要根据异物的种类、性质、大小、进入的深度，以及对眼睛损伤的程度等因素而定。通常情况下，一般微小的、无害的异物（如灰尘、睫毛、细沙、小昆虫等）在进入幼儿的眼内后，可立即引起不同程度的眼内异物感、疼痛及反射性流泪，如果及时清除异物则症状消失。

如果异物进入较深、体积较大（如石子、金属片、剪刀等），可能会对眼球组织造成损伤，甚至可引起眼部感染，将严重影响幼儿的视功能发育，导致视力下降，甚至完全丧失视力。

3.眼内异物的应急处理

处理眼内异物时，区分异物的性质和所处位置很重要，这直接决定了选择何种处理方式。

第一步　快速观察现场，确保周围环境安全。

第二步　尽快进行伤情评估，可通过询问幼儿、结合当时的场景（如有风吹起沙尘）和幼儿身边残留的异物弄清眼睛异物的性质。

第三步　安排其他老师维护现场秩序，并安抚幼儿的情绪，告诉幼儿你可以帮助他（她），然后参考如下应急措施进行处理。

第一，保教人员应先清洁自己的双手，然后在光线充足的地方检查幼儿的眼睛。

第二，要求幼儿不要揉搓受伤的眼睛，不要轻易转动受伤眼的眼球。

❶　评估结果：幼儿只是轻微眼部不适，无其他异常症状，且怀疑异物为眼睫毛、沙尘类。

应对措施：

a. 先用两个大拇指将幼儿患眼的上下眼睑轻轻分开，并让幼儿向上下看、向左右看，仔细检查眼睛的每个部分，初步判断异物的位置。

b. 异物在眼睑上时，可向眼内异物轻轻吹气，通过刺激眼泪分泌的方式将异物冲出；也可使用干净的湿棉签或纸巾的湿角将异物轻轻地粘出来。

c. 异物在眼球上时，建议用干净的水从眼内角冲洗眼睛。

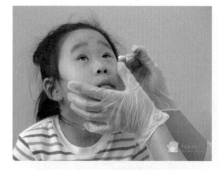

图 3-3-18　用湿棉签粘出异物

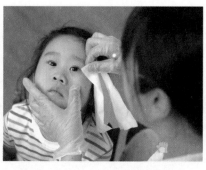

图 3-3-19　用纸巾湿角粘出异物

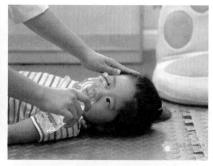

图 3-3-20　用干净的水冲洗异物

② 评估结果：幼儿眼部有剧烈疼痛，并伴有流血症状，无法睁眼，且怀疑异物为玻璃碎片、金属片等尖锐物。

应对措施：在这种情况下，异物可能已嵌入或刺入眼睛。此时，应让幼儿闭上眼睛，保持原样，不可盲目去检查或清除异物，并用无菌敷料或纸杯覆盖患眼，然后立即送医处理，同时联系幼儿家长。

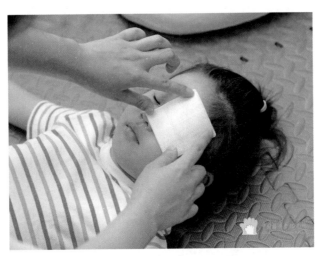

图 3-3-21 用敷料保护受伤的眼睛

③ 评估结果：幼儿无法睁眼，且怀疑异物为生石灰、清洁剂等化学物。

应对措施：

a. 如果是粉剂化学物，则不能直接用水冲，而应该迅速用棉签或无菌纱布将粉末拨出，然后再用流动的清水持续冲洗患眼 15 分钟以上。

b. 如果是液体化学物，则应直接用流动水冲洗患眼 15 分钟以上。但要确保冲洗时患眼在下方，避免污染物进入健康的眼睛。初步处理后，立即送医处理，并联系幼儿家长。

`第四步` 做好事后追踪，及时了解幼儿的健康状况，并与相关人员（幼儿、家长、教师等）及时进行有效沟通。

`第五步` 上报相关机构或对外公开信息（如有必要）。

`第六步` 记录归档。

学习提示 7

（1）为幼儿处理眼部异物时，禁止用手和其他可能导致眼睛受伤的工具触碰幼儿的眼睛。

（2）异物取出后，可以滴几滴眼药水，避免出现感染。

（3）无论是何种异物进入幼儿的眼内，如果经过尝试仍无法取出异物，则应立即送医处理。

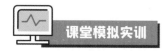

幼儿异物入体的应急处理综合模拟实训

（1）材料准备：流动水、无菌敷料、手电筒、纸巾、儿童人体急救模型等。

（2）实训要求：以小组为单位，从气道异物、消化道异物、鼻腔异物、外耳道异物、眼睛异物中任选一种情况，然后自拟情境和角色，并结合幼儿异物入体的典型体征、紧急处理流程及应急处理要求，模拟幼儿发生异物入体时的应急处理全过程。小组模拟结束后，请使用表3-3-1对展示组进行评价。

表3-3-1　幼儿异物入体的应急处理综合模拟实训评价表

评分项目	评分标准或要求	分值	评价方式			得分
			自评	互评	师评	
			权重20%	权重30%	权重50%	
1. 流程完成度	模拟救助流程完整，包含以下六个步骤：观察现场—评估伤情—救助处理—沟通与疏导—上报与公开—记录归档	10分				
2. 救助措施	① 救助措施基于评估结果 ② 救助步骤完整、正确 ③ 救助操作规范	30分				
3. 团队合作	① 主动寻求团队成员的帮助 ② 小组分工明确 ③ 应对过程配合密切	20分				
4. 有效沟通	① 给予幼儿（包括伤病儿及其他幼儿）关心和安慰 ② 及时、准确地上报相关人员（保健员和园所负责人） ③ 及时、恰当地联系伤病儿家长 ④ 表达简洁流畅，用语文明礼貌	20分				
5. 应对效率	① 熟悉救助流程 ② 救助过程效率高，不拖拉	10分				
6. 人文关怀	① 通过语气、表情、肢体动作等给予伤病儿关注与呵护 ② 尊重伤病儿家长的感受和诉求	10分				
综合模拟实训总分		100分	小组总得分			

反思与收获：

学习提示 8

幼儿发生异物入体意外后，与幼儿及其家长的沟通要点如下：

（1）与患儿沟通时，应及时询问幼儿是否有异物进入气道或消化道等部位，了解幼儿当时的感受，平静地引导幼儿配合检查与评估。同时，及时给予安慰，告诉孩子不要紧张，老师可以提供帮助，以缓解其紧张、焦虑、烦躁的情绪。

（2）无论发生何种异物入体，都应及时联系家长，并告知幼儿的详细情况、已采取的措施及目前状况等。如果需要送医处理，应让家长保持冷静，并尽快赶到幼儿所在医院。

学习活动 6 📣 小组讨论

请结合案例导入中的五则案例和本任务所学知识，思考托幼园所应该采取哪些措施来预防幼儿异物入体意外伤害的发生。小组内展开讨论，然后与全班一起分享。

学习支持 6 💡

⭐ 异物入体的预防

异物入体是常见的幼儿意外伤害类型，每年都有大量的幼儿因各种异物进入体内而造成严重的身心伤害。保教人员可参考以下几点来预防幼儿异物入体的发生。

1. 加强幼儿安全教育

安全教育对预防来说永远是必要的。保教人员应教育幼儿不要将纽扣、硬币、玻璃珠、豆子、瓜子等小物品带入幼儿园，更不可以将其放入口中、耳朵、鼻腔等部位，并告知这种行为可能带来的危险。如果不小心将异物吞入体内或放入耳、鼻、喉中，应及时告诉老师或家长，并让幼儿知道这样做不会被批评，以免其因害怕被批评而不愿告知。同时，如果发现幼儿正在或已经将异物放入口中、鼻腔等位置，成人也不要通过惊吓、威胁等方式让幼儿取出来，而应该慢慢引导幼儿取出，避免其因紧张而使异物进入更深处。

此外，鉴于家是幼儿异物入体的多发场所，保教人员还应引导家长一起做好幼儿在家庭中的安全教育。

2. 加强对危险物品的监管

加强对各种危险物品的监管可以有效减少幼儿异物入体意外事故的发生。因而，保教人员应提高预防意识，将幼儿容易接触到的细小物品都整理好，放在幼儿拿不到的地方；不要给低龄幼儿玩有较小零件的玩具，如果幼儿需要玩耍，应在一边陪伴、观察；不要给低龄幼儿提供硬糖、整颗花生米、坚果类等食物。此外，保育员清洁消毒用的洗涤剂、消毒剂以及配制好的消毒液等化学品也应严格保管，防止幼儿碰触。

3. 养成良好的进餐习惯

养成良好的进餐习惯可以有效避免食物进入气道或食管的意外发生。保教人员要从小培养幼儿正确的进餐习惯，做到进餐时注意力集中、坐姿端正、细嚼慢咽，进餐时不要打闹、追逐。同时，保教人员还需要根据幼儿的年龄特点，为其提供合适的食物，如给低龄幼儿的食物要做到小块、无刺、无骨等。

此外，保教人员不可强迫幼儿吃饭，也不要让幼儿进餐时受到责骂、批评和惊吓，更不能捏鼻子给幼儿喂药，这些都可能导致异物意外阻塞气道或食道。

4. 养成良好的个人卫生习惯

良好的个人卫生习惯也可以减少耳、鼻、眼等处的异物入体意外的发生。保教人员应教会幼儿正确的鼻腔、外耳道、眼睛等部位的清洁方式。例如，掌握正确的擤鼻方式，清洁之前要洗净双手，避免用手直接触碰鼻腔、外耳道、眼睛，不要自己挖鼻孔、掏耳朵等。

---------------------------------- ◉ **课后练习** ◉ ----------------------------------

课后练习

1. 请尝试以思维导图的形式对本任务所学知识进行小结。

2. 请结合本任务所学知识，完成下面的课后练习。

（1）毛毛因午餐时吃得太快，有几粒饭粒被呛入了气道中，他顿时剧烈咳嗽起来，小脸涨得通红。李老师见状立即赶过来，她应该（　　　）。

  A. 立即给孩子实施立位腹部冲击　 B. 立即给孩子实施仰卧位腹部冲击
  C. 立即给孩子实施背部拍击与胸部按压　 D. 先让孩子自己咳嗽，然后再观察

（2）丽丽在家不小心被鱼刺卡住了，疼痛难忍，咳了很久也没有排出鱼刺。丽丽妈妈打电话向老师求助，如果你是老师，你会建议（　　　）。

  A. 让孩子张嘴，再用手指深入孩子口中尝试扣出鱼刺

  B. 让孩子通过吞饭团的方式将鱼刺"压"下去

  C. 让孩子喝大量食醋

  D. 让孩子张嘴，检查鱼刺大小和所在位置，尽量送医处理

（3）丁丁哭着跑来告诉老师说："我把玩具珠子塞入鼻子，弄不出来了。"老师检查发现，珠子已经进入丁丁的鼻腔内部，只能看到一点点，而且表面光滑，不易夹取。这时，老师应该（　　　）。

  A. 把孩子送保健室，请保健员用镊子伸进鼻腔内部把珠子夹出来

  B. 告诉孩子先张嘴呼吸，不要吸鼻子，并尝试通过鼻腔向外送气的方式将珠子喷出；无效则送医处理

  C. 将孩子倒立，用力拍打孩子后脑勺，将珠子震出鼻腔

  D. 向鼻腔倒食用油，使鼻腔润滑后让珠子滑出

（4）姗姗不小心打碎了一面小镜子，一块小的玻璃碎片飞入了她的眼睛。姗姗疼得大哭了起来。一旁的老师立即赶了过去，孩子两眼紧闭，左眼有少量出血，右眼没有异常症状。老师除了安慰孩子外，恰当的处理方式是（　　　）。

  A. 立即用水冲洗孩子受伤的左眼

  B. 告诉孩子不要睁开眼睛，不要转动眼球，不要揉搓眼睛，然后立即将其送保健室检查，并尽快送医处理

  C. 让孩子尝试睁开双眼，并通过向孩子眼睛吹气的方式将玻璃碎片吹走

  D. 告诉孩子自己用手慢慢地、轻轻地将异物揉出来

（5）如果孩子外耳道进入了一只小蜘蛛，下面处理措施中恰当的是（　　　）。

  A. 将幼儿送至医院，由医生将蜘蛛取出

  B. 用滴管将凉水滴入孩子的耳朵内，待蜘蛛被淹死顺着水流出后，再用棉签清洁耳朵

  C. 用镊子深入孩子外耳道内部将蜘蛛夹取出来

  D. 朝孩子耳朵大声喊，将蜘蛛吓出来

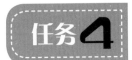 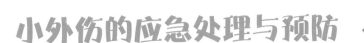

小外伤的应急处理与预防

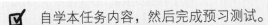 ○ 学习目标 ○

- ☑ 知晓幼儿小外伤的危害、常见原因及预防措施。
- ☑ 能根据幼儿的主要体征初步识别幼儿小外伤的类型。
- ☑ 能根据对幼儿初步的伤病情况评估，模拟为发生小外伤的幼儿实施应急处理。
- ☑ 能在应急处理过程中与相关人员进行有效的沟通。
- ☑ 懂得小外伤的应急处理与预防的重要意义，并积极参与相关知识技能的学习。

○ 学习准备 ○

- ☑ 自学本任务内容，然后完成预习测试。
- ☑ 阅读案例"幼儿脸被抓伤，家长讨说法"，然后完成案例下面的思考题。
- ☑ 学习微课"幼儿小外伤的应急处理"。

预习测试

微 课
幼儿小外伤的
应急处理

○ 案例导入 ○

幼儿脸被抓伤，家长讨说法[①]

　　一天下午，广州市荔湾区某幼儿园托班的小朋友们午睡起床后，几个小朋友被一名老师带去洗手间，其余小朋友由黄老师组织排队喝水。当时，黄老师正在帮他们装水。队伍中，小月排在小杰前面，之后小杰抢在小月前面拿杯子，并且抓伤了小月。小月当场哭了起来，黄老师发现小月左脸被弄伤（抓伤长度6厘米、宽1毫米），于是马上让保健老师进行了简单处理。

　　放学时，家长到幼儿园接孩子，园方向家长作出道歉。幼儿园行政人员陪同家长带小朋友到医院看医生。对于小月左脸被抓伤的事故，幼儿园承认是老师看管失责。幼儿园会加强老师工作能力的培养，也会负起应有的责任。

　　出现这样的状况，幼儿园竟然没有马上通知家长，小月的爸爸觉得不可思议。"这种事可大可小，为什么不第一时间通知我带小孩去医院呢？后来放学了，我知道了这件事，才把小孩送去医院处理伤口。"目前小月脸上的伤口已经开始结痂，是否会影响容貌，要看后期的恢复。

 思考

　　请先阅读上面的案例，然后结合所学知识分析，案例中保教人员在处理该事件的过程中存在哪些问题？

---

　　① 甘韵仪．3岁儿童在幼儿园被同学划伤脸　伤口长达6厘米　家长忧毁容．[EB/OL]．(2016-03-23)［2020-06-23］．http://gd.sina.com.cn/news/s/2016-03-23/detail-ifxqnski7889417.shtml

学习活动 1 🎤 分享

你是否有过小外伤的经历？请结合自己的生活经验，回忆一下当你的皮肤发生割伤、擦伤或刺伤后有什么症状和感受，然后与同学们一起分享。

学习支持 1 💡

⭐ 小外伤的类型及伤口特点

小外伤一般指较轻微的、小范围的损伤，以皮肤损伤为主，是幼儿较常见的意外伤害类型。皮肤作为人体最大的器官，也是人体的第一道防线，但其厚度通常只有0.5—4.0毫米。由于在最外层，人体在发生外伤时，皮肤则成为最容易受伤的部位。幼儿容易出现的小外伤主要包括擦伤、刺伤、切割伤、挫伤等几种类型。

1. 擦伤

擦伤是指由于钝器（略有粗糙）机械力摩擦的作用，造成以皮肤表皮剥脱、翻卷为主要表现的损伤，属于开放性损伤。皮肤擦伤属于轻微损伤，皮肤的真皮层并未受损。擦伤最常出现的部位是孩子的面部、膝盖、肘部及小腿的皮肤。幼儿皮肤擦伤后，受伤部位可能出现以下症状：

● 表皮破损
● 皮肤表层有明显擦（抓、刮）痕，或伴有表皮脱落
● 创面有较多小出血点和组织液渗出，但量较少
● 伴有明显的疼痛感

2. 刺伤

刺伤是指尖细的锐器（如剪刀、刺刀、木刺、针、锥等）刺破皮肤及组织所导致的损伤。通常，孩子的手指容易发生刺伤的情况。刺伤的伤口深浅难以辨别，且易伤及深部组织，容易发生感染，特别易受厌氧菌的感染。皮肤被尖锐物刺伤后，受伤部位可能出现以下症状：

● 不会自行流血，或少量流血
● 伤口常有异物（或部分）留存
● 伤处形成一个小洞
● 伴有较大的疼痛感

3. 切割伤

切割伤是指皮肤、皮下组织或深层组织受到玻璃碎片、刀刃等锐器的划割而发生的破损裂伤。皮肤被锋利物切或割伤后，受伤部位可能出现以下症状：

● 创面比较整齐
● 伤口面积小，多呈直线状，周围组织损伤较轻，伤口可深可浅
● 一般出血较多
● 伴有较大的疼痛感

4.挫伤

挫伤通常是指由钝性物体直接作用于人体软组织，使得皮肤下的肌肉纤维和结缔组织损坏，引发毛细血管破裂，血液、淋巴液等聚于肌肉和结缔组织之间而发生的非开放性损伤。通常，挫伤在直接接触的运动中最为常见，还可因跌落或与坚硬物体碰撞而引发。挫伤属于闭合性伤口，伤口外一般不会流血。幼儿的皮肤受到轻度挫伤后，受伤部位可能出现以下症状：

- 有较明显的疼痛感
- 皮肤变青紫
- 肿胀

学习活动 2 🔔 分享

请结合实习经历，分析托幼园所中的哪些因素可能会使孩子发生小外伤，并列举出来。

....

....

....

....

学习支持 2 💡

★ 小外伤的原因

小外伤是幼儿常见的意外伤害类型，其原因主要与幼儿自身心理与生理特点、成人监护与安全教育以及环境等因素有关。

首先，幼儿的皮肤层十分细腻薄嫩，最外层起耐磨作用的角质层是单层细胞，保护功能差，在外力作用下容易发生损伤和感染。再加上幼儿对危险缺乏认识，自我保护意识也较薄弱，当他们在玩弄小刀、剪刀、针等利器，或者在户外钻爬树丛时容易造成皮肤割伤或刺伤。同时，幼儿活泼好动、精力充沛，但动作发展还不够协调，故易发生意外跌倒或碰撞，从而诱发小外伤。

其次，幼儿小外伤的发生与成人的看护不周和安全教育的缺乏有直接关系。成人如果事先没有对幼儿进行安全教育，当幼儿出现危险动作或玩弄危险物品时没能及时制止，也没有制定相关行为规范等，那么可能会增加幼儿受伤的概率。

最后，当幼儿活动的环境中有较多的危险因素（如锋利的小刀、破碎的玻璃、带刺的植物、带尖角的家具或玩具、光滑的地面等），或者幼儿活动的环境较为拥挤时都容易诱发小外伤的发生。

★ 小外伤的危害

小外伤除了会给幼儿带来疼痛感外，还会对幼儿的健康造成影响，主要包括伤口出血、感染及肿胀等。

1.出血

当皮肤因被擦伤、割破或刺伤而造成血管的任何部分损伤后，就会发生出血。由于血液是流动的红色液体，因此即使是少量的出血，看起来也会让人感觉很多。当幼儿发生小范围的出血时，保教人员不要过于惊慌，因为大多数由小外伤所引起的出血都不会威胁到幼儿的生命。

人体的血管按构造功能的不同可分为毛细血管、静脉血管和动脉血管三种类型。毛细血管是一种微小的血管，分布在人体全身的各种组织和器官中，是连接动脉与静脉，进行血液与组织间物质交换的主要场所。一般情况下，小外伤所引发的都是皮肤表层的毛细血管破损，出血量也不多，通过直接压迫便可以很快将出血止住。静脉血管比较接近于皮肤表面，其管壁薄，弹性较差，血液流速较慢。虽然静脉出血后可能会有严重后果，但通常也可以通过直接压迫来较好地控制出血量。动脉出血的后果则最为严重，由于动脉血管较粗大、血流速度也快，因此在其受到损伤后会造成严重的出血，大量的血液会在短时间内丢失，如果没有及时控制可能会危及生命。

2. 感染

伤口感染是由病毒、细菌或其他微生物进入开放性伤口并开始繁殖而引起的。一般小外伤所引起的感染范围较小，且血液流出还有助于清洁伤口，因此依靠自身免疫系统便可以逐渐修复。但是，由于刺伤的伤口深，虽然出血量非常少，但病菌难以排出，因而刺伤的感染风险很高。小伤口感染如果没有处理好，还可使伤口感染扩散，甚至引起其他严重的并发症，如败血症。此外，当含有病菌的体液（人体分泌或排出的液体）污染了某个物体后，被污染的物体就会变成传播病菌的媒介。

3. 肿胀

肿胀是指当伤处出现淤血、感染发炎或充血时，身体某一部分体积出现增大的状态。当身体某部分受到挤压或碰撞引发闭合性损伤时，皮下组织和血管会因损伤而引发一定范围的出血，但由于皮肤表面没有开放性的伤口，因而伤处常出现肿胀。此外，当开放性的伤口出现局部感染时，也会引发炎性肿胀。肿胀通常会伴有明显的疼痛，当淤血被吸收或感染消失后，肿胀也会消退。

此外，有的幼儿有晕血症，看到伤口流血后会脸色发白、恶心，甚至晕厥，但过后即可恢复正常。保教人员应详细了解幼儿的晕厥病史，避免其突然晕倒受伤。

学习提示 1

机体损伤的严重程度是由受伤的深度、血管损伤的类型和出血量决定的。保教人员如果发现患儿伤口出血量较大、血流速度较快，表明已不是简单的小外伤，而可能已伤及动脉血管或大的静脉血管，应及时进行压迫止血处理或送医。

学习活动 3 思考

请先阅读案例，然后完成分析题。

4岁的雯雯用嘴啃咬手指时，左手中指被咬破了，然后她告诉了奶奶。奶奶就给雯雯贴了一张创可贴。后来，因担心创可贴松掉脱落，奶奶就又用布条将雯雯手指上的创可贴包扎了起来。此外，为防止布条松掉脱落，奶奶又在布条上用橡皮筋进行缠裹。包扎后，奶奶曾询问过雯雯手指的情况如何，并要查看伤口。结果雯雯说，手指不痛了，同时也不愿意让奶奶查看伤口的情况。等到2天后，奶奶拆开雯雯手指上的布条和创可贴，这才发现雯雯的手指已经发黑、坏死，最终要被截指处理。

请结合"学习支持3"的内容，分析案例中雯雯奶奶的处理方式存在哪些问题。

....

....

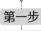

学习支持 3

✦ 小外伤的应急处理

　　尽管小外伤一般都不会危及幼儿的生命，但保教人员仍需要及时做出正确的处理，以防止伤情进一步恶化，并及时通知幼儿的家长。具体可参考以下处理流程：

第一步　　快速观察现场，确保周围环境安全。

第二步　　尽快进行生命体征评估和二次评估，重点了解幼儿的受伤原因、伤口类型、数量、部位、形状、内有无异物或脏东西污染、出血量及血流速度等情况。

第三步　　安排其他老师维护现场秩序，并安抚幼儿的情绪，告诉幼儿你可以帮助他（她），然后根据具体情况选择应对措施。

　　第一，救助者在为幼儿处理伤口前，应先清洁双手，戴好医用防护手套。①

　　第二，叮嘱幼儿不要触碰伤口。

❶ 　　**评估结果**：幼儿为轻度的擦伤、切割伤或刺伤。

　　应对措施：

　　a. 清创：使用棉签蘸取生理盐水从中间向四周方向清洗伤口及其周围皮肤（也可用流动水直接冲洗），以去除伤口及周围的污物。如果是刺伤，应先将残留的异物小心拔出，再清洗伤口。

　　b. 止血：一般小伤口会自行止血。如果出血较多的话，可以用无菌敷料放在伤口上按压约5分钟，并将伤口抬高到心脏以上的位置，直到血止住。

　　c. 消毒：使用消毒棉签蘸取碘伏，从中间向四周方向擦拭伤口及周围皮肤，预防感染。

　　d. 包扎：伤口较小时，一般无须包扎伤口；如果伤口较大，可以使用消毒纱布覆盖伤口，然后再用胶带固定即可。包扎可避免伤口感染，但需每天换一次纱布。

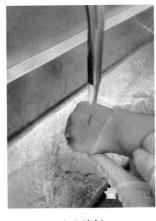
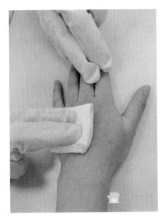
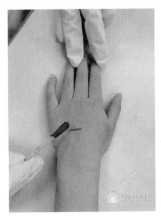
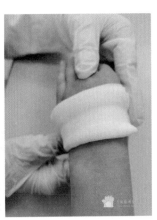

（a）清创　　　　　　　（b）止血　　　　　　　（c）消毒　　　　　　　（d）包扎

图 3-4-1　轻度擦伤、切割伤或刺伤的处理方法

---

　　① 说明：预防伤口感染的最基本的措施就是在为孩子处理开放性伤口时戴好医用防护手套，将救助者的皮肤与可能有病菌的体液隔离开。

学习提示2

（1）清创和消毒时，救助者要戴好防护手套，禁止用手直接触碰幼儿的伤口，且消毒棉签要勤更换，避免伤口被重复污染。流动水最好使用接近体温的温水或肥皂水，避免刺激伤口。

（2）不要通过在伤口上涂抹牙膏、草木灰、植物油等东西来止血，这会增加感染概率。

（3）在为幼儿清洗、消毒开放性伤口后，救助者应仔细使用肥皂水和流动水洗手。

（4）如果幼儿出现以下情况应尽快送医处理：

① 伤口是由动物抓、咬造成的。

② 伤口按压超过15分钟仍无法止血。

③ 切割伤伤口两边张开，深度超过0.5厘米或长度超过2.5厘米，需缝合处理。

④ 伤口处的污物较大或较深，冲洗也无法去除。

⑤ 伤口长时间不愈合或出现红肿、持续性疼痛、化脓等异常情况。

⑥ 刺伤伤口较深，或内部被污染，需注射破伤风疫苗。

⑦ 保教人员觉得自己无法处理伤口，或幼儿的伤口处于靠近眼睛、嘴唇、头部、生殖器等特殊部位。

⑧ 幼儿出现意识丧失、呼吸异常、精神萎靡、发热等其他异常情况。

❷ 评估结果：幼儿为轻度的挫伤。

应对措施：一般的挫伤如果没有出现伤口肿胀，则无须处理，几天后可自愈。如果有明显肿胀则可参考"RICE 法"处理。

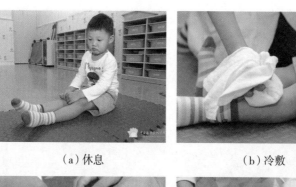

（a）休息

（b）冷敷

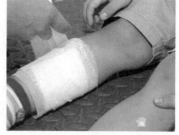

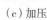

（c）加压

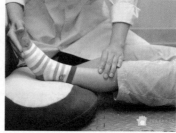

（d）抬高

图 3-4-2 轻度挫伤的处理方法

第四步 做好事后追踪，及时了解幼儿的健康状况，并与相关人员（幼儿、家长、教师等）及时进行有效的沟通。

第五步 上报相关机构或对外信息公开（如有必要）。

第六步 记录归档。

学习提示 3

（1）不可直接用冰袋或冰块接触皮肤，也不可长时间冷敷，以免冻伤。

（2）不要揉捏患儿的肿胀部位，这可能会加重伤情或造成进一步损伤。

（3）对于低龄婴幼儿，应尽量选择用冷毛巾冷敷，而不要选择用冰袋冷敷。

（4）绷带加压时需要一定的力度，但不可缠绕过紧，且应检查包扎处远端皮肤的颜色，观察孩子的反应。当孩子的皮肤颜色变紫、暗红，或出现手指、脚趾发冷、发麻、有刺痛感等异常情况时，应松开绷带。

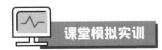

课堂模拟实训

幼儿小外伤的应急处理综合模拟实训

（1）材料准备：碘伏、棉签、生理盐水（或流动水）、冰袋、无菌敷料、无菌纱布、弹力绷带、医用剪刀、儿童人体急救模型等。

（2）实训要求：以小组为单位，从轻度割、擦、刺伤和轻度挫伤中任选一种情况，然后自拟情境与角色，并结合幼儿小外伤的典型体征、紧急处理流程及操作要求，模拟幼儿发生小外伤时的应急处理全过程。小组模拟结束后，请使用表3-4-1对展示组进行评价。

表 3-4-1　幼儿小外伤的应急处理综合模拟实训评价表

评分项目	评分标准或要求	分值	评价方式			得分
			自评	互评	师评	
			权重20%	权重30%	权重50%	
1. 流程完成度	模拟救助流程完整，包含以下六个步骤：观察现场—评估伤情—救助处理—沟通与疏导—上报与公开—记录归档	10分				
2. 救助措施	① 救助措施基于评估结果 ② 救助步骤完整、正确 ③ 救助操作规范	30分				
3. 团队合作	① 主动寻求团队成员的帮助 ② 小组分工明确 ③ 应对过程配合密切	20分				
4. 有效沟通	① 给予幼儿（包括伤病儿及其他幼儿）关心和安慰 ② 及时、准确地上报相关人员（保健员和园所负责人） ③ 及时、恰当地联系伤病儿家长 ④ 表达简洁流畅，用语文明礼貌	20分				

（续表）

评分项目	评分标准或要求	分值	评价方式			得分
			自评	互评	师评	
			权重20%	权重30%	权重50%	
5. 应对效率	① 熟悉救助流程 ② 救助过程效率高，不拖拉	10分				
6. 人文关怀	① 通过语气、表情、肢体动作等给予伤病儿关注与呵护 ② 尊重伤病儿家长的感受和诉求	10分				
综合模拟实训总分		100分	小组总得分			

反思与收获：

▶ **学习提示 4** ◀

当班级有幼儿发生小外伤后，与幼儿及家长的沟通要点如下：

（1）小外伤虽属于轻度伤病，但幼儿可能因疼痛和流血而受到惊吓。因此，与患儿沟通时应重点安抚幼儿的情绪，并告诉幼儿他（她）不会有事，老师可以提供帮助。此外，还应叮嘱幼儿不要触碰伤口，避免伤口感染，如有其他不舒服的地方要及时告诉老师等。

（2）见到有人受伤流血后，现场其他幼儿可能会感到恐惧和担心，这时老师应该及时告诉他们患儿发生了什么，且患儿已经没事了，他们很安全，同时提醒现场幼儿要学会保护自己，避免受伤。

（3）幼儿在园所内发生小外伤，保教人员多少有一定的责任。所以，保教人员应及时与家长联系，表达歉意，并告知家长孩子受伤的详细情况，已接受哪些处理措施及现在的状态如何等，以避免家长过度担心。

学习活动 4 ◎思考

请结合实习经历和幼儿小外伤的常见原因，思考保教人员应该通过哪些方式来减少幼儿小外伤的发生。

....
....
....
....

学习支持 4

★ 小外伤的预防

小外伤是幼儿常见的意外伤害类型，尽管小外伤在大多数时候都不会对幼儿的健康造成严重后果，但保教人员也应做好预防工作，防患于未然。保教人员可参考以下几点来预防幼儿小外伤的发生。

1. 做好幼儿安全教育

保教人员应经常对幼儿进行必要的预防小外伤的安全教育，以提高幼儿的预防意识。例如，要远离破碎的玻璃、刀具等锋利物品；不要在室内快速奔跑或追打；不要留过长的指甲；不可以用指甲抓人；发现玩具有破损应及时告诉老师；走路或玩耍时应仔细留意身边的危险物品；受伤后不要自己处理伤口，应及时向老师求助等。

2. 提供安全的环境

保教人员应为幼儿提供一个安全的生活环境，以减少幼儿受伤的概率。例如，幼儿的桌椅应选用圆角边或将直角边用海绵包裹起来；在危险的地方或物品上贴上容易理解的标志并告知幼儿；为幼儿提供安全的运动空间，如运动场地尽量选择泥地、沙地或塑胶材质，及时清除地面的杂物、水渍；控制班级幼儿的人数，避免拥挤；不要在园所内种植带刺的植物等。

3. 有序组织运动活动

保教人员在组织幼儿进行活动前应详细告知他们活动规则，检查幼儿裤腿或鞋带是否松散，活动环境是否安全，及时排除危险因素。在活动的组织过程中，除了合理有序安排分组外，还要时刻留意幼儿是否有危险动作或行为出现，如果出现应及时制止。

4. 选用合适的幼儿用具

保教人员应建议家长为幼儿提供宽松、舒适的衣服和鞋，方便他们运动，从而减少因鞋服不合适而造成的意外摔伤。托幼园所为幼儿提供的餐具、玩具、美工用具等都应无锋利边角、无玻璃零件，幼儿的桌椅边角无倒刺，以避免幼儿被割伤或刺伤。

○ **课后练习** ○

课后练习

1. 请尝试以流程图的形式将幼儿小外伤的应急处理过程呈现出来。

2. 请结合本任务所学知识，完成下面的课后练习。

（1）毛毛摔倒后，左手肘部皮肤表皮有破损，创面有较多小出血点，还伴有组织液渗出和沙土，皮肤表层有明显的刮痕和表皮脱落。根据伤口特点，毛毛的小外伤类型属于（　　）。

    A. 切割伤　　　　　　B. 擦伤　　　　　　　　C. 刺伤　　　　　　　　D. 挫伤

（2）（接第1题）经过快速评估后，带班的杨老师接下来的做法正确的是（　　）。

    A. 安慰孩子，然后直接带毛毛去保健室处理伤口

    B. 立即安慰孩子，然后给孩子家长打电话告知情况

    C. 安排其他老师看护班上的孩子，然后安慰毛毛，并带他到保健室处理伤口

    D. 从活动室取来外用药给孩子处理伤口

（3）（接第2题）孩子来到保健室后，保健员的处理方式正确的是（　　）。

　　A. 先使用医用酒精对孩子的伤口进行清洗，然后抹上抗菌软膏

　　B. 直接用手摸孩子的伤口，然后用生理盐水对伤口进行冲洗

　　C. 先用流动清水冲洗伤口，再用碘伏消毒伤口

　　D. 先用流动清水冲洗伤口，再在伤口上涂抹牙膏

（4）午睡时，蛋蛋的额头不小心撞到了床沿处，随即大哭起来，他的额头瞬间凸起一个红红的"大包"，但是没有流血。下列伤口处理的方法中，正确的是（　　）。

　　A. 用冰袋直接敷在孩子伤口处，冰敷消肿

　　B. 在伤口处抹跌打药，然后用手揉搓伤处，促进消肿

　　C. 让孩子仰卧休息，抬高双腿，加速头部血液循环

　　D. 用冷毛巾敷在孩子的伤口处，冷敷消肿

（5）下列关于轻度擦伤、切割伤、刺伤的处理方法中表述正确的是（　　）。

　　A. 清创时应从四周向中间方向清洁伤口及其周围皮肤

　　B. 可以在伤口上涂抹牙膏、食用油等来止血

　　C. 应优先选用双氧水或红汞（俗称红药水）等药品进行伤口消毒

　　D. 如果伤口较大，处理好伤口后应使用消毒纱布覆盖伤口，再用胶带固定

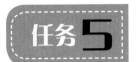

任务5 动物伤害的应急处理与预防

---------○ 学习目标 ○---------

☑ 知晓常见动物伤害的主要危害、常见原因及预防措施。

☑ 能根据幼儿的主要体征初步识别出幼儿是否受到了动物伤害。

☑ 能根据对幼儿初步的伤病情况评估，模拟为被动物伤害的幼儿实施应急处理。

☑ 能在应急处理过程中与相关人员进行有效的沟通。

☑ 懂得动物伤害的应急处理与预防的重要意义，并积极参与相关知识技能的学习。

---------○ 学习准备 ○---------

☑ 自学本任务内容，然后完成预习测试。

☑ 阅读案例"幼儿园动物伤害案例三则"，然后完成案例下面的思考题。

☑ 学习微课"幼儿动物伤害的应急处理"。

预习测试　　微课 幼儿动物伤害的 应急处理

---------○ 案例导入 ○---------

幼儿园动物伤害案例三则

案例一　幼儿园里突现大蜂巢[①]

在徐州某幼儿园内，有孩子被蜜蜂蜇伤了。老师四处寻找后发现，在四楼的屋檐下藏着一个大蜂窝。这个大蜂窝长约40厘米，直径20厘米左右。蜜蜂成群结队的飞进飞出，场面着实吓人，老师随即拨打119求助。徐州消防紧急赶到，消防员将自己悬空挂在墙体外，然后快速用塑料袋将整个蜂窝完全套住。蜂窝被取下来后，消防员又用驱虫剂朝屋檐部位喷射，防止蜜蜂再次回来筑窝。

案例二　男童被隐翅虫咬伤[②]

洛阳老城区一名小男孩在幼儿园午休时被隐翅虫咬到，脸部出现红肿，随后又起了不少水疱，并伴有溃烂、化脓迹象。老师发现后立即通知家长将孩子送医检查。"孩子是被隐翅虫咬了。"医生告诉幼儿家长，幸亏当时孩子没有把隐翅虫拍死，不然虫子体内的毒液全部流到皮肤上，会造成更大面积的红肿、水疱。

隐翅虫体内有强酸性毒液，腐蚀性很强，即便只是爬过裸露的皮肤，也会让人出现疼痛、灼痒、红肿甚至起水疱等症状。隐翅虫经常藏在草丛里，喜欢昼伏夜出，有趋光性。被隐翅虫咬伤后，要立即用肥皂水清洗，然后就医，千万不要挠，以免引起溃烂感染。

---

① 李伟豪，王珍. 幼儿园里冒出大蜂巢，消防接警紧急摘除［EB/OL］.（2019-07-02）［2020-06-02］.https://news.hexun.com/2019-07-02/197707072.html.

② 牛鹏远，牛然. 遭隐翅虫叮咬　别拍别挠快抹肥皂［EB/OL］.（2017-09-21）［2020-06-27］.http://news.lyd.com.cn/system/2017/09/21/030321959.shtml.

案例三　孩子在幼儿园被老鼠咬伤[1]

　　安徽合肥某幼儿园老师在午睡巡查时发现某幼儿突然大哭起来，经检查发现，孩子身上有被咬伤的痕迹。在调取了监控录像并结合医生的判断后，基本确定孩子是被老鼠咬伤的。事发后，老师立即将幼儿送至保健室对伤口进行消毒处理，并及时通知了幼儿家长，一起将孩子送往医院检查，注射了干扰素和狂犬疫苗。之后，幼儿园联合相关部门一起进行了灭鼠除害的工作。

　　但是没想到，在9天之后，又有一名幼儿在该幼儿园午睡时疑似被老鼠抓伤。孩子的妈妈说，孩子的后背和肩膀有五六条抓伤，被诊断为2度抓伤，已经注射了狂犬疫苗。由于园方拒绝调取监控录像，因此医生也不能百分之百确认孩子是被老鼠抓伤的。该家长表示，自己家的孩子和上次被咬的孩子是一个班级的，曾经看到学校在进行打扫，也听说找了专家来除鼠害，但是看起来问题并没有被解决。而园方相关负责人表示，目前上级部门已经介入了调查，正在核实之中，暂时无法答复。

> **思考**
>
> 保教人员可以采取哪些措施来避免动物伤害事件的发生呢？

学习活动 1　思考

　　请结合案例分析中的内容，思考托幼园所中的幼儿除了可能被蜜蜂、隐翅虫及老鼠伤害外，还可能被哪些动物伤害？请举例说明。

....

....

....

....

学习支持 1

★ 幼儿动物伤害的特点

　　动物伤害是由各种动物对幼儿所造成的意外损伤。相关数据表明，动物伤害已成为我国0—14岁儿童最常见的意外伤害类型之一。近些年来，随着生活水平的不断提高，我国城市居民饲养宠物的数量不断增加，幼儿与动物的接触机会和亲密程度都在增加，这使得幼儿被狗、猫等动物伤害的案例也越来越多。综合有关调查数据，由动物所引起的幼儿意外伤害主要呈现出以下特点。[2]

　　（1）年龄：尽管不同地区被动物伤害的儿童年龄分布各有特点，但幼儿始终是动物伤害的主要群体，尤其是家中有猫、狗等宠物的幼儿是动物伤害的高危人群。

　　（2）性别：几乎所有的研究资料都表明男孩比女孩更容易受到动物伤害。

　　（3）地点：在具体发生地点上，户外（河湖、花草丛、树丛、石堆等）、潮湿阴暗的角落多发生昆虫叮

① 甘洁，魏鑫鑫.合肥4岁男童幼儿园午睡时疑被老鼠咬伤［EB/OL］.（2018-11-07）［2020-06-29］.http://www.ahwang.cn/hefei/20181107/1825596.shtml.

② 陈盈，李丽萍.国内外儿童动物致伤研究进展［J］.伤害医学（电子版），2017，6（01）：51—62.

咬伤害；家中则容易发生宠物猫或狗的抓、咬伤害。在地区分布上，农村地区幼儿发生动物伤害的比例要明显高于城市地区幼儿。

（4）时间：幼儿被动物伤害的时间主要集中在夏、秋季节（尤其是5—9月），同时，周末和寒假期间也是动物伤害的高发期。

（5）致伤动物：造成叮咬或蛰刺伤的常见昆虫有：蚊子、蜂类、蜱虫、隐翅虫、蚂蚁、毛虫、蜈蚣、蝎子等；造成抓、咬伤的常见动物有：猫、狗、蛇、鼠、兔，以及家禽、牲畜或其他野生动物等。在所有致伤动物中，狗是最常见的致伤动物，其次是猫。

（6）受伤部位：整体上看，动物致伤部位以幼儿的上肢和下肢较常见，其次是头面部和躯干。但是，年龄较小、身高较低的幼儿在受到动物伤害时，其躯干及头颈面部受伤的概率要高于年龄较大、身高较高的幼儿。

学习活动 2 🎤 分享

请结合自己的成长过程，回忆一下自己有没有被动物伤害的经历。如果有的话，说一说你是在什么地方被什么动物所伤？伤害程度如何？请与大家一起分享。

·························
·························
·························
·························

学习支持 2 💡

⭐ 幼儿动物伤害的原因

1. 幼儿自身因素

幼儿之所以是动物伤害的主要受害群体，与其自身年龄特点有密切关系。研究表明，幼儿受到动物伤害的概率是成人的2—3倍，且随着年龄的增长，幼儿受到动物伤害的数量整体上也在逐渐下降。这表明幼儿自身因素是导致其容易受到动物伤害的重要原因之一。首先，幼儿好奇心强，喜欢到户外植物较多的地方去探索、玩耍，喜欢与猫、狗等动物逗玩，幼儿对环境中各类事物的强烈探索欲使他们受到动物伤害的概率大大增加。其次，幼儿对各种动物的习性缺少了解，往往容易低估动物可能给自身带来的伤害，所以在与动物的接触或互动中容易激发动物的攻击行为，从而受到动物的伤害。最后，幼儿的自我保护意识和自我防御能力都较弱，在受到动物的威胁时往往手足无措，处于被动受伤的地位。

2. 幼儿监护人因素

家是幼儿发生动物伤害最多的场所，这反映出家长或监护人对幼儿身边动物所存在的危险缺乏基本的预防意识，也反映出家长或监护人对幼儿相关安全教育的缺失。成人预防意识不足、看护不到位以及安全教育的不足使幼儿在与动物接触时过度亲密，不懂得如何保护自己，从而降低了对动物的防御意识。

3. 社会因素

首先，各类狗、猫、鼠等动物常出现在幼儿的日常生活环境中，这样较高的动物接触机会就意味着存在较高的动物伤害概率。其次，许多喂养宠物的人对宠物的管理和责任意识并没有随着宠物数量的增加而提高，随意放养、遗弃的宠物对弱小的幼儿来说成为了主要的安全威胁。最后，我国许多城市对喂养宠物缺少规范的管理，很多宠物没有按时接种动物疾病疫苗，也没有做任何登记，使得很多有潜在危险的动物流入社区、街道等公共场所，极大地威胁着周围居民的安全。

★ 动物伤害的体征及危害

动物伤害表现出的体征因致伤动物种类的不同以及伤害的程度不同而有所区别，整体上，动物致伤程度绝大多数都为轻微伤。下面就介绍几种常见动物伤害的一般体征及其对幼儿健康的危害。

1. 昆虫叮咬伤

绝大多数的昆虫（如蚊子、蚂蚁等）叮咬伤并不会对幼儿造成大碍。幼儿除了会有烦躁、哭闹等表现外，其受伤部位皮肤可出现疼痛、瘙痒或水肿等症状，但通常在一天左右就会消失。有些幼儿被昆虫叮咬后，可能会出现轻度的过敏症状，如皮肤上出现风团块和水肿，也可能会引起荨麻疹，又叫"虫咬性皮炎"。

但是，有些昆虫叮咬伤可能会造成非常严重的后果。例如，蚊子在刺破皮肤时，其唾液会将疟疾、丝虫病、流行性乙型脑炎（简称乙脑）等疾病传染给幼儿；被蜱虫叮咬后，严重者可引起患者心、肝、肾等多脏器功能损害，甚至死亡。此外，有过敏体质的幼儿可能在被蜜蜂等昆虫叮咬后产生严重的过敏性休克或哮喘，也会危及到生命。

值得重视的是，蜱虫叮咬伤虽仅是某些地区常见的动物伤害类型，但其对免疫系统较弱的幼儿和老人的健康威胁较大。蜱虫在叮咬人时，会将头埋在皮肤内吸血，同时分泌一种对人体有害的物质。如果蜱虫钻入人体后没有被及时取出，可能会传播各种疾病，而如能及时处理，大多数情况并不会致病。

幼儿被昆虫叮咬后，如果受伤处为身体重要部位（如眼睛、面部、生殖器等处），或幼儿出现以下体征，说明情况较为严重，保教人员应及时将幼儿送医处理。

- 受伤部位出现较大范围的皮疹或风团块
- 受伤部位出现溃烂或感染
- 受伤处出现明显的水肿
- 受伤处为蜱虫钻入皮肤
- 出现发热
- 出现喘息或气急、呼吸困难
- 感觉虚弱、恶心或出现呕吐
- 心跳加速

2. 猫或狗抓、咬伤

猫和狗有锋利的爪子和牙齿，幼儿在被其伤害时通常表现为皮肤抓挠伤或咬伤。调查数据表明，在被猫、狗伤害的幼儿中，绝大多数为轻微的损伤，属于Ⅱ级狂犬病暴露。[①] 但是，由于幼儿相对较矮小，其受伤概率较大的头面部和上肢靠近大脑中枢，同时还分布着丰富的血管，因此，伤后潜在的危险性不容忽视。

通常，被注射过动物疾病疫苗或健康的猫、狗抓咬伤，其症状较轻，主要为局部皮肤出现抓痕或破损，或者出现或深或浅的齿印，出血较少，甚至无出血，一般无大碍。如果是严重咬伤则可造成大面积皮肤、肌肉、神经撕裂或损伤，甚至造成毁容、大量出血、伤口感染等情况。

如果是被带有狂犬病病毒的猫、狗抓咬伤，其身上携带的狂犬病病毒则可能通过伤口传递给受伤幼儿，

---

① 说明：狂犬病是一种由狂犬病病毒诱发的动物源性传染病，潜伏期为5天至2—3个月。病毒主要通过破损的皮肤或黏膜侵入人体，临床大多表现为特异性恐风、恐水、咽肌痉挛、进行性瘫痪等。按照接触方式和暴露程度可将狂犬病暴露分为三级，接触或者喂养动物，或者完好的皮肤被舔或接触动物分泌物为Ⅰ级；裸露的皮肤被轻咬，或者无出血的轻微抓伤、擦伤为Ⅱ级；单处或者多处贯穿性皮肤咬伤或者抓伤，或者破损皮肤被舔，或者黏膜被动物唾液污染，或暴露于蝙蝠以及发生在头、面、颈部、外生殖器的咬伤为Ⅲ级。

从而引发狂犬病。真正的狂犬病暴露必须符合两个条件：一是接触到狂犬病病毒，二是皮肤有破损或有黏膜接触。感染狂犬病后的死亡率几乎是百分之百，严重威胁着孩子的生命安全。

值得注意的是，外表看似健康的猫、狗导致的轻微伤仍有发生狂犬病的危险，因为外观健康的猫或狗也可能携带狂犬病病毒。为了安全起见，无论致伤的猫、狗是否已注射过动物疫苗，只要属于Ⅱ级和Ⅲ级狂犬病暴露，都应及时注射狂犬病疫苗。

3. 蛇咬伤

被普通的无毒蛇咬伤后，通常只会在幼儿受伤皮肤处留下两排细小的齿痕，轻度刺痛，无局部疼痛、肿胀、麻木和无力等全身症状。而被毒蛇咬伤后，幼儿出现症状的快慢及受伤的轻重程度受到毒蛇的种类、蛇毒的剂量与性质、毒蛇咬伤的部位、伤口的深浅及幼儿的免疫抵抗力等多种因素影响。

一般情况下，毒蛇咬伤的伤口局部常留有一对或3—4个毒牙的痕迹，毒液通过伤口进入患儿血液循环后，伤口周围会出现明显的肿胀、疼痛或麻木感，局部可出现瘀斑、水泡或血泡，全身中毒症状也较明显。患儿还可能出现头昏、嗜睡、视力模糊、言语不清、吞咽困难、呼吸困难等神经系统障碍，或者出现广泛内出血、溶血、黄疸、循环衰竭等血液循环障碍。因此，被毒蛇咬伤后，如果没有得到及时的治疗，严重时可危及孩子的生命。

学习活动 3 📽 情境模拟

请结合"学习支持3"的内容，分别模拟昆虫叮咬、猫狗抓咬伤以及蛇咬伤的操作练习，然后记录练习中的收获。

学习支持 3 💡

★ 动物伤害的应急处理

保教人员在发现幼儿可能被动物伤害之后，应立即根据幼儿的受伤情况对其进行应急处理，具体可参考以下处理流程。

第一步　快速观察现场，确保周围环境安全。如果周围有危险动物，应先将幼儿转移至安全的地方。

第二步　尽快进行生命体征评估和二次评估。了解伤害幼儿的动物类型（如果可能，应将伤人动物拍照保存）、受伤部位及程度。

第三步　安排其他老师维护现场秩序，并安抚幼儿的情绪，告诉幼儿你可以帮助他（她），然后根据具体评估结果为幼儿实施应急处理。

① 评估结果：幼儿被蜜蜂、蝎子、蜈蚣等昆虫叮咬。

应对措施：

a. 检查：检查受伤部位是否有遗留的毒刺，如有，建议使用硬卡片（如银行卡）或指甲刮除刺针。但如果是被蜱虫咬伤，应立即送医处理。

b. 冲洗：用肥皂水清洁被昆虫叮咬的部位，并用清水冲洗伤口。

　　c.冷敷：如伤处有肿胀或剧烈疼痛，可冷敷10—15分钟，以减轻水肿、疼痛症状。

　　d.观察：密切观察幼儿的体征。一般的昆虫叮咬伤口会在几天内自愈，但如果幼儿出现呼吸困难、过度肿胀（尤其是面部、眼部、嘴唇、舌头、喉咙、生殖器等部位）、头晕或意识丧失、心跳加快、恶心或呕吐、皮肤大面积潮红或苍白、荨麻疹、大量出汗等严重过敏反应或感染等症状，则应立即送医处理，并通知孩子的家长。

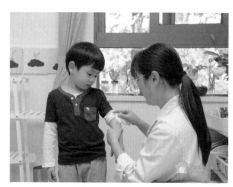

（a）检查

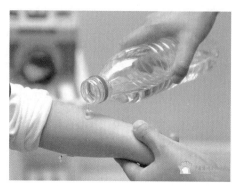

（b）冲洗

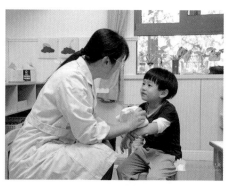

（c）冷敷

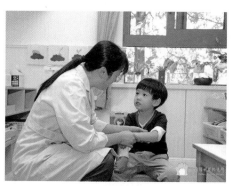

（d）观察

图3-5-1　昆虫叮咬伤的处理方法①

学习提示

　　（1）如果幼儿的受伤部位为手或脚，且发生了较明显的肿胀，可抬高伤处消肿。

　　（2）如果有毒刺留在幼儿体内，不建议使用镊子夹取毒刺，这样可能会导致更多的毒液进入孩子体内。

　　（3）被蜱虫叮咬皮肤后，不可用手强行将蜱虫取出，也不要用酒精、烟头等刺激其掉出。正确的方法是及时将幼儿送医，由医生通过药物将蜱虫麻醉，再将蜱虫取出。

　　（4）确保幼儿的指甲短而清洁，以减少其因抓挠受伤部位而引起的感染。

　　（5）如果伤处需要用药，应让家长接回幼儿并送医处理后，按医嘱用药。

　　（6）昆虫叮咬伤可能会导致荨麻疹或严重的过敏反应，且常常没有任何先兆，发生迅速，甚至会导致过敏性休克。保教人员应关注幼儿（尤其是有过敏史的孩子）受伤后的体征变化，及时做出反应。

---

①　参考中国疾病预防控制中心2016年1月29日发布的《狂犬病预防控制技术指南（2016版）》。

❷ 评估结果：幼儿被猫、狗轻度抓、咬伤，皮肤有破损，出现小面积的抓咬痕或伴有少量出血。

应对措施①：

a. 冲洗：用肥皂水（或其他弱碱性清洁剂）和一定压力的流动清水交替清洗伤口至少15分钟，再用生理盐水冲洗伤口，以避免肥皂液或其他清洗剂的残留。冲洗时要将伤口扩大，让其充分暴露，以减少感染风险。

b. 消毒：用棉签蘸取碘伏（或其他具有病毒灭活功效的皮肤黏膜消毒剂）对伤口进行涂擦消毒。

c. 覆盖：用无菌纱布覆盖伤口，只需固定，不要包扎，避免伤口被污染。

d. 送医：尽快拨打120急救电话或将幼儿送医，并联系家长。医生会根据受伤情况为孩子注射狂犬病疫苗、破伤风抗毒素、免疫球蛋白等药物。在受伤严重时，建议在冲洗伤口后立即将孩子送医治疗。

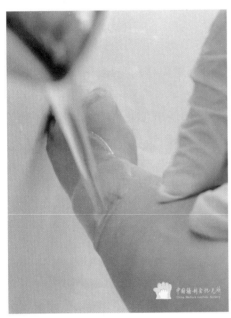
（a）冲洗

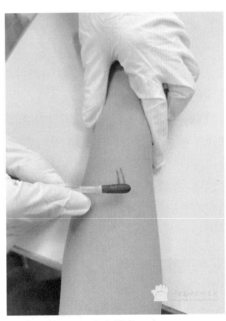
（b）消毒

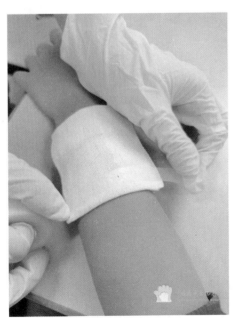
（c）覆盖

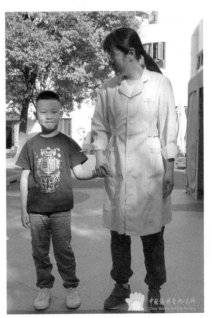
（d）送医

图3-5-2 轻度猫、狗抓、咬伤的处理方法

学习提示2

（1）猫、狗抓咬伤的处理原则：及时、彻底清洗和消毒伤口，越早越好，但不建议挤压伤口。

（2）如果伤口较严重，流血较多，这时应先用干净的敷料进行压迫止血，然后抬高伤处并尽快送医处理。

（3）蝙蝠、猫、狗等属于狂犬病病毒高风险动物；牛、羊、马、猪等家畜类动物属于狂犬病病毒低风险动物；禽类、鱼类、昆虫、龟等非哺乳动物属于狂犬病病毒无风险动物。

（4）如果幼儿的眼部、口腔、外生殖器或肛门部黏膜等特殊部位被猫、狗抓咬伤，应及时送医，交由专业人员处理。

❸　　　评估结果：幼儿被蛇咬伤。

应对措施：保教人员无须辨别咬伤幼儿的蛇是否有毒，应在为幼儿进行下列处理后尽快送医处理。

a.休息：安慰幼儿，让其保持镇静并要求其尽量避免移动身体，减缓毒素（如有的话）在血液循环中的扩散。

b.放低：将幼儿被咬伤的部位（如手臂或腿）保持低于心脏的位置，避免蛇毒（如有的话）向全身快速扩散。如果伤处肿胀，应及时去除伤处紧绷的衣服。

c.冲洗：使用肥皂水或流动水冲洗伤口至少15分钟。

d.送医：立即拨打120急救电话或将幼儿送医处理，并联系家长，同时密切观察幼儿的伤情变化，如果出现心脏骤停应及时实施心肺复苏术。

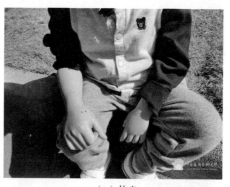
（a）休息

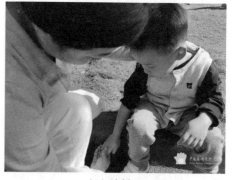
（b）放低

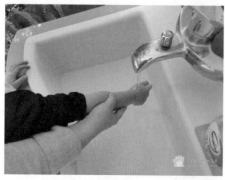
（c）冲洗

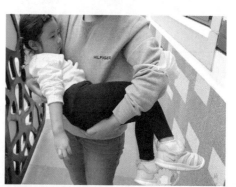
（d）送医

图3-5-3　蛇咬伤的处理方法

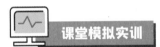

学习提示3

（1）禁止使用"切开—吸吮"的方式去除毒物，尤其不能用嘴去吸，避免造成伤口感染。

（2）不要用止血带，这样容易引发血液循环受阻和组织损伤。如果出血较多，可直接使用无菌敷料按压伤处止血。

（3）不要对受伤处进行冷敷，这会减缓血液循环，让蛇毒留在体内而加速机体损伤。

（4）如果孩子因蛇伤而造成呼吸、心跳停止的情况，应及时进行心肺复苏术，直至急救人员到来。

（5）如果幼儿在受伤后呈现以下症状或体征，大多是蛇毒引发，应尽快送医处理：

①受伤处出现水肿、皮肤苍白或出现血泡；②幼儿反馈伤处有严重的烧灼痛、麻痹感；③幼儿出现恶心、眩晕、呕吐、大汗；④幼儿意识丧失、视线模糊、呼吸困难等。

第四步 做好事后追踪，及时了解幼儿的健康状况，并与相关人员（幼儿、家长、教师等）及时进行有效的沟通。

第五步 上报相关机构或对外公开信息（如有必要）。

第六步 记录归档。

课堂模拟实训

幼儿动物伤害的应急处理综合模拟实训

（1）材料准备：硬质塑料卡片、碘伏、棉签、肥皂水、流动水、冰袋、干净毛巾、无菌敷料、无菌纱布、医用胶带、儿童人体急救模型。

（2）实训要求：以小组为单位，从昆虫叮咬伤、猫狗轻度抓咬伤、蛇咬伤中任选一种情况，然后自拟角色，并结合幼儿动物伤害的具体体征、紧急处理流程及操作要求，模拟幼儿发生动物伤害时的应急处理全过程。小组模拟结束后，请使用表3-5-1对展示组进行评价。

表3-5-1 幼儿动物伤害的应急处理综合模拟实训评价表

评分项目	评分标准或要求	分值	评价方式			得分
			自评	互评	师评	
			权重20%	权重30%	权重50%	
1.流程完成度	模拟救助流程完整，包含以下六个步骤：观察现场—评估伤情—救助处理—沟通与疏导—上报与公开—记录归档	10分				
2.救助措施	①救助措施基于评估结果 ②救助步骤完整、正确 ③救助操作规范	30分				

（续表）

评分项目	评分标准或要求	分值	评价方式			得分
			自评	互评	师评	
			权重20%	权重30%	权重50%	
3. 团队合作	① 主动寻求团队成员的帮助 ② 小组分工明确 ③ 应对过程配合密切	20分				
4. 有效沟通	① 给予幼儿（包括伤病儿及其他幼儿）关心和安慰 ② 及时、准确地上报相关人员（保健员和园所负责人） ③ 及时、恰当地联系伤病儿家长 ④ 表达简洁流畅，用语文明礼貌	20分				
5. 应对效率	① 熟悉救助流程 ② 救助过程效率高，不拖拉	10分				
6. 人文关怀	① 通过语气、表情、肢体动作等给予伤病儿关注与呵护 ② 尊重伤病儿家长的感受和诉求	10分				
综合模拟实训总分		100分	小组总得分			

反思与收获：

• **学习提示 4** ▸

当班级有幼儿被动物伤害后，与幼儿及家长的沟通要点如下：

（1）轻度的动物叮咬伤也会引发幼儿明显的疼痛、焦虑与恐惧。与患儿沟通时应及时安抚孩子的情绪，告诉他（她）你可以提供帮助。此外，还应要求幼儿配合处理伤口，不要触碰、抓挠伤口等。

（2）看到有人被动物伤害后（尤其是看到流血），也可引发现场其他幼儿的恐惧和对自己安全的担忧。与他们沟通时，应强调他们是安全的，危险的动物已经被隔离或处理，不用担心。此外，还应告知他们受伤的幼儿目前也已经安全，注意保护好自己等。

（3）与患儿家长沟通时，除了表达歉意外，还应根据幼儿的受伤程度来调整沟通的重点。如果是轻度叮咬伤，应及时告知家长孩子受伤的详细情况，已采取的处理措施及目前状况等，并安慰家长不要过于担心和焦虑。如果是严重叮咬伤，除了告知家长详情外，还应立即要求家长到孩子被送往的医院，并尽量安抚家长的情绪。

学习活动 4 ⊘思考

请结合你的实习经历和本任务所学内容，思考保教人员如何才能有效避免幼儿动物伤害的意外发生。

....

....

....

....

学习支持 4

✶ 幼儿动物伤害的预防

虽然幼儿动物伤害多以轻度损伤为主，但由于最常见的猫、狗抓咬伤容易引发狂犬病，其潜在的危害不容忽视。因而，保教人员做好幼儿动物伤害的预防工作显得尤为重要。具体可参考以下几点措施：

1. 做好家长干预工作

由于大多数的幼儿动物伤害事件都发生在家中，所以，家长是预防幼儿动物伤害的重点干预对象。保教人员有义务通过多种形式对幼儿家长进行预防动物伤害的知识宣传和指导。例如，如果家中有宠物，建议家长按时为宠物进行疫苗接种；为家长提供科学的宠物喂养知识，宣传狂犬病的相关知识；提醒家长加强对幼儿的看护，不要让宠物与孩子单独待在一起；提醒家长及时对幼儿进行预防性的安全教育等。

2. 做好幼儿安全教育

保教人员首先应重点引导幼儿正确地与动物相处，并让幼儿了解动物的习性以及其可能造成的危害。例如，不要去打扰正在吃东西、睡觉或照顾幼崽的猫和狗；不要攻击或伤害动物；不要亲吻动物；认识到自己家中的宠物也可能伤害人等。

此外，还要教会幼儿基本的自我保护方法。例如，到昆虫多的户外时应穿长袖、长裤，尽量避免皮肤暴露；不去靠近或逗弄陌生的猫、狗，尤其是看起来狂躁不安的猫、狗；不要在陌生的狗面前快速跑动、追逐，而应镇静、缓慢地从其面前经过；给宠物喂食或清洁时要戴上长的厚手套，以免被咬伤手指；要远离蜜蜂及其巢穴等。

3. 严格管理园所内的动物

托幼园所应禁止在园内豢养具有潜在危险的动物（如狗、猫、蜜蜂等），也应避免无人管理或流浪的动物从围栏间隙或大门进入园所内，但可以养一些对幼儿无害的动物（如乌龟、金鱼等）供幼儿观察和探索。此外，保教人员还应加强监督，避免幼儿偷偷携带小动物入园，以免造成意外伤害。

为避免蚊子、蜜蜂、毛毛虫等各种有害昆虫的滋生，在托幼园所内部及周围应尽量种植不易招惹昆虫的植物，花草植被也不应过于密集种植。同时，还应在幼儿离园后或假期内定期进行除虫、灭蚊、灭鼠等工作。

4. 合理组织户外活动

组织幼儿开展户外游玩或参观时，保教人员应联合家长提前做好预防动物伤害的工作。例如，保教人员应在活动前了解游览区的主要植被类型和可能存在的动物危险；告知家长为幼儿准备长裤，长袖的衣服，且尽量选浅色的衣服；避免带幼儿进入植被繁密、昆虫聚集的地方，路上遇到昆虫应及时提醒幼儿；重点关注有过敏史的幼儿等。

课后练习

---------------------------------- ◯ 课后练习 ◯ ----------------------------------

1. 请尝试以流程图的形式对幼儿动物伤害的应急处理过程进行小结。

2. 请结合本任务所学知识，完成下面的课后练习。

（1）下列场所中，幼儿动物伤害发生率最高的是（　　　）。

　　A. 家庭　　　　　　　B. 学校　　　　　　　　C. 公共场所　　　　　D. 野外

（2）幼儿被动物叮咬伤后，下列处理措施中正确的是（　　　）。

　　A. 被蜜蜂叮咬后如出现过敏症状，保健员可提供抗过敏药物

　　B. 被猫、狗轻度抓、咬伤，可不用送医处理，在保健室处理即可

　　C. 处理猫、狗抓咬伤时，应及时、彻底清洗和消毒伤口

　　D. 被无毒蛇咬伤后，如没有明显流血，可不用送医处理

（3）下列关于猫、狗抓咬伤的应急处理措施中，不正确的是（　　　）。

　　A. 应尽快带孩子远离致伤的猫或狗

　　B. 应用肥皂水对伤口进行彻底冲洗

　　C. 可用碘伏对伤口进行消毒处理

　　D. 消毒伤口后，应用消毒纱布盖好，并用绷带缠紧再送医

（4）浩浩在操场的墙边玩耍时被一只蜜蜂蜇伤，疼得大哭。保教人员为浩浩处理伤口时首先应（　　　）。

　　A. 评估孩子受伤部位是否有遗留的昆虫残部

　　B. 用肥皂水清洗昆虫叮咬部位，并用清水冲洗伤口

　　C. 用手把蜜蜂的毒刺挤出

　　D. 用冰块冷敷患处，帮浩浩止痛

（5）下面关于预防动物伤害的措施中，表述不正确的是（　　　）。

　　A. 教育孩子正确地与宠物相处的方法

　　B. 禁止幼儿私下携带动物入园

　　C. 禁止在园所内养任何动物

　　D. 建议家长尽量不要在家中养危险的宠物

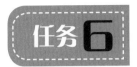

任务6 急性中毒的应急处理与预防

学习目标

☑ 知晓急性中毒的主要危害、常见原因及预防措施。

☑ 能根据幼儿的主要体征初步识别出幼儿是否可能发生急性中毒。

☑ 能根据对幼儿初步的伤病情况评估，模拟为急性中毒的幼儿实施应急处理。

☑ 能在应急处理过程中与相关人员进行有效的沟通。

☑ 懂得急性中毒的应急处理与预防的重要意义，并积极参与相关知识技能的学习。

学习准备

☑ 自学本任务内容，然后完成预习测试。

☑ 阅读案例"幼儿园急性中毒案例六则"，然后完成案例下面的思考题。

☑ 学习微课"幼儿急性中毒的应急处理"。

预习测试

微课
幼儿急性中毒的
应急处理

案例导入

幼儿园急性中毒案例六则①

案例一

天津市一家私立幼儿园140余名儿童陆续出现高烧、腹痛、腹泻、呕吐等症状。当地卫生局表示该事件为食物中毒，中毒原因为幼儿园晚餐中的蛋炒饭及洋白菜含有沙门氏菌。

案例二

四川省绵阳市某幼儿园家长在填写代喂药登记时，误将喂药量3.5毫升写成了35毫升，导致孩子出现药物中毒，需要立即洗胃治疗。经过调查，老师在喂药时还专门将家长写的字条和喂药登记表进行对比，确认后才喂服的，但家长认为教师缺乏责任心，没有打电话和家长核实药量。

案例三

广东省东莞市某幼儿园中二班有10名儿童因身体不适相继送医院治疗。当地公安分局初步查明，幼儿园儿童出现身体不适是因有人在其食物中投放有毒药物所致。最终，该园保育员杨某作为犯罪嫌疑人被抓获。

案例四

河南省焦作市某民办幼儿园教师王某因学生管理问题与中班老师孙某产生矛盾，后发现孙某到园长处告状，遂对孙某产生不满，即决定在中班幼儿的加餐里投放亚硝酸钠报复孙某，致使王某某

---

① 案例信息来源于媒体公开报道。

等20多名幼儿中毒，造成1人死亡，21人轻伤，2人轻微伤。

案例五

广东省东莞市某幼儿园发生食物中毒事件，70名幼儿需住院治疗，所幸无重症、死亡病例。市疾控中心调查认为，这是一起疑似食源性疾病暴发事件，可能的致病因子为沙门氏菌。

案例六

河南社旗县某幼儿园4名幼童因误食老鼠药中毒。原因是一幼童把老鼠药带到幼儿园，与多名同学分食。之后4名幼童出现中毒症状，被紧急送医治疗，幸好已脱离生命危险。

 思考 　请先阅读上面的案例，然后思考这些幼儿急性中毒事件带给我们什么启示。

学习活动 1 　🔊思考

请先通过互联网查找关于"诺如病毒"的相关信息，并将其传染病特性记录下来，然后结合"学习支持1"的内容，对比"诺如病毒"和"食物中毒"两者的差异。

学习支持 1

急性中毒是儿科的常见急症之一，指毒物在短时间内（24小时以内）经皮肤、黏膜、呼吸道、消化道等途径进入孩子体内，与体液和组织相互作用，使机体受损并发生器官功能障碍。急性中毒有起病急、症状严重、病情变化迅速等特点，如果不及时治疗，严重时可危及幼儿的生命。所以，当确认或怀疑幼儿可能发生急性中毒时，应尽快将其送医诊断，及时进行急救处理。

★ 有毒物的分类

通常，我们将那些以小剂量吞食、吸入或与皮肤接触后进入机体，通过化学或物理作用能够导致人体健康受损的物质称为有毒物质。一种物质能否被称为有毒物质是相对而言的，剂量决定着一种物质是否对人体有毒。如果一种物质以很小的剂量就可以对人体健康造成严重的损伤，那么说明该物质毒性很强。

有毒物质的范围非常广泛，分类也有很多种，根据毒物的来源、用途和毒性作用，大致可分为以下几类：

（1）工业性毒物。主要包括：重金属（如铅、汞等），有机溶剂（如苯、甲醇等），刺激性气体（如氯气、氮氧化物等），窒息性毒物（如一氧化碳、硫化氢、氰化物等），高铁血红蛋白生成性毒物（如亚硝酸盐、苯胺等），腐蚀性毒物（如强酸、强碱等）。

（2）药物。许多药物如摄入过量都可导致中毒，包括退热药（如泰诺林、百服宁）、镇静催眠药、麻醉镇痛药、降压药等。

（3）农药。主要包括杀虫剂、除草剂、灭鼠药等。

（4）有毒动植物。包括河豚鱼、毒蛇、蜘蛛、蝎子、蟾蜍等有毒动物，以及部分菌类、发芽的土豆、四季豆、白果、夹竹桃、新鲜的黄花菜等有毒植物。

★ 幼儿急性中毒事件的特点

相关医学研究表明[1]，儿童急性中毒事件主要呈现出以下特点：

（1）年龄分布：在儿童急性中毒案例中，1—7岁的幼儿人数明显高于其他年龄段的儿童。其中，2—3岁的幼儿又是占比最高的群体。

（2）性别差异：整体上，男孩发生急性中毒的比例要高于女孩。

（3）发生季节：在儿童急性中毒发生季节中，夏季明显多于其他季节，且五六月份是全年发生儿童急性中毒事件最多的时间段。

（4）毒物种类：药物是导致儿童中毒最常见的毒物，主要是误服药物引发中毒。其次是化学品，尤其是以家用化学品（如洗涤剂、消毒液等）为主。此外，农药、杀鼠药、有毒食物是导致农村地区儿童中毒的主要毒物。

（5）中毒途径：经消化道急性中毒（约占80%—90%）是幼儿急性中毒最为常见的途径，其次是呼吸道吸入急性中毒。

★ 幼儿急性中毒的表现

有毒物质进入幼儿体内后，其表现出的症状和体征因有毒物质的种类、剂量以及中毒途径的不同而不同，可能迅速出现，也可能一段时间后再出现。下面就从接触有毒物质的途径来分别介绍幼儿发生急性中毒时可能表现出的症状和体征。

（1）吞食毒物。当幼儿通过消化道吞入了不明药物、过量酒精、清洁剂、有毒食物等毒物后，可能出现以下情况：

● 口腔、呕吐物或衣服上有异味

● 口腔和口周边有烧伤

● 感到恶心、呕吐

● 腹痛、腹泻

● 嗜睡，甚至意识丧失

● 瞳孔放大或缩小

● 不规律心跳或心脏骤停

● 惊厥发作

● 高热或低体温

● 皮肤潮红或苍白

● 流涎、大汗淋漓等

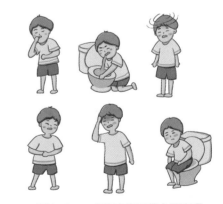

图3-6-1 食物中毒后的主要表现

（2）接触毒物。当幼儿通过皮肤接触了有毒化学品、清洁剂、工业有毒物、有毒植物等毒物后，可能出现以下症状：

● 各种类型的皮疹

① 蒋绍锋，张宏顺，马沛滨，尹萸，孟聪申，周静，孙承业．4665例儿童急性中毒咨询病例中毒特征及毒物谱分析［J］．中国临床医生杂志，2015，43（07）：45—48.

● 皮肤瘙痒

● 皮肤发红、紫绀、黄染

● 皮肤出现水泡、水肿

● 神经血管性水肿

（3）吸入毒物。当幼儿通过呼吸道吸入了工业有毒物、火灾烟雾等毒物后，可能出现以下情况：

● 行为改变

● 呼吸困难

● 呼吸道炎症

● 缺氧或窒息

● 意识丧失

● 口唇、甲床发绀或樱红

（4）眼睛溅入毒物。当幼儿的眼睛内溅入清洁剂、工业有毒物、植物毒素等毒物后，可能会出现以下症状：

● 眼睛疼痛

● 流泪

● 视力模糊

一般情况下，托幼园所中最为常见的幼儿急性中毒类型是食物急性中毒，患儿主要表现出呕吐、腹泻、腹痛等急性肠胃炎症状。同时，在托幼园所发生的食物急性中毒事件还表现出如下特征：

● 3名及以上患儿同一时间段发病

● 患儿出现类似临床表现

● 症状出现在食用同一种食物之后

● 多数发病较急，用餐后1—2小时内出现

学习提示1

（1）保教人员还可结合幼儿所处环境或身边物品来判断其发生中毒的可能性。例如，环境中有无异常气体、幼儿身边或衣服上有无药品或化学品残留、有毒物质的容器是否被打开或数量减少等。

（2）诺如病毒感染性腹泻所表现出的症状和急性食物中毒的症状非常相似，容易被误认为急性食物中毒。保教人员应了解两者的区别。

学习活动2 思考

请回顾案例导入中的托幼园所急性中毒事件，分析幼儿急性中毒的主要原因有哪些，并列举出来。

学习支持 2

★ 幼儿急性中毒的原因

幼儿急性中毒的常见原因可以从成人因素、幼儿自身因素、看护机构因素、环境因素等角度来分析。

1. 成人的预防意识不足

家是幼儿发生急性中毒的重要场所，主要原因在于成人缺乏对幼儿中毒的预防意识以及看护不周。首先，家庭中清洁卫生用的消毒液、清洁剂、杀虫剂（药）及各种药物在保管不当的情况下，如果被幼儿吞服都可能引起中毒。其次，有些成人缺乏基本的医学常识，随意给幼儿选择药物或错误选择药物，甚至过量喂服药物，这也会引起幼儿急性中毒。最后，成人没有做好看护工作或没有给幼儿进行预防中毒的安全教育，在孩子接触有毒物时没能及时制止并教育，这也是导致幼儿发生中毒的原因之一。

学习提示 2

因家庭药物保管不当导致幼儿误服药物中毒是幼儿急性中毒的主要原因。常见的误服药物为：感冒发烧类药、呼吸道疾病类药、心血管类药。

2. 幼儿好奇心强，辨别能力不足

幼儿对周围的事物怀有强烈的好奇心，他们喜欢通过触碰或者用口尝试等方式探索身边的事物，尤其是那些五颜六色的药片。同时，他们对危险物的辨别能力又不足，常不小心将有毒物质吞入而导致急性中毒。尤其是7岁以下的幼儿，因其缺少生活经验，预防意识薄弱，是误服有毒物质的主要群体。

3. 托幼园所中食物不合格

因不小心吃入有毒食物，而经过消化道中毒是托幼园所中幼儿急性中毒的常见类型。例如，托幼园所的食品加工原辅料检验把关不严格，让已经变质或不合格的食物流入厨房；幼儿将有毒食物带入园所内，导致幼儿中毒；营养员在准备和处理食物时未按规范操作，导致食物被污染，以致幼儿发生急性中毒。需要特别说明的是，近年来托幼园所中食物中毒事件多发，食品安全问题引起了社会和家长们的高度关注。

4. 环境中存在有毒物

幼儿生活环境中的空气、土壤以及食物、水源等被有毒物污染后，如果被幼儿大量接触，也可能引起急性中毒。例如，煤气泄漏而引起的一氧化碳中毒、玩具或家具散发有毒物质而引起的中毒、水源被污染物污染而引起的中毒等。这类中毒通常是幼儿在短时间内大量接触有毒物质而引起的，如果是长期少量接触则可能引起慢性中毒。

5. 其他原因导致的急性中毒

除上述几点外，因被有毒的昆虫、蛇类等叮咬引起的急性中毒也是较为常见的原因。还有少部分案例是因为犯罪分子故意投毒而引起的幼儿急性中毒。尽管这样的案例并不多，但也值得保教人员提高警惕。

★ 急性中毒的危害

有毒物质进入人体后是否发生急性中毒取决于多种因素，例如，有毒物的毒性、性状，进入体内的剂量和停留时间，患者的个体差异（如对毒物的敏感性以及耐受性），等等。由于幼儿机体的生长发育尚未成熟，

其肝脏、肾脏的解毒排泄功能比成人要弱很多，且幼儿的血脑屏障很薄弱，有毒物质进入机体内后很容易到达中枢神经系统。此外，幼儿各部位占体表面积比例较成人大，吸收面也大，接触有毒物后更容易引起急性中毒或产生不良反应。因而，急性中毒对幼儿健康造成的伤害比成人严重得多。

有毒物质可以通过消化道吞入、呼吸道吸入、皮肤吸收，也可以通过接触组织黏膜（如眼结膜、直肠黏膜等）或皮下、肌肉，以及静脉注射、动物叮咬等方式进入人体内，可到达全身各个部位导致多种不良作用。急性中毒轻则可导致幼儿机能状态减弱或失调，例如，幼儿接触了有毒植物的汁液或叶、根、茎而引发皮肤过敏反应；幼儿进食了细菌超标或有毒的食物可引发不同程度的腹泻和呕吐等消化系统失调症状。而严重的急性中毒则可导致机体组织代谢和器官功能发生严重障碍，甚至导致病患终身残疾或死亡。例如，吸入过多的一氧化碳可引发中毒死亡。因各种有毒物而引发的急性中毒是我国幼儿主要的意外死亡原因之一。

学习活动 3 ◎思考

请结合已学知识，归纳托幼园所如果有孩子发生疑似急性中毒反应，保教人员应做好哪些应急处理措施。

....
....
....
....

学习支持 3

✦ 急性中毒的应急处理

当发现幼儿出现疑似急性中毒症状后，即使不能确认是否属于中毒，保教人员也应按照中毒应急处理预案及时做出应急处理。在联系120急救中心和幼儿家长的同时立即进行紧急救助，以减轻毒物对幼儿造成的伤害。

第一步　快速观察现场，确保周围环境安全。如周围存在有毒物质，应尽快将幼儿带离。

第二步　尽快进行生命体征评估和二次评估，尽可能了解幼儿的年龄和体重、有毒物质的名称、吞食或接触有毒物质的剂量、幼儿目前的状况。

第三步　安排其他老师维护现场秩序，并安抚幼儿的情绪，告诉幼儿你可以帮助他（她），然后根据具体情况选择应对措施。

❶ 评估结果：幼儿可能吞食了有毒物质。

应对措施：

a. 用干净的毛巾或纸巾包住手指，把幼儿口中残留的有毒物质去除。

b. 如果幼儿意识清醒，应尽快将幼儿和可疑的有毒物质及盛放有毒物质的容器送医处理。

c. 如果幼儿无意识反应，但自主呼吸正常，应立即送医或让幼儿呈侧卧位休息，并等待急救人员到来；如果幼儿无意识反应，也没有自主呼吸，应尽快为其实施心肺复苏术，直到急救人员到达。

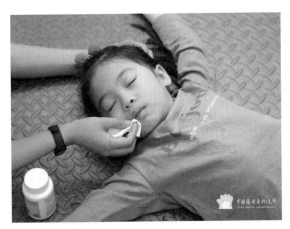

图 3-6-2　擦去幼儿口中的残留毒物

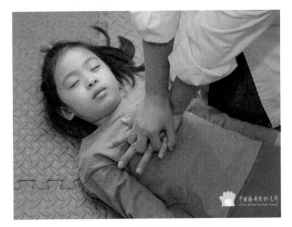

图 3-6-3　为无意识、无呼吸的幼儿实施心肺复苏术

❷ 评估结果：幼儿可能接触了有毒物质。

应对措施：

a. 如果接触部位是皮肤，救助者应尽快用大量流动清水冲洗接触部位 15 分钟左右。

b. 如果接触部位是眼睛黏膜或口腔，应用清水冲洗患眼和口腔 15 分钟左右。

c. 尽快将幼儿送医处理。

❸ 评估结果：幼儿可能吸入了有毒物质。

应对措施：

a. 如果幼儿有意识反应，或幼儿虽无意识反应，但自主呼吸正常，应立即将幼儿送医或让幼儿呈侧卧位休息，并等急救人员到达。

b. 如果幼儿无意识反应，也没有自主呼吸，应尽快为其实施心肺复苏术，直到急救人员到达。

第四步　做好事后追踪，及时了解幼儿的健康状况，并与相关人员（幼儿、家长、教师）及时进行有效的沟通。

第五步　上报相关机构或对外公开信息（如有必要）。

第六步　记录归档。

学习提示 3

（1）及时将患儿脱离有毒物质并寻求专业急救人员的帮助是幼儿急性中毒应急处理的关键。

（2）如果患儿意识丧失、抽搐或吞入洗涤剂时，不可使用催吐的方式，以防呕吐物进入气道引起窒息。

（3）当怀疑患儿误吞强酸、强碱等腐蚀性化学品或煤油、汽油等物品时，也不可使用催吐的方式，以防消化道再次被灼伤。如果是强酸或强碱，可先饮用牛奶或蛋清，保护消化道黏膜，然后立即送医。

（4）禁止给意识不清的急性中毒患儿喂水或其他食物。

（5）皮肤接触有毒物质时，禁止用热水冲洗患处，避免有毒物质加速吸收。

（6）如果怀疑周围环境中可能有一氧化碳、甲烷等有毒气体泄露时，禁止在现场点火、打电话、开灯，应尽快开窗通风，立即将幼儿转移至安全场所。

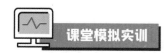

幼儿急性中毒的应急处理综合模拟实训

（1）操作准备：干净的毛巾或纸巾、流动水、儿童人体急救模型。

（2）实训要求：以小组为单位，从吞食有毒物质、接触有毒物质、吸入有毒物质中任选一种情况，然后自拟角色，并结合幼儿急性中毒的具体体征、紧急处理流程及操作要求，模拟幼儿发生急性中毒时的应急处理全过程。小组模拟结束后，请使用表3-6-1对展示组进行评价。

表3-6-1　幼儿急性中毒的应急处理综合模拟实训评价表

评分项目	评分标准或要求	分值	评价方式			得分
			自评	互评	师评	
			权重20%	权重30%	权重50%	
1. 流程完成度	模拟救助流程完整，包含以下六个步骤：观察现场—评估伤情—救助处理—沟通与疏导—上报与公开—记录归档	10分				
2. 救助措施	① 救助措施基于评估结果 ② 救助步骤完整、正确 ③ 救助操作规范	30分				
3. 团队合作	① 主动寻求团队成员的帮助 ② 小组分工明确 ③ 应对过程配合密切	20分				
4. 有效沟通	① 给予幼儿（包括伤病儿及其他幼儿）关心和安慰 ② 及时、准确地上报相关人员（保健员和园所负责人） ③ 及时、恰当地联系伤病儿家长 ④ 表达简洁流畅，用语文明礼貌	20分				
5. 应对效率	① 熟悉救助流程 ② 救助过程效率高，不拖拉	10分				
6. 人文关怀	① 通过语气、表情、肢体动作等给予伤病儿关注与呵护 ② 尊重伤病儿家长的感受和诉求	10分				
综合模拟实训总分		100分	小组总得分			

反思与收获：

●—— 学习提示4 ——●

当班级有幼儿发生急性中毒后，与幼儿及家长的沟通要点如下：

（1）如果患儿尚有意识，与其沟通时应先安抚情绪，告诉他（她）你可以提供帮助，同时询问幼儿所吞食或接触的可疑物品，并引导幼儿说出自己的具体感受等。

（2）与现场其他幼儿沟通时，在安抚情绪之余，还应了解是否有其他幼儿接触过可疑的有毒物质，并要求幼儿及时将身体的不适情况反馈给老师。此外，还应及时做好安全教育，避免更多幼儿发生中毒。

（3）幼儿发生中毒属于严重的意外事故，保教人员务必第一时间联系患儿家长，并告知家长幼儿发生意外的详细情况、已采取的救助措施、目前的状况等，还应安抚家长的情绪并要求家长立即赶至幼儿被送往的医院，同时表达歉意和对幼儿的关心等。

学习活动 **4** 💭思考

请结合案例导入中的幼儿急性中毒案例，思考保教人员在日常工作中应如何预防幼儿发生急性中毒事故。

学习支持 **4** 💡

★ 急性中毒的预防措施

导致幼儿急性中毒的原因有多方面，但是主要的责任还是在于成人预防意识的缺失以及对孩子的监护不到位。要预防幼儿急性中毒事件的发生，保教人员可参考以下措施。

1. 加强危险物品的保管

保教人员应加强对园所内危险物品的保管工作，确保幼儿不接触有毒有害物品。例如，托幼园所内的装饰、家具、玩教具等应选用无毒无害材质；保育员清洁卫生用的清洁剂和消毒剂应保管在保育员操作室内，不使用时应上锁；保健室药品也要上锁保管，置于幼儿接触不到的地方；加强晨检和全日观察，避免幼儿私带不安全食物或有毒物质入园；营养员应按规定使用煤气或天然气，使用后及时关闭阀门，避免有毒气体泄露；园所统一组织的灭虫、灭鼠工作应选择在假期进行等。

此外，托幼园所内部及周边的有些植物也可引发幼儿中毒，所以保教人员应熟悉周围有毒植物的名称，并尽可能将其去除。

2. 做好幼儿安全教育

必要的安全教育可有效预防幼儿发生急性中毒事件。因而，保教人员应经常对幼儿进行各种类型的防中毒安全教育，让幼儿了解用药知识，增强其对身边有毒物质的辨别能力和应对能力。同时，保教人员应为幼儿家长提供必要的预防急性中毒安全培训或信息支持，提高家长的安全意识和预防能力。例如，家庭中的药物应统一放在药箱中，并置于幼儿接触不到的地方；家庭中洗涤剂、清洁剂也要上锁保管；不在家中放置农药、灭鼠药等有毒物质；不随便为幼儿选择药物、改变剂量；经常对幼儿进行预防教育等。

3. 规范委托喂药工作

幼儿生病后如需要教师喂药的，必须得到家长的亲自委托，且只能由保健员进行，其余保教人员不应替代。保健员在进行喂药工作时应时刻谨记安全责任，严格按照喂药要求进行操作。例如，家长委托喂药都应出具医生处方，并签署书面喂药委托书；委托的药物品类应符合相关规定，对精神类药物或无正规包装的中药应建议家长自行喂服；保健员给幼儿喂药时应做到"三查四对"，即在喂药前、喂药时、喂药后仔细核对幼儿的姓名、班级，服药时间，服药剂量等信息，避免出错；喂药时如果有疑问或发现异常情况，应及时与家长沟通。

4. 加强食物安全管理

托幼园所急性中毒事件多由有毒食物引发，因而，托幼园所应加强食物安全管理工作，按照有关规定统一采购新鲜、健康的食物，严格规范食物的保管与加工过程，避免问题食物流入幼儿餐桌。同时，还要做到不外买熟食、不给幼儿吃隔餐或隔夜食物，做好每日食物的留样记录和保管等，确保为幼儿提供的每一份食物都是安全可靠的。

学习提示5

（1）家长是预防幼儿急性中毒的关键所在，保教人员应重视家长在预防工作中的作用。

（2）在家庭中，成人如能安全使用及合理放置家庭用品、药物，则可以避免大多数幼儿急性中毒事件的发生。凡是有毒性的家庭用品及药物都应该放置在孩子拿不到的地方并上锁。

课后练习

课后练习

1. 请尝试以流程图的形式对幼儿急性中毒的应急处理过程进行小结。

2. 请结合本任务所学知识，完成下面的课后练习。

（1）下列措施中，不属于托幼园所预防食物中毒措施的是（　　）。

  A. 严格禁止幼儿自带食物入园 B. 严格管控园所食物采购和加工

  C. 严格要求日常的清洁卫生工作 D. 提前公开一周菜谱

（2）悠悠不小心将保育员配好的消毒液溅入左眼内。下列应急处理措施中不正确的是（　　）。

  A. 叮嘱孩子不要揉搓眼睛、不要转动眼球

  B. 让孩子侧过头，左眼朝下，在流动水中持续冲洗

  C. 让孩子睁开眼睛，用力朝其眼睛吹气

  D. 尽快将孩子送医处理

（3）北方的冬天需要烧煤取暖，所以在一些地区容易发生（　　）中毒事件。

  A. 二氧化碳 B. 一氧化碳 C. 亚硝酸盐 D. 汞

（4）林林不慎将有毒植物的汁液沾染在皮肤上，但林林没有出现其他异常，此时保教人员应（　　）。

  A. 让孩子在保健观察室观察 B. 用大量流动清水冲洗接触部分

  C. 给孩子在伤处涂抹药膏 D. 等家长将孩子接回

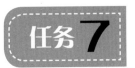 **任务7** 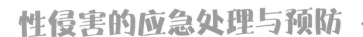 **性侵害的应急处理与预防**

○ **学习目标** ○

☑ 知晓幼儿性侵害事件的特征、主要危害、常见原因及预防措施。

☑ 能根据幼儿的异常表现初步识别出幼儿是否可能遭受性侵害，并初步评估其受影响的程度。

☑ 能按照应急处理程序，模拟为被性侵害的幼儿实施应急处理。

☑ 能在应急处理过程中与相关人员进行有效的沟通。

☑ 懂得幼儿性侵害事件应对与预防的重要意义，提高警惕意识和责任意识。

○ **学习准备** ○

☑ 自学本任务内容，然后完成预习测试。

☑ 阅读案例"幼儿园孩子遭性侵案例三则"，然后完成案例下面的思考题。

☑ 学习微课"幼儿性侵害的应急处理"。

 预习测试

 微课 幼儿性侵害的应急处理

○ **案例导入** ○

幼儿园孩子遭性侵案例三则

案例一①

2019年7月2日中午，在包头市东河区某幼儿园小朋友午休时，一名男教师躺到一男童的床上实施猥亵。待男童睡着之后，该教师又将其抱到监控死角进行了长达半个小时的猥亵，然后又让男童回到床上睡觉。家长反馈孩子当天回来后情绪不佳，在家人的再三追问下说出了全过程。家长立即报警，并于当晚前往幼儿园调取监控。家长发现，监控画面和孩子描述的情况一致。视频显示，这名男教师曾在多个时间段对孩子做出疑似猥亵动作。

最终，被告人张某某因犯猥亵儿童罪，被判处有期徒刑六年；自刑罚执行完毕之日或者假释之日起五年内，禁止被告人张某某从事学前教育、保育类等相关职业。

案例二②

据齐鲁晚报报道，2019年1月，青岛市北区某幼儿园一外籍教师在学生午休期间，趁无其他教师在场之机，将手伸入一女童被子对其进行猥亵，持续一分钟。女童告知父母后，父母向公安机关报案。侦查取证后，公安局市北分局将此案提请市北区检察院审查。经审查，市北区检察院依法从严从快批准逮捕了该外籍教师。

---

① 张建斌，倪兆中. 包头一幼儿园男教师疑似多次猥亵儿童，被警方控制［EB/OL］.（2019-07-04）［2020-07-14］. www.bjnews.com.cn/news/2019/07/04/599387.html.

② 梁枭. 青岛幼儿园一外教涉嫌猥亵女童被捕［EB/OL］.（2019-07-26）［2020-06-26］.https://www.sohu.com/a/329366542_115362.

最终，涉事园园长和配班教师被撤职处理，该外教以猥亵儿童罪被判处有期徒刑五年，驱逐出境。

案例三

2020年4月1日，网友在社交媒体爆料上海市青浦某幼儿园一名男幼师涉嫌性侵幼童。一名幼儿家长在孩子说出该教师的异常行为后才发现自己的孩子已遭侵害。据家长反馈，多名女童均有被这名恶魔猥亵的经历，此事一经发布，立即引起广大网友的极大关注。对此，青浦区教育局发布情况通报，称公安机关第一时间介入，依法开展调查取证并对嫌疑人予以刑事拘留。青浦区教育局迅速组建专项工作组，配合做好相关工作。幼儿园主要负责人被免职，并启动责任追究程序。

2020年5月9日，上海市青浦区人民法院依法以猥亵儿童罪判处被告人邹某某有期徒刑四年。

思考 请阅读以上三则案例，思考这些案例给了我们什么警示。

学习活动 1 🗨思考

有家长认为，被性侵害者中大多数都是女童，对于男童的家长来说没有必要关注这个话题。请列出自己的观点，并在课堂上与大家分享。

学习支持 1

★ 什么是儿童性侵害

世界卫生组织指出，"儿童性侵害是指儿童被卷入参加不能够完全理解的性活动，或因不具备相关知识而同意的性活动，或因发育程度限制而无法知情同意的性活动，或破坏法律、社会禁忌的性活动"。

这一定义强调了以下几点：一是侵犯者通过暴力、诱骗、物质引诱等方式胁迫或诱导儿童进行性活动；二是将性活动由身体直接接触扩展到了非身体接触；三是强调儿童性侵害不仅包括了侵害儿童的身体，更包括了侵害儿童支配自己身体的权利与意志。

儿童性侵害的表现形式多种多样，例如，强奸、乱伦和猥亵行为；有意识地触摸儿童的隐私部位；诱导儿童观看或触摸他人的隐私部位；向儿童提供不当的性信息（如色情或淫秽录像、书籍、图片）等。

近些年来，发生在校园的儿童性侵害案件成为社会各界关注的焦点，各种恶性事件频频曝光，儿童性侵害已经成为我国校园秩序和儿童安全的重大威胁。根据全国法院审结猥亵儿童犯罪案件统计，2012年审结案件2017件，2013年审结2300件，2014年审结2828件，而到2018年已经上升到了3567件。这表明，我国儿童被性侵害的犯罪案件呈逐年上升趋势。然而，由于诸多主客观因素，儿童性侵害案件通常非常隐蔽，

---

① 庄滨滨.上海一男幼师被爆性侵幼童　官方：已被逮捕［EB/OL］.（2020-04-01）［2020-04-01］.http://www.dzwww.com/xinwen/guoneixinwen/202004/t20200401_5488103.htm.

难以被公开报道和统计，因此，被公开曝光的案件仅为实际发生案件的冰山一角。有犯罪心理学家表示，儿童性侵害案件，尤其是针对中小学生的性侵害，其隐案比例是 1∶7。换句话说，一起儿童性侵害案件的曝光，或许意味着 7 起案件已然发生。这些数据足以表明我国儿童预防性侵害问题亟待重视。

★ 被侵犯者

根据中国"女童保护"基金的统计[①]，2018 年国内公开报道的儿童性侵害案件的 750 位受害人中，女童人数为 718 人，占 95.74%；男童人数为 32 人，占 4.26%。尽管男童被性侵害案件占比较低，相比往年还略有下降，但因其更具有隐蔽性，同样值得重视。这提醒家长和保教人员，对男孩和女孩的看护和预防教育都不能放松警惕。

虽然在公开的案件中，中小学受害儿童占据了多数，然而受害人群正呈低龄化趋势，学龄前儿童遭受性侵害的案件并不少。在 2018 年公开报道的案件中，被害儿童年龄在 7 岁（不含）以下的占比达 21.33%。因学龄前儿童属于特别弱势的群体，且缺乏明辨是非的能力，加上自我保护能力差，故很容易成为不法分子实施犯罪的目标。

★ 侵犯者

儿童性侵害者既可以是成年人也可以是儿童；既可以是承担照顾责任、被儿童信任的熟人，也可以是以暴力相威胁的陌生人。在对侵犯者背景的统计中，有近 67% 为受害儿童所熟悉、信任的人，也就是"熟人作案"。其中，校园外侵犯者包括儿童的亲属、亲属的朋友、邻居以及其他陌生人等，校园内侵犯者则包括老师、校长、校内其他职工以及教职工亲属等。根据中国"女童保护"基金 2018 年的统计数据（如图 3-7-1）[②]，有 33.8% 的侵犯者与被侵犯者为师生关系，18.57% 为网友关系，15.23% 为生活中接触的熟人关系，14.76% 为邻里关系，11.9% 为亲属关系，这些侵犯者都是孩子所熟悉的人。

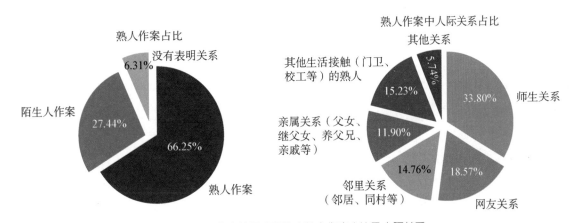

图 3-7-1　儿童性侵害案件中熟人作案占比及人际关系

通常，孩子对这些生活中的熟人并没有防范意识，他们几乎不会想到他们信任的、尊重的人也有可能伤害自己。而侵犯者正是利用了这种与孩子不平等的权利关系，侵犯和剥夺了受害孩子自由支配自己身体的权利和意志。因此，侵犯者通常利用"熟人"身份接近儿童并获取其信任，侵害发生后，也更容易通过诱哄、

---

①　"女童保护"是由全国百名女记者于 2013 年 6 月 1 日联合多家媒体单位发起的公益项目，以"普及、提高儿童防范意识"为宗旨，致力于保护儿童，远离性侵害。2015 年 7 月 6 日，"女童保护"团队与中国少年儿童文化艺术基金会共同设立"女童保护基金"。

②　图表来源："中国少年儿童文化艺术基金会　女童保护基金"于 2019 年 3 月 2 日发布的《2018 年性侵儿童案例统计及儿童防性侵教育调查报告》。

胁迫等方式掩盖犯罪事实。

★ 儿童性侵害案件特点

综合各类儿童性侵害案件，可以发现此类事件呈现出以下特点。

（1）隐蔽性极强。儿童性侵害案件多是熟人犯罪，且犯罪者在实施犯罪前后都很注意维护自己的身份，所以具有很强的迷惑性。犯罪分子通常会利用合法的身份作为掩护，作案时间长，发现、查处都较为困难。

（2）作案持续周期长。很多儿童性侵害从发生到被发现都持续了较长的时间，犯罪者对被害者实施了不止一次而是数次，时间跨度长达几个月、一年或更长时间的性侵害，有的犯罪者是在长时间内对数个被害者进行性侵害，对被害者的身心造成了极大伤害。有不少被害者是到怀孕或身体被损伤时才被发现。

（3）被害者年龄幼小化。儿童性侵害的犯罪对象基本上是中小学生，但学龄前的低龄儿童遭受侵害的数量正逐渐增加。

（4）受害人数、次数多。在儿童性侵害案件中，往往有多位儿童受害，且受害次数也多在一次以上。

（5）城市更易受关注。城市儿童和农村儿童均存在被性侵的风险。在已经曝光的案件中，城市地区的数量比农村地区的数量更多，更容易受到关注，但这并不意味着农村地区儿童面临的风险就低。

学习活动 2 ✍思考

请回顾案例导入中的三则案例，总结家长是如何发现孩子被侵害的。如果你是保教人员或孩子家长，你能否及时发现孩子可能被性侵害了？

....
....
....
....

学习支持 2 💡

★ 儿童被性侵害的识别

由于低龄儿童的认知水平和表达能力有限，且侵害者通常会隐瞒自己的罪行，或者侵害者就是父母认识和信任的人。因而，发现孩子遭受性侵害并不容易，保教人员或家长应随时留意各种"警告信号"，以及时发现异常情况。

如果发现以下"警告信号"中的一种或几种时，我们应怀疑孩子可能已被侵害。

1. 身体上的异常

孩子出现性传播感染疾病；或孩子的生殖器区域有不明原因的外伤、血迹、疼痛感，或者有不正常的分泌物；排尿时孩子反馈有疼痛或尿频等感染迹象；在孩子的胸部、腹部、臀部或大腿处有咬痕或瘀伤；孩子的内衣裤或床单上有血迹等。

2. 行为上的异常

孩子在遭遇性侵害后，通常会表现出一些异常行为以试图使他们曾经经历的受虐行为正常化。例如，在游戏时突然出现想要触摸自己、其他孩子甚至成年人的身体，或想要父母触摸自己身体的欲望；在谈话中下意识地呈现遭受性侵害的描述；出现性语言、性行为姿势等带有与其年龄不适合的性特征行为。需要注意的是，出现这种行为的孩子年纪越小，越有可能表示其遭受了性侵犯。

此外，如果孩子突然出现有意远离某人或某一区域、不肯脱衣服或洗澡、自我攻击（如拔头发、啃指甲、自残）等异常行为，或在其绘画作品中经常出现蛇和火等图案并使用很多红色时，也有可能表明其遭遇了性侵害。

3. 心理上的异常

孩子可能在被性侵后出现心理上的异常表现。例如，严重的自卑感、无助感或自我怀疑，经常性的恐惧、焦虑或沮丧，抑郁或创伤后应激障碍的迹象，人际关系障碍，缺乏距离感或过度亲近（与陌生人也如此）等心理疾病征兆。

4. 身心失调症状

孩子经常出现头痛、没有胃口、呕吐、遗尿等症状；夜间不断做噩梦，从梦中哭醒，甚至出现窒息、气喘等情况；语言、视觉和注意力失调等严重的身心失调症状。

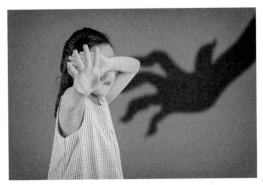

图 3-7-2　遭受性侵害的幼儿可能会留下严重的心理阴影

需要注意的是，以上列举的表现中有些并非是特定的评估指标，当孩子遭受其他身心创伤的时候也可能会出现类似的征兆。同时，孩子在遭受性侵害后所表现出的征兆受到孩子自身年龄和发展水平的影响，年龄小、语言发展水平较低的孩子更多的表现为身体和行为的异常。因而，保教人员和家长应该对孩子的状态保持必要的观察，提高敏感度，这样才能发现问题并及时为孩子提供帮助。

此外，如果保教人员和家长发现孩子身边的某个成年人的行为令人不舒服或异常时也应该提高警惕。例如，与孩子谈论他们的隐私问题或亲密关系；超过自身职责地陪伴孩子，或者找借口与孩子独处；表达不寻常的对孩子性发育的兴趣；触摸孩子的身体，即使孩子表示不愿意或反感；试图成为孩子的朋友，而不是在孩子的生活中扮演成人角色，等等。①

学习活动 3 　小组讨论

> 性侵害的遭遇可能给孩子的身心健康和成长带来哪些影响和危害？男孩和女孩有区别吗？

---

① 芦鸣祺，刘文利. 家庭性教育是预防儿童性侵害的重要防线［J］. 江苏教育，2018（96）：44—46.

学习支持 3

★ 儿童性侵害的原因

儿童性侵害事件涉及家庭、教育、司法、儿童保护、社会治安等多方面因素，是一个复杂的社会问题。我们可以从以下几个角度来简单探讨其背后的原因。

1. 成人与儿童不平等的关系

虽然法律赋予了我们平等的权利，但儿童在现实中并没能获得被平等对待的权利，他们甚至不知道自己拥有这样的权利。很多家长也缺少平等意识，盲目地教育孩子要服从成人，做一个"乖孩子"，尤其是在教育领域，自古以来便强调教师对学生的绝对权威，强调学生的绝对服从。这种不平等关系为犯罪分子实施侵害提供了便利。

2. 儿童自身因素限制

由于儿童自身年龄的限制，他们大多缺乏足够的自我保护意识和能力，他们对犯罪分子缺少基本的辨别力和必要的防范心，他们力量薄弱，容易信任身边的熟人，这些特点很容易使儿童成为犯罪分子的目标。有的儿童在被侵害后，无法准确表达自己所遭受的经历，有的则因为害怕侵犯者的威胁和恐吓而不敢告发，也不敢或不愿将被害之事告诉家长或老师，有的甚至不知道这是犯罪行为。儿童自身的这些特点使得犯罪分子更加肆无忌惮。

3. 校园管理机制有漏洞

学校是儿童性侵害案件的多发场所。案发学校往往管理松散，缺少监督和预防处理机制，尤其一些农村和偏远地区的学校普遍缺乏对教职工队伍的管理和教育。监管的缺失让犯罪分子无所忌惮。更令人失望的是，有的学校管理者为了维护学校的声誉，在案发后采取不报、瞒报、私了等处理方式，这些都是对犯罪分子的纵容和包庇。

此外，部分学校的教职工准入门槛过低也容易让有犯罪前科或心理问题的人走上教师岗位，还有一些学校在平时的考核中往往忽略对教师品德、行为的评价，更忽略孩子对老师的评价，这让犯罪分子易混入并隐藏于教师队伍中。

学习提示 1

教育部、公安部有文件指出，学校一旦发生危害学生的性侵害犯罪案件，要立即向上级和公安部门报告，积极协助公安、司法部门尽快侦破案件，惩办罪犯；对推卸责任、延缓上报的，要追究学校领导的行政责任，对包庇罪犯、隐瞒不报的，要坚决追究有关领导以及相关责任人的法律责任。

---

4. 儿童性安全教育缺失

性教育一直以来都是我国学校和家庭教育被忽视的领域，更不用说性安全教育了。尽管这个话题被越来越多的学校和家长所重视，但实施范围和程度仍不够理想。这使得孩子缺少必要的性知识，更缺少预防性侵害的能力。性教育，尤其是预防性侵害教育应该从幼儿园开始，包括家长和孩子都需要学习相关的知识和技能，这是预防儿童性侵害的有效措施。

5. 家长监护责任不到位

在儿童性侵害事件中，多数是由于家长对孩子缺少监督和照顾，或者缺少防范意识而让犯罪分子有机可趁的。在广大的农村地区，父母因外出务工而留下大量的留守儿童跟随祖辈生活，这些留守儿童非常容易成为犯罪分子侵害的目标。而在城市地区，由于家长整日忙于工作，缺少对孩子必要的关爱和沟通，也容易使孩子成为被侵害的对象。

⭐ 儿童性侵害的危害

遭受性侵害是儿童的噩梦，这种经历可能会给受害者带来终身的心理阴影，也将给家庭和社会带来严重的负面影响。

首先，性侵害对孩子的伤害涉及生理和心理两个方面。在身体健康方面，由于被侵害儿童往往年龄过小，身体还没有发育成熟，被性侵害后，他们的身体可能出现严重的损伤，例如，生殖器外伤、出血、意外怀孕、感染性病等，这些损伤将严重危害孩子的健康。

在心理健康方面，性侵害的经历可能给孩子的性格、行为以及价值观等带来严重的消极影响。遭受性侵害的孩子在相当长的时间里会不同程度地表现出做噩梦、创伤回忆、恐惧、焦虑、愤怒、抑郁、暴食或厌食、不喜欢自己的身体、对身体有异样感、低自尊、行为退缩、攻击性行为、注意力不集中、药物滥用等一系列心理症状。如果这些孩子没有得到足够的帮助，成年后多会遭遇人际关系障碍，难以与异性建立亲密关系。还有许多研究表明，儿童早年的性伤害经历可能会增加其患精神病、抑郁症、狂想症、神经衰弱等精神疾病的概率。如果侵害者是孩子的熟人或亲人，那么不仅会影响孩子对所有人的信任，也会扭曲孩子的道德观、价值观、人生观。

由此可见，性侵害对儿童心理健康有长期的、严重的影响，且在某种程度上，孩子心理上所遭受的负面影响要远超过对其身体上的伤害。

其次，对家庭而言，孩子被性侵害将给家庭成员带来巨大的精神打击，严重影响家人的正常生活和工作。很多家长在得知孩子被侵犯后会感到难以置信、恐慌、悲伤、愤怒、自责。有些家长因难以承受而精神崩溃，有的责骂、嫌弃孩子或陷入绝望之中。

最后，就社会影响而言，儿童性侵害事件受关注度高，传播速度快，影响恶劣，严重扰乱了社会的和谐与稳定。

学习活动 4 🧠思考

如果你怀疑班级某个幼儿可能被性侵害，你将如何处理？请结合所学知识和"学习支持4"的内容，列出保教人员可以采取的措施。

学习支持 4 💡

⭐ 幼儿性侵害的应急处理

如果不幸发生了幼儿在园遭受性侵害的案件，保教人员及托幼园所负责人应当给予高度重视，并本着对孩子、对家庭、对社会高度负责的态度，及时采取恰当的应对策略。

鉴于幼儿性侵害事件的特殊性，此类事件的应急处理程序与其他伤病事件的应对有所不同。保教人员应快速有效地与幼儿进行沟通，给予关心与呵护，同时获取必要的信息，为后续的判断、决策提供参考，更重要的是避免幼儿受到二次伤害。

当怀疑幼儿可能遭受性侵害或者幼儿反馈自己被侵害时，保教人员应十分小心谨慎地处理。你可以参考以下处理建议[①]：

第一步　观察现场，确保周围环境（如安静、隐私、幼儿熟悉的环境）有利于你和幼儿进行一对一的沟通。

第二步　信息收集与事件评估。

❶·········脑：应先让自己保持冷静（如做深呼吸），避免因自己过度激动的情绪而惊吓到幼儿，同时，避免情急之下做出错误决策。

❷·········耳：耐心地鼓励幼儿说出事情的详细经过，尽量让幼儿主导谈话过程，并设身处地地倾听幼儿愿意表达的一切。将收集到的相关信息记录下来。

❸·········眼：细心观察、评估幼儿的身体是否受伤；通过目光注视表达你的关心。

第三步　事件应急处理。

❶·········嘴：a.立即通知幼儿的家长，并报告保健员和园所负责人。同时，尽可能不向其他无关人员透露有关信息，以保护幼儿和家长的隐私。

b.表达对幼儿的关心，安抚和解除幼儿的紧张和不安，劝慰幼儿不要对所发生的事感到羞愧。例如："别害怕，老师会帮你的！""不用羞愧，这不是你的错！"同时，注意不要逼问、责骂、埋怨孩子，避免提出类似"你为什么不早告诉我"、"你为什么不反抗"、"你为什么这么愚蠢"等问题，这会增加孩子的心理压力和痛苦。

c.如果幼儿说出了相关信息，应信任幼儿并告诉他（她）："很高兴你告诉我这些，你做了正确的事！"或"你非常勇敢，你告诉我是对的！"

❷·········手：a.拥抱：给予幼儿呵护，了解他们的感受，关心他们的需求，并告诉他们无论发生什么，老师和家长都会支持并帮助他们。

b.掌控：必要时带孩子去医院做检查并报警，同时保留相关证据。

❸·········心：关注并稳定幼儿的心理状态，理解和接纳幼儿任何可能的情绪表现和异常行为。建议家长在必要时带孩子向儿童心理医生、精神科医生或其他专业人士寻求必要的心理辅导。

第四步　做好事后追踪，及时了解幼儿的恢复状况，并与相关人员（幼儿、家长、教师、医生、警察等）及时进行有效的沟通。

第五步　上报相关机构或对外公开信息（应注意隐私保护）。

第六步　记录归档（应注意隐私保护）。

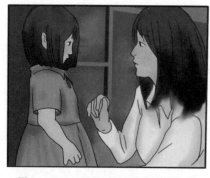　　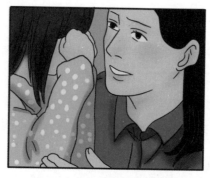　　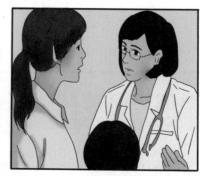

图3-7-3　一对一地与孩子开展沟通　　图3-7-4　给予孩子关心与呵护　　图3-7-5　必要时寻求专业人员帮助

---

① 说明：此处应急处理措施建议参考了隋双戈博士的"双戈法则"。

学习提示 2

（1）孩子被侵犯后，在报警之前不要清洗孩子的身体、内衣裤及现场其他物证等。

（2）事后应协助家长为孩子创设一个被理解的、宽松的、无歧视的、关怀备至的成长环境；在生活上和心理上多关心、呵护孩子，试着从孩子的角度体会其感受，并告诉孩子不必过于内疚和自责；应提高警惕，振作精神，增强自我保护意识。

（3）"尽量不对孩子提起受害遭遇"不一定真的能保护孩子，而是正在重复侵犯者的"保密要求"，这种忌讳可能会增加孩子的羞耻感。

（4）不要让孩子反复说受害经过，更不要让孩子在媒体或公共场所曝光，这些都是二次伤害。

（5）可以尝试给孩子换一个生活和学习的环境，以尽快恢复正常生活。

（6）如有相关问题需要咨询，可拨打全国妇联妇女儿童维权热线：12338。

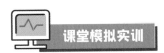

幼儿性侵害的应急处理综合模拟实训

实训要求：以小组为单位，自拟情景与角色，并结合幼儿性侵害的具体体征、紧急处理流程及操作要求，模拟幼儿遭受性侵害后的应急处理全过程。小组模拟结束后，请使用表 3-7-1 对展示组进行评价。

表 3-7-1　幼儿性侵害的应急处理模拟综合实训评价表

评分项目	评分标准或要求	分值	评价方式			得分
			自评	互评	师评	
			权重20%	权重30%	权重50%	
1. 流程完成度	模拟救助流程完整，包含以下六个步骤：观察现场—评估伤情—救助处理—沟通与疏导—上报与公开—记录归档	10 分				
2. 救助措施	① 救助措施基于评估结果 ② 救助步骤完整、正确 ③ 救助操作规范	30 分				
3. 团队合作	① 主动寻求团队成员的帮助 ② 小组分工明确 ③ 应对过程配合密切	20 分				
4. 有效沟通	① 给予幼儿（包括伤病儿及其他幼儿）关心和安慰 ② 及时、准确地上报相关人员（保健员和园所负责人）	20 分				

（续表）

评分项目	评分标准或要求	分值	评价方式			得分
			自评	互评	师评	
			权重20%	权重30%	权重50%	
	③ 及时、恰当地联系伤病儿家长 ④ 表达简洁流畅，用语文明礼貌					
5. 应对效率	① 熟悉救助流程 ② 救助过程效率高，不拖拉	10分				
6. 人文关怀	① 通过语气、表情、肢体动作等给予伤病儿关注与呵护 ② 尊重伤病儿家长的感受和诉求	10分				
综合模拟实训总分		100分	小组总得分			

反思与收获：

⟩ 学习提示3

当班级有幼儿可能遭受性侵害时，与幼儿及家长的沟通要点如下：

（1）遭遇性侵害的幼儿往往有恐惧、焦虑、自责等复杂情感，因此，保教人员在与幼儿沟通时，应首先告诉幼儿不要害怕，老师和家长可以帮助他（她），同时鼓励幼儿说出事情的经过并认真倾听。此外，还应重点通过肢体语言表达出对幼儿的关心、呵护、信任及理解。

（2）幼儿遭遇性侵害对家长来说是一个巨大的打击，令人难以接受。如果只是怀疑，证据不够充分，与幼儿家长沟通时应保留一定的余地，尽量陈述已确认的客观事实（如孩子身体的异常、孩子的反馈等），避免主观推测或猜测。即使证据充分也不可轻下结论，应该交由警方处理。与家长沟通时应尽量委婉，照顾家长的感受，并建议其尽快参与事件后续处理。此外，沟通过程中还应表达对幼儿的关心，对家长心情的理解及对事件后续处理的关注等。

学习活动 5 ⬤ 分享

请结合"学习支持5"的内容和互联网相关信息，小组合作尝试编一首以"预防性侵害"为主题的儿歌，然后与大家一起分享。

✦ 幼儿性侵害的预防

幼儿性侵害的预防是一个长期的、系统性的工作，需要得到法律政策保护、家长的支持、社会舆论的引导、社区机构及专业人员的专业指导等多方资源的共同参与。其中，托幼园所在幼儿性侵害的预防方面有专业优势，教师也有对幼儿进行基础性教育的义务。由此，托幼园所及保教人员在预防幼儿性侵害方面承担着重要的责任。

1.重视幼儿性安全教育

孩子自2周岁起便可对其进行适当的性安全教育。性安全教育是一种主动的应对措施，也是预防幼儿性侵害事件发生的关键举措。由于不同年龄阶段的幼儿认知水平和行为能力有较大的差异，因而，幼儿性安全教育需要分阶段、长期并有系统地开展，这样才能有效提升幼儿的自我保护意识和能力。

托幼园所应将包括性安全教育在内的性教育课程纳入教学计划当中，落实学前教育阶段的预防教育。保教人员可以通过给孩子观看教育影片、阅读绘本或卡片、组织自由讨论、角色扮演、学习歌曲等方式向幼儿传递性安全教育信息。

通常，保教人员可以根据幼儿的年龄特点，围绕避免性侵犯、拒绝性侵犯、说出被侵犯经历这三个主要目标开展性安全教育。传递给幼儿的相关性安全教育内容具体可参考以下几点。[①]

（1）正确说出身体部位名称。告诉幼儿身体器官的正确名称，如阴茎和阴道，这样成人会更容易回应和理解幼儿的问题和表达。

（2）了解身体的隐私部位。让幼儿知道自己的身体分为"可触碰区"和"不可触碰区"，对于"不可触碰区"，特别是生殖器官，除特殊情况下（如父母为自己洗澡或医生检查身体等），应当拒绝任何人的碰触。同时，帮助幼儿区分哪些是安全的触摸，哪些是不安全的触摸。

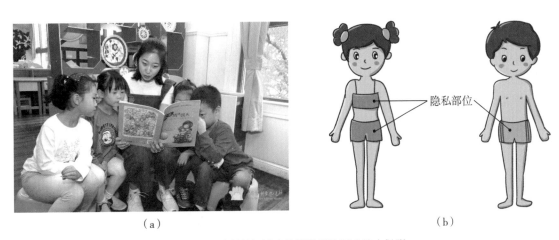

（a） （b）

图3-7-6 让幼儿知道身体隐私部位禁止他人触碰

（3）说"不"是可以的。让幼儿知道自己喜欢或认识的人也可能会伤害自己，他们有权利对伤害自己的人说"不"。如果有人碰触自己的身体，并让自己感到不舒服，无论对方是谁都应该勇敢大声地对其说"不"。

---

① 芦鸣祺，刘文利.家庭性教育是预防儿童性侵害的重要防线［J］.江苏教育，2018（96）：44—46.

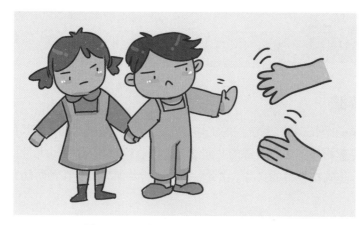

图 3-7-7 对不舒服的触碰大声说 "不"

（4）秘密是可以谈论的。让幼儿知道他们可以随时和父母讲任何事情，特别是当幼儿被施害人告知要保密时。如果别人触碰了自己身体的隐私处，并威胁自己要 "保守秘密"，那么一定要告诉父母或自己信任的老师。

（5）说出发生的事情不会受到惩罚。为幼儿提供一个安全的环境，让他们说出自己的疑问或感到不舒服的事情。最重要的是，要向幼儿承诺他们不会因说出这些事情而受到责骂、恐吓或惩罚。

（6）向幼儿展示正确的行为方式。可以向幼儿示范遇到不舒服的身体接触时应该如何行事，还可以创设一些场景和幼儿进行模拟，防患于未然。

此外，保教人员和家长在对幼儿进行性安全教育时，除了重视理性的知识传授教育外，还应注重人文关怀，提升幼儿本身的自我肯定感，这样他们在遇到侵犯的时候才会勇敢地说出受害的经历。[①]

2. 家园合作，共同防范

家长是孩子的主要监护人和教育者，他们在对幼儿的保护方面有着至关重要的作用。良好的亲子关系在幼儿性教育的开展过程中有天然的优势，如果家长与孩子之间在 "性" 教育上有良好的沟通，那么将有助于加强孩子对 "性" 的认识和自我保护的意识。

因而，托幼园所在对幼儿进行性安全教育的同时，还应引导家长积极参与到幼儿的性安全教育中来，以弥补园所教育的不足。保教人员可以通过组织家长课堂、分享课程资源、推荐书籍、开展线上讨论等形式帮助家长明确自身的责任与义务，学习园所外预防幼儿性侵害的有关建议和方法等，以共同防范幼儿性侵害事件的发生。同时，保教人员还应与家长保持密切的联系，对幼儿出现的可疑表现和变化要及时与家长进行有效的沟通。

> **学习提示 4**
>
> 在预防孩子遭受性侵害时，家长要注意以下细节：
> （1）不要把孩子轻易交给除家人以外的异性照看，除非对照看人非常了解。
> （2）要留心孩子周围出现的所有人，包括自己的亲戚、孩子的老师和伙伴。
> （3）留意并观察孩子日常生活中的异常反应。
> （4）在给孩子洗澡时要有意识地检查孩子的下身和内衣裤。
> （5）尽可能地了解孩子老师的情况及孩子就读园所的口碑。
> （6）要随时警惕生活中的色情信息对孩子的不良影响。
> （7）发现或怀疑孩子受到侵害时，应及时报警。

---

① 杨素萍.女童性侵害的防范：来自美国的经验［J］.广西教育学院学报，2019（01）：74—78.

3. 严格把控教职工准入门槛

为了避免托幼园所内幼儿性侵害事件的发生，教育主管部门和托幼园所负责人应严格把控教职工的准入门槛，要求所有上岗的幼儿教师、保育员、保健员、营养员、保安、司机等教职员工都应具备国家规定的相关资质条件。

此外，在招聘教职工时，应当审查应聘者的档案，了解其成长、工作背景。必要时，还可委托专业机构对应聘者进行心理测试，对心理测评异常者要慎重录用。即使是已录用的教职工，也应在试用期内重点考察其行为品德状况。对于因故意犯罪而受到刑事处罚，或患有精神疾病以及品德行为不良的应聘者，托幼园所应当拒绝录用。

4. 加强监督和管理，规范教职工行为

管理的漏洞、防范意识的缺失是托幼园所幼儿性侵害案件发生的主要原因。托幼园所应当制定教职工行为守则，对教职工在履职期间的品行进行必要的规范和约束。例如，除教师、保育员、保健员等之外的员工应避免与幼儿发生身体直接接触，尤其是男性员工；有男教师的班级，必须有女教师做搭档，且在日常工作中要做好分工；午睡期间，原则上应有两名保教人员同时看护孩子；鼓励教职工之间相互监督，发现异常情况应及时报告等。

除了对教职工的品行进行监督和规范外，在不侵犯师幼隐私的情况下还可以在园所内主要的公共活动区域安装视频监控，这对预防性侵害的发生有一定的震慑作用。

5. 重视教职工法制、师德教育

法制观念淡薄、师德缺失是施暴者走向犯罪的主要原因。因而，托幼园所应当定期对教职工进行法制教育和师德教育。托幼园所可以邀请法律专家入园开展法制讲座，让教职工了解未成年儿童所享有的合法权益及受到的专门保护，了解自身的权利、义务和责任，提高其保护在园幼儿的自觉性和主动性；组织教职工学习法律条文，提高自身的法律意识等。

同时，托幼园所还应当加强教职工的师德教育，经常开展师德教育学习活动，并建立相应的考评机制，提高教师的职业道德水准。

学习提示 5

（1）《中华人民共和国刑法》第二百三十六条规定，奸淫不满十四周岁的幼女的，以强奸论，从重处罚。

（2）《中华人民共和国刑法》第二百三十七条规定，猥亵儿童的，依照强制猥亵、侮辱罪的规定从重处罚。

课后练习

课后练习

1. 请尝试以思维导图的形式将幼儿性侵害的应急处理过程呈现出来。
2. 请利用课后时间观看电影《素媛》①，然后结合本任务所学知识写一篇观后感。

---

① 说明：《素媛》是一部由李俊益执导的韩国剧情片，于 2013 年 10 月 2 日上映。该片取材自 2008 年在韩国发生的真实案例，以儿童性暴力为题材，讲述家属与其周围人物在绝望之中为受害人治愈伤痛的故事。

3. 请结合本任务所学知识，完成下面的课后练习。

（1）以下选项中不属于性侵害行为的是（　　　）。

　　A. 老师给小朋友看自己的裸露照片

　　B. 老师在午睡时偷偷亲吻并抚摸幼儿的私密部位

　　C. 丁丁玩水打湿了裤子，老师给他换裤子时触碰到了孩子的隐私部位

　　D. 保安叔叔经常以开玩笑的形式脱下小朋友的裤子

（2）张老师在给孩子们进行自我保护安全教育时，告诉小朋友身体的隐私部位不可以随意让别人触碰。蛋蛋突然站起来说："保安叔叔就摸过我的隐私部位！"这时，张老师恰当的做法是（　　　）。

　　A. 批评蛋蛋不应该胡乱说，要做诚实的孩子

　　B. 和大家笑一笑，忽略孩子的反馈

　　C. 课后单独与蛋蛋沟通，了解更多的详情，然后再报告保健员和园方负责人

　　D. 立即联系家长并报警

（3）当怀疑班级中有孩子可能遭遇性侵害时，保教人员的做法恰当的是（　　　）。

　　A. 立即联系孩子家长并报警

　　B. 在掌握更多信息且确认事件真实性后，报告保健员和园长，再通知孩子家长，慎重报警

　　C. 不声张，不乱传播，就当什么都不知道

　　D. 直接询问孩子是否被性侵害了

（4）下列与遭遇性侵害的孩子沟通的内容中，恰当的是（　　　）。

　　A. "你怎么不早告诉老师呢？！你这个傻孩子！"

　　B. "不要害怕，老师会帮你的。这不是你的错，你想说什么可以和老师说，老师会陪着你的。"

　　C. "他对你做了什么？快说啊！"

　　D. "你为什么要答应他的要求呢？你可以拒绝的啊！"

（5）性侵害遭遇可能给孩子的身心发展带来严重的消极影响。下列表述中正确的是（　　　）。

　　A. 永远不要在孩子面前提起这件事

　　B. 事发后应尽快给孩子清洗身体

　　C. 应该给孩子一个宽松、包容、理解、支持的心理环境

　　D. 引导孩子早点忘记这件事

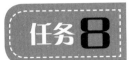

任务8　溺水的应急处理与预防

○ **学习目标** ○

☑ 知晓溺水的主要危害、常见原因及预防措施。

☑ 能根据幼儿的主要体征初步识别出幼儿是否发生溺水。

☑ 能根据对幼儿初步的伤病情况评估，模拟为溺水的幼儿实施应急处理。

☑ 能在应急处理过程中与相关人员进行有效的沟通。

☑ 懂得溺水的应急处理与预防的重要意义，并积极参与相关知识技能的学习。

○ **学习准备** ○

☑ 自学本任务内容，然后完成预习测试。

☑ 阅读案例"危险的游泳池"，然后完成案例下面的思考题。

☑ 学习微课"幼儿溺水的应急处理"。

预习测试

微　课
幼儿溺水的应急
处理

○ **案例导入** ○

｜ 危险的游泳池 ①｜

　　7月11日早上，海南省海口市某幼儿园孩子嘟嘟在上游泳课时发生溺水，后经抢救已度过危险期。

　　"当孩子被救上来的时候就已经是昏迷状态了。有一个厨房阿姨帮助做人工呼吸，压人中，往外压水，孩子吐了两次水后醒了，然后老师们就给120打电话。但120调度不开，老师就自己打车将孩子送到医院。而令我们气愤的是，一直到孩子送到医院经过抢救后，幼儿园才给我们打电话……"嘟嘟妈妈说。

　　据了解，上游泳课时，泳池的水到达孩子肚脐处，且并没有专业的游泳教练陪同，而只是由老师带领孩子们在水中玩水。当时有25个孩子在上游泳课，其中7个孩子由于感冒没有下水。上课时，泳池里有三个老师，泳池外边也有三个老师看守。嘟嘟的落水时间是10点20分左右，是其中一位老师首先发现的，她看到嘟嘟正在水中挣扎，于是其余几个老师赶紧将孩子拖到泳池边进行抢救。

思考

　　该案例可以给我们带来哪些启示？

---

① 　朱铭，王楷雯. 幼儿园3龄童游泳课溺水，家长不满事后告知［EB/OL］.（2012-07-31）［2020-06-31］.http://www.hinews.cn/news/system/2012/07/31/014715293.shtml.

学习活动 1　思考

请回顾案例"危险的游泳池"，然后思考：为何游泳池周围的老师没能及时发现孩子发生了溺水现象？

学习支持 1

★ 溺水者的特征

溺水又称淹溺，是指机体淹没或浸没在液体里时，造成机体呼吸循环功能、内环境、水电解质急剧改变的一种状态。无论整个身体是不是在水中，只要呼吸道（口鼻）淹没在水中造成呼吸障碍，就属于溺水。

在全球范围内，溺水是造成儿童死亡的十大原因之一。中国疾病预防控制中心2018年发布的数据表明，溺水也是我国1—14岁儿童的第一位意外致死原因，约占1—14岁儿童意外伤害死亡人数的50%左右。在发生溺水的儿童中，4岁以下儿童占52%，5—9岁儿童占23%，农村地区儿童比城市地区儿童更容易发生溺水，且男孩溺死率是女孩的1.63倍。[①]

当溺水者淹没于水中时，会本能地引发屏气，以避免水进入呼吸道。但由于缺氧，溺水者被迫在水中进行深呼吸，从而使大量水进入呼吸道和肺泡，阻滞肺部的气体交换，引起全身缺氧和二氧化碳滞留，呼吸道内的水迅速经肺泡吸收到血液循环。这种情况是最为常见的溺水类型，通常被称为"湿性溺水"。

还有一种被称为"干性溺水"的情况，这是由于溺水者进入水中后因为惊慌恐惧，身体产生应急反应，喉部出现痉挛，从而导致呼吸道阻塞，最终窒息死亡。当喉头发生痉挛时，心脏可反射性地停搏，也可因窒息、心肌缺氧而致心脏停搏。这种情况下，气道和肺泡内很少或无液体吸入。干性溺水一般多发生在游泳初学者身上，尤其是孩子。

在影视剧中，我们经常可以看到人在溺水时会有奋力挣扎、大声呼救等行为，且能持续几分钟。然而事实上，大多数的溺水都是在悄无声息中发生的，并且发生在1分钟甚至几秒内。当呼吸道浸没或者浸入水中时，溺水者会将进入口中的水吐出或咽下，不能保持呼吸通畅，这样就会出现下意识的屏气。因而，仅仅看孩子是否有拍打水面或发出呼救声并不能帮助我们立即判断孩子是否出现溺水。当孩子发生溺水时通常会呈现以下特征：

- 头浸没于水下，嘴巴露出水面
- 头向后仰起，同时嘴是张开的
- 眼神涣散无法聚焦，茫然地看着前方
- 头在水面上，眼睛紧闭
- 头发遮挡住前额，或者眼睛
- 看似直立于水中，腿无法运动
- 在水面上大口地呼吸，或者喘息，没有声响

---

① 来源：中国疾病预防控制中心慢性非传染性疾病预防控制中心和全球儿童安全组织于2017年12月22日联合发布的《中国青少年儿童伤害现状回顾报告》（2010—2015年）。

● 试图翻转身体
● 好像在爬一段不存在的楼梯

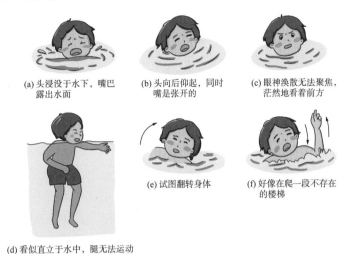

(a) 头浸没于水下, 嘴巴露出水面
(b) 头向后仰起, 同时嘴是张开的
(c) 眼神涣散无法聚焦, 茫然地看着前方
(d) 看似直立于水中, 腿无法运动
(e) 试图翻转身体
(f) 好像在爬一段不存在的楼梯

图 3-8-1 孩子溺水时的表现

保教人员在发现幼儿表现出以上一些特征时, 应立即呼叫幼儿的名字, 如果幼儿没有回应则可能已经出现溺水, 应立即在 30 秒内施救。

溺水的幼儿在临床表现上有较大的个体差异, 具体表现与幼儿溺水持续时间的长短、吸入水量的多少、吸入水的性质及器官的损害范围有关。

溺水持续时间较长的孩子可能表现出意识丧失、呼吸停止、脉搏消失、瞳孔放大、体温下降等症状; 而持续时间较短者 (暂时性窒息, 但有脉搏) 则可出现头痛或视觉障碍、剧烈咳嗽、胸痛、呼吸困难、咳粉红色泡沫样痰等症状。如果孩子是溺入海水中, 则可能还有明显的口渴感, 最初数小时内可能出现寒颤、发热等症状。

学习活动 2 思考

请通过互联网搜索近期各地发生的幼儿溺水事故, 然后结合这些案例分析幼儿溺水的主要原因有哪些。请列举出来, 然后与大家一起分享。

....

....

....

....

学习支持 2

✦ 幼儿溺水的常见原因

溺水是由个体的内在因素和外在环境因素相互作用造成的。导致幼儿溺水发生的危险因素主要包括幼儿自身因素、监护人因素与其他原因等。具体可从以下几个方面来分析。

1.幼儿自身因素

首先，几乎所有的孩子都喜欢玩水，无论是低龄的婴幼儿还是较大年龄的孩子。这种天性促使孩子们不断去寻找、接近身边有水的地方，但在玩耍的过程中，幼儿常缺乏正确的预防意识，容易忽略潜在的危险，导致在玩水游泳时高危行为的出现，从而增大溺水事件发生的可能性。

其次，1—4岁低龄幼儿身体协调功能尚未发育完善，更缺乏游泳的技巧和能力，因此，只需要少量水（仅需3厘米深，只要可以淹没孩子的口鼻），溺水就可能发生。

最后，幼儿自身的某些疾病也是导致溺水事件发生的危险因素之一。例如，患有癫痫或自闭症的幼儿在游泳时发生溺水的风险明显高于普通幼儿。

2.幼儿监护人因素

监护人看护不力是造成幼儿溺水的重要原因。在媒体公开报道的溺水案例中，很多幼儿在发生溺水的时候，其监护人都不在身边。尤其是在我国南方的农村地区，村落多散居，且周围多河流、湖泊或水塘，再加上幼儿监护人多需要外出务农或务工，没有时间看护孩子，使得这些地区幼儿的溺水发生率很高。此外，监护人自身缺少安全预防意识，没能及时对幼儿进行必要的安全教育，也是导致幼儿缺乏溺水的危险意识的重要因素。

3.其他因素

幼儿容易发生溺水事故还与其他一些因素有关系。例如，人口居住区周围的湖泊、河流等水源没有设置围栏或危险警示牌等设施，托幼园所中关于预防溺水的安全教育不足或缺失，等等。

★ 溺水的危害

溺水对幼儿健康的危害主要受到缺氧的时间和程度影响。如果溺水时间持续很短暂，可能并不会影响幼儿的健康，但如果持续时间较长则可能会严重威胁幼儿的生命。这是因为在幼儿发生溺水后，大量的水会进入其呼吸道和肺泡，水中的杂草、淤泥、呕吐物等杂物也可能堵塞呼吸道，这都会导致肺部气体的交换受到阻滞，从而引起全身缺氧和二氧化碳滞留，而人体大脑细胞的功能活动主要为糖的有氧代谢，在溺水窒息后机体便会进入缺氧状态，大脑细胞极易受损。通常，幼儿在发生溺水约2分钟后便会丧失意识，机体很快进入缺氧状态，这种状态持续4—6分钟便可导致大脑神经元发生不可逆的病理改变，如果缺氧持续10—12分钟及以上，那么机体存活的概率就很小了。

此外，即便溺水的幼儿被及时救出，因呛咳进入肺部的水和杂物也可能引起上呼吸道或肺部感染等疾病，呼吸道内的水经肺泡吸收到血液循环后还可引起血液稀释、血容量增加及溶血，造成急性肺水肿和电解质紊乱等严重并发症。

综上可知，溺水对幼儿健康的危害巨大，严重威胁着幼儿的生命安全。保教人员和家长需要重视幼儿溺水事故的预防，并掌握相关的应急处理方法。

学习活动 3 ⚲思考

一种被称为"倒背法"的溺水急救方法曾经在网络上广泛流传，即孩子溺水后应该马上倒背着孩子奔跑，十多分钟左右孩子就会吐出水恢复呼吸。这种方法真的有效吗？这种方法可能导致什么后果？请通过互联网查询相关资料，然后将结论写下来。

学习支持 **3**

⭐ 溺水的应急处理

临床急救医学表明，发生溺水后立即为溺水者实施现场急救是溺水抢救成功的前提，其中，以目击者实施早期心肺复苏术最为关键。这是因为在心搏骤停早期，及时为患儿进行胸外按压和人工呼吸可以帮助患儿建立被动循环和呼吸，增加血液中的含氧量，为脑等重要器官提供含氧的维持血液。[①] 由于溺水后患儿缺氧的时间和程度直接影响着心肺脑复苏的效果，因而，越早为患儿实施心肺复苏术，急救效果越好。

在发现幼儿溺水后，保教人员如果不会游泳，应立即大声呼救，向周围人员求助；如果会游泳，应在保证自身安全的前提下尽快将幼儿带离水中。同时，要提前安排人员看护好现场的其他幼儿。在幼儿被救上岸后，应抓住救人的最佳时机，及时给予幼儿正确、有效的溺水急救。具体处理方法可参考如下几点。

第一步　观察现场，确保周围环境安全。

第二步　施救者应先将溺水患儿仰卧于平坦的地面上，并尽快进行生命体征评估，检查幼儿全身有无其他外伤。

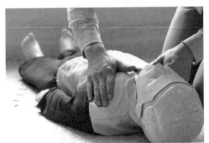　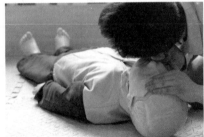　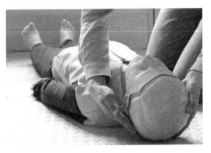

图 3-8-2　评估意识状态　　　图 3-8-3　评估自主呼吸　　　图 3-8-4　检查循环状况及外伤

第三步　安排其他老师维护现场秩序，并让身边的人通知 120 急救中心和保健员，然后根据伤情评估结果选择应对措施。

① ● 评估结果：患儿意识尚清醒，有自主呼吸。

应对措施：

a. 应让幼儿以侧卧位休息，并陪在其身边。

b. 如幼儿溺水后有剧烈呛咳，应及时进行心理安抚，缓解幼儿的恐惧、紧张情绪。

c. 同时注意给幼儿保暖，观察幼儿的体征变化，等待救援人员到达或立即将其送医。

---

① 林赛穆，高秋霞，林胜谋. 8 例溺水儿童救治体会［J］. 临床医药实践，2013，22（06）：465—466.

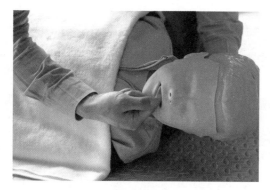

图3-8-5　让患儿侧卧休息，并观察体征变化

❷　　　评估结果：患儿已无意识，但是有自主呼吸。

应对措施：

a.用手指轻轻抠出患儿口腔、鼻腔中的异物和水。

b.检查患儿有无外伤，如存在头部或颈部外伤①，不可自行搬动孩子，避免造成二次伤害。如患儿无外伤，应使其保持侧卧位休息，等待专业救援人员到达或立即将其送医。

c.此外，施救者还要密切观察患儿的呼吸、循环、体温等体征情况，一旦出现呼吸或心跳停止，应立即实施心肺复苏术。

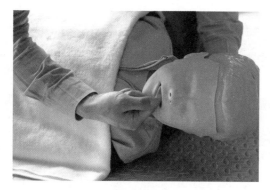

图3-8-6　清理患儿口鼻中的异物

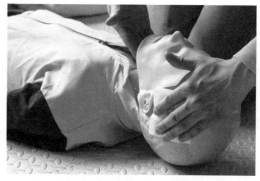

图3-8-7　如有外伤则先止血处理

❸　　　评估结果：患儿既无意识，也无自主呼吸。

应对措施：施救者应在清理患儿口鼻中的异物后，立即采用"压额抬颏法"开放气道，保持患儿呼吸道通畅，并立即实施心肺复苏术。

第四步　做好事后追踪，及时了解幼儿的健康状况，并与相关人员（幼儿、家长、教师）及时进行有效的沟通。

第五步　上报相关机构或对外公开信息。

第六步　记录归档。

世界卫生组织于2014年发布的全球溺水报告中明确指出，当溺水者已无意识、无呼吸时，进行胸外按压和口对口人工呼吸是现场急救唯一有效的方法。值得注意的是，为溺水者进行心肺复苏时，应先开放气道，再实施人工呼吸，然后再进行胸外按压。如果在无法为患儿实施口对口的人工呼吸时，应坚持进行胸外按压

①　说明：一般溺水患者很少会出现颈椎损伤。

操作，因为研究表明，仅接受胸外按压的患者存活率明显高于未接受心肺复苏者。

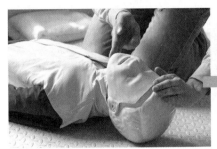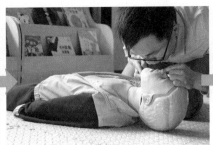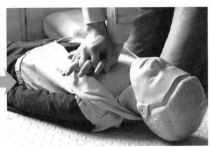

（a）先开放气道　　　　　　　（b）再实施人工呼吸　　　　　　（c）最后实施胸外按压

图 3-8-8　为溺水者进行心肺复苏的步骤

幼儿溺水事件通常发生在没有专业救护人员的自然水域，救援和急救只能由现场目击者进行。因此，保教人员和幼儿家长应掌握基本的溺水急救和心肺复苏操作方法，这对于提高急救成功率、减少并发症及后遗症具有重大的意义。

学习提示 |

（1）无论是溺水还是呛水都无须任何形式的控水。一是因为进入肺部的水不容易控出，进入胃部的水并不影响呼吸，故控水只会耽误恢复通气的宝贵时间，二是因为控水会增加呕吐物吸入，从而增加二次窒息的风险。

（2）在孩子没有清醒之前，不能给孩子喂食任何食物或水。

（3）尽量和身边的人一起合作为孩子实施急救，这样可以节约时间，提高急救效率。

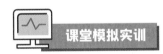 **课堂模拟实训**

幼儿溺水的应急处理综合模拟实训

要求一：以小组为单位，从学习活动 3 中的三种评估结果中任选一种，然后自拟情境和角色，并结合幼儿溺水的具体体征、紧急处理流程及操作要求，模拟幼儿发生溺水时应急处理全过程。

要求二：小组模拟结束后，请使用表 3-8-1 对展示组进行评价。

表 3-8-1　幼儿溺水的应急处理综合模拟实训评价表

评分项目	评分标准或要求	分值	评价方式			得分
			自评	互评	师评	
			权重20%	权重30%	权重50%	
1. 流程完成度	模拟救助流程完整，包含以下六个步骤：观察现场—评估伤情—救助处理—沟通与疏导—上报与公开—记录归档	10 分				

（续表）

评分项目	评分标准或要求	分值	评价方式			得分
			自评	互评	师评	
			权重20%	权重30%	权重50%	
2. 救助措施	① 救助措施基于评估结果 ② 救助步骤完整、正确 ③ 救助操作规范	30分				
3. 团队合作	① 主动寻求团队成员的帮助 ② 小组分工明确 ③ 应对过程配合密切	20分				
4. 有效沟通	① 给予幼儿（包括伤病儿及其他幼儿）关心和安慰 ② 及时、准确地上报相关人员（保健员和园所负责人） ③ 及时、恰当地联系伤病儿家长 ④ 表达简洁流畅，用语文明礼貌	20分				
5. 应对效率	① 熟悉救助流程 ② 救助过程效率高，不拖拉	10分				
6. 人文关怀	① 通过语气、表情、肢体动作等给予伤病儿关注与呵护 ② 尊重伤病儿家长的感受和诉求	10分				
	综合模拟实训总分	100分	小组总得分			

反思与收获：

学习提示 2

当班级有幼儿发生溺水事故后，与幼儿及家长的沟通要点如下：

（1）哪怕没有产生严重后果，溺水经历也会给幼儿留下较明显的心理阴影。因而，与溺水幼儿沟通的重点在于及时安慰幼儿，缓解其紧张情绪，并告诉幼儿不会有危险，你可以帮助他（她）。

（2）幼儿在园所内溺水是严重的意外事故，无论结果严重与否都应立即与幼儿家长联系，除了表达歉意外，还应详细告知孩子的溺水经过、已接受的救助措施、目前状态等。如果情况较危急，应要求家长立即赶往孩子被送往的医院，同时安抚家长的情绪并表达对幼儿的关心。

学习活动 4 思考

有人认为，为了避免幼儿在园所内发生溺水事故，最好的办法就是禁止在园所内部开展戏水、玩水活动。你是否支持这个观点？请给出你的理由。

学习支持 4

★ 幼儿溺水事故的预防

溺水严重威胁着幼儿的生命安全。为避免悲剧的发生，托幼园所可参考的预防措施有以下几点。

1.加强防溺水的安全教育

预防溺水是幼儿园安全教育中的一项重要内容。保教人员应该有计划、有目的地对幼儿进行预防溺水的安全教育工作，让孩子们认识到玩水可能存在的危险和危害，同时提高幼儿的自救能力。例如，应教育幼儿不要独自到河边或湖边玩水；在游泳时应有成人陪伴；看到有人溺水时应大声呼救，等等。

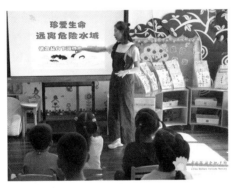 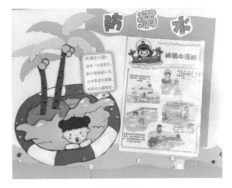

（a）集体活动　　　　　　　　　　（b）主题墙

图 3-8-9　防溺水安全教育

2.家园合作，共同防范

事实上，托幼园所中幼儿发生溺水的案例并不多见，大多数的溺水事件都发生在校园之外。美国儿科学会提出，对任何靠近水域的儿童进行严格、科学的看护是确保他们安全和降低溺水事件发生率的重要措施。尤其是0—4岁的儿童，科学的、连续性的、高质量的父母看护是最有效的干预措施。[①]因而，家长才是预防溺水的关键所在。

保教人员应加强与家长的合作，发动家长参与到预防溺水的安全教育中来，提高家长的预防意识。例如，应提醒家长加强对孩子的看护，避免孩子单独在盥洗室或室外的水塘、喷泉池、河边、湖边等有水的地方玩耍；让家长协助老师在家庭中继续引导和教育，让孩子充分认识到溺水的危险性；组织家长进行溺水急救知

① 王一茸，蔡伟聪，雷林.儿童溺水的流行现况及干预研究进展［J］.伤害医学（电子版），2020，9（01）：61—67.

识和技能的学习,等等。

3. 严格管理水源

保教人员应对托幼园所中的水源进行严格管理,科学组织玩水或游泳活动,避免幼儿出现溺水事件。例如,有游泳池或戏水池的园所,要安排专人管理,在不使用时确保池中无水,在使用时严格控制水量,[①] 并安排教师看护;不要让幼儿单独在盥洗室中停留,应有教师陪伴;不要将盛有水的大容器(如水桶、大水缸等)放在无人看管的地方,等等。此外,如果园所(尤其是农村地区幼儿园)周围有开放性水体,托幼园所应该联合社区或相关部门安装栅栏和警示牌,这能有效避免幼儿在周围发生溺水事故。

4. 教孩子学会游泳技能

尽管会游泳的幼儿也可能发生溺水,但是掌握了游泳技能后,幼儿可以在有危险时提高自救能力,同时,对水的危险性也会有更深入的认识。因而,有条件的托幼园所可以为幼儿提供游泳课程,让其学习安全玩水的知识和技能,这可以有效地降低溺水事故的发生。但是,如果幼儿有癫痫、心脏病、哮喘等疾病史时,应尽量避免游泳,防止其突发疾病而导致意外。

学习提示 3

(1)有证据表明,5岁以上儿童经过正规游泳课,或者简化的生存游泳训练,可以大幅度降低溺亡的概率。

(2)根据孩子的生长发育情况,建议儿童在满5岁后开始学习游泳,而不应过早学习。

○ **课后练习** ○

课后练习

1. 请结合本任务所学知识,以"××幼儿园"的名义向所有家长写一份"假期防溺水温馨提示"。

2. 请结合本任务所学知识,完成下面的课后练习。

(1)下列关于幼儿溺水的表述中,正确的是(   )。

　　A. "湿性溺水"多发生在游泳初学者身上,尤其是孩子

　　B. 当发现孩子的头露在水面上,眼睛紧闭,双手慌乱、用力地拍打水面时,应怀疑孩子发生溺水

　　C. 发现水中玩耍的孩子行为异常时,应先观察一会儿,等孩子没有反应,确定发生溺水事故后再救援

　　D. 溺水者都会吸入大量的水,所以救助前应进行控水

(2)如果幼儿溺水被救上岸后已无意识、无呼吸,此时应(   )。

　　A. 立即将孩子倒立控水

　　B. 立即去除孩子口鼻腔中的异物,并尽快实施心肺复苏术,同时通知120急救中心

　　C. 将孩子倒挂在肩上来回奔跑

　　D. 立即送往医院急救

(3)如果溺水患儿被救上岸后意识尚清醒,有自主呼吸和心跳。下列救助措施中正确的是(   )。

　　A. 立即为孩子实施心肺复苏术

　　B. 将孩子倒立控水

　　C. 保持侧卧位休息,等待120救援人员到来或立即将其送医

　　D. 立即掐孩子的人中穴

---

① 根据《托儿所、幼儿园建筑设计规范》(JGJ39-2016)规定:宜设戏水池,储水深度不应超过0.3米。

（4）孩子发生溺水后，如果持续缺氧超过（　　　　）便可能引发大脑不可逆的损伤。

    A. 0—1 分钟   B. 1—2 分钟   C. 2—3 分钟   D. 4—6 分钟

（5）关于溺水的预防措施中，表述不正确的是（　　　　）。

    A. 家园协作是预防溺水的重要途径

    B. 托幼园所和家庭都应严格管理水源

    C. 尽早教会孩子游泳可以预防溺水事故的发生

    D. 从小就要对孩子进行防溺水安全教育

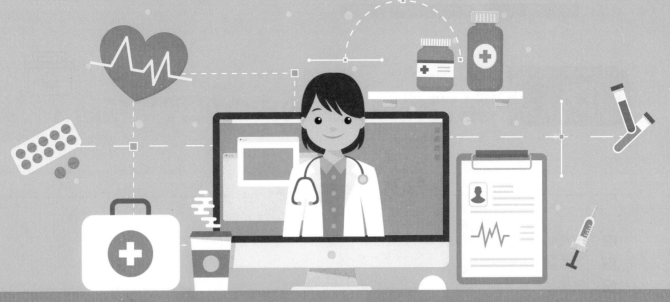

模块 4

托幼园所重大突发事件的应急处理与预防

幼儿的健康与安全除了受到各种急症和意外伤害的影响外，还受到一些自然灾害、人为犯罪等突发事件的威胁，例如，地震、火灾、暴力伤害、幼儿被冒领或走失等。这些突发事件有些是由客观因素引发的，有些则因人为因素而起。由于这些突发事件往往容易造成较大的人员伤亡和财产损失，因而，如何有效预防和应对这些突发事件以确保师幼身心健康，是所有托幼园所管理者及保教人员应重视的工作内容。

本模块主要选取了幼儿被冒领或走失、暴力伤害、踩踏事故、火灾以及地震这五类托幼园所重大突发事件，重点介绍了这些事件的主要诱因、危害、应对流程与方法以及预防要点等内容。要做到有效预防和应对这些突发事件不仅需要保教人员熟练掌握规范的应对流程和方法，更需要托幼园所管理者提前做好充分的应急预案，明确责任与分工，并在平时的模拟演练中提高师幼安全意识和紧急应对能力。

任务 1（2 学时）
被冒领或走失的应急处理与预防

任务 2（2 学时）
暴力伤害的应急处理与预防

任务 3（2 学时）
踩踏事故的应急处理与预防

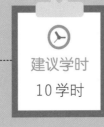

建议学时
10 学时

任务 4（2 学时）
火灾的应急处理与预防

任务 5（2 学时）
地震的应急处理

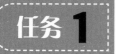

被冒领或走失的应急处理与预防

◎ **学习目标** ◎

☑ 知晓幼儿被冒领或走失的概念、主要危害及常见原因。

☑ 熟悉幼儿被冒领或走失的主要预防措施。

☑ 能结合应急预案,模拟幼儿被冒领或走失后的紧急应对过程。

☑ 能在应急处理过程中模拟与相关人员进行有效的沟通。

☑ 懂得幼儿被冒领或走失应急处理与预防的重要意义。

◎ **学习准备** ◎

☑ 自学本任务内容,然后完成预习测试。

☑ 阅读案例"幼儿被冒领或走失案例两则",然后完成案例下面的思考题。

☑ 学习微课"被冒领或走失的应急处理与预防"

 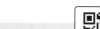

预习测试 微课 被冒领或走失的应急处理与预防

◎ **案例导入** ◎

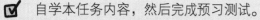

幼儿被冒领或走失案例两则

案例一 陌生女子冒充家长朋友,欲接走幼儿园儿童[1]

3月22日,在福州鼓楼区某一幼儿园内,张女士对记者说,一名身穿黑色外衣的女子冒充她丈夫的朋友想要接走她女儿,所幸被幼儿园老师识破了其企图,之后该名女子匆忙离开。

"当时幼儿园老师给我打电话称,是否有让丈夫的朋友来幼儿园接孩子放学。"张女士说,幼儿园老师看见该女子后,第一时间就和她取得了联系。随后张女士也跟其丈夫确认,发现并未叫朋友到幼儿园接孩子。

"为了保证信息无误,我和丈夫还一同到学校看了监控视频,发现我们都不认识这名女子。"张女士说,中途老师曾把女儿送到园门口,然而该女子并不认得她女儿,老师告诉该女子稍后再来接,随后该女子就匆忙离开了。

该园长表示,有人冒充家长朋友接孩子放学这事,已引起幼儿园的重视。此外,他们已将事情经过及监控录像交给了警方,目前警方已介入调查。

案例二 幼儿园疏忽大意 幼童走失竟不知[2]

据福建法治报报道,2017年2月22日上午10点左右,福州一名4岁孩子乘老师不注意时独自跑

---

[1] 叶鹏.陌生女子冒充家长朋友,欲接走幼儿园儿童.[EB/OL].(2016-03-24)[2020-07-08].http://www.taihainet.com/news/fujian/szjj/2016-03-24/1704547.html.

[2] 佚名.幼儿园疏忽大意 幼童走失竟不知.[EB/OL].(2017-02-22)[2020-07-02].http://baby.sina.com.cn/news/2017-02-22/doc-ifyarrcf5381911.shtml.

出了幼儿园，在街上游走。直至孩子被热心群众报警后送往派出所，家长前来接走时，园方都还不知道孩子走丢。

当日上午，群众报警称在某路口发现一名女童独自在路上徘徊，满脸泪痕，怀疑是走失儿童。当地派出所迅速指派在附近的110巡逻车赶到现场。到达现场后，民警对孩子进行耐心询问，但由于孩子年龄尚小，无法说出其家人姓名、联系方式、家庭住址等信息。考虑到孩子心理紧张，情绪不稳定，且冬日天气寒冷，民警立即将其带回派出所照看，再想办法联系其家人。

最终，经民警慢慢开导，孩子才告知自己叫黄××，今年4岁。随即民警进行信息比对，一个一个查找，通过孩子对照片的辨认，最终联系到其家人。

思考

请阅读上面两则案例，然后思考案例中的两起突发事件可以给我们什么启示。

学习活动 1 ◎思考

请通过互联网查找近年来发生的幼儿园孩子走失或被冒领的案例，然后概括说明这些案例都有什么共同的特点，并与大家分享。

学习支持 1

幼儿被冒领或走失的案件不断见诸报端，令保教人员和家长们提心吊胆，严重威胁着在园幼儿的安全。通常情况下，幼儿被冒领或走失事件主要发生在来园和离园两个环节，在园期间发生得较少。

★ 幼儿被冒领

幼儿被冒领是指幼儿在其法定监护人或固定接送人不知情（或未授权）的情况下，被他人从托幼园所领（接）走的突发事件或状况。冒领幼儿的人既可能是幼儿从未见过的陌生人，也可能是幼儿熟悉的人。通过对近些年来发生的幼儿被冒领案件的综合分析，犯罪分子通常出于以下几个目的冒领孩子。

（1）绑架、勒索。犯罪分子有预谋、有计划地试图从幼儿园中冒领幼儿，以实现绑架、勒索钱财的目的。

（2）故意伤害。犯罪分子将幼儿冒领后，企图对其实施性侵、虐待等伤害。

（3）拐卖。犯罪分子试图将幼儿从幼儿园冒领后，转卖给人贩子，从中获取非法经济利益。

（4）纠纷报复。犯罪分子可能与幼儿家长有纠纷，有预谋地试图冒领孩子后对其实施伤害，以实现报复的目的。

（5）精神疾病发作。冒领者可能有精神病史，将他人的孩子幻想成自己的孩子，并试图将孩子带走。

★ 幼儿走失

幼儿走失主要是指托幼园所内幼儿在保教人员、家长或监护人不知情的情况下，独自离开园所后失踪。

通常，小班刚入园的幼儿以及性情较孤僻的幼儿容易因独自离开园所而走失。主要是因为：刚入园的小班幼儿对幼儿园陌生的新环境还没有完全适应，加上与父母的分离焦虑较强烈，使得他们心里缺乏安全感，从而迫切地想离开幼儿园回到父母身边；性格较孤僻的幼儿也较容易走失，尤其是在他们因受到责备、批评而心情低落时，他们喜欢选择逃离人群，躲到封闭的角落。此外，幼儿走失也容易发生在幼儿园集体外出活动时，尤其是在人流较大的地方。

学习活动 2 ◎思考

请结合案例导入中的两则案例，分析托幼园所中的幼儿如果被人冒领或从园所走失，可能带来哪些影响。

学习支持 2

✦ 幼儿被冒领、走失的原因

无论在园幼儿是被冒领还是走失，托幼园所及其责任人都应承担主要责任，而相关园所教职工则应承担直接或间接责任。通过对相关案件的分析可以发现，托幼园所幼儿被冒领或走失事件的发生主要有以下几个原因。

1. 教职工安全意识不强

托幼园所负责人及其教职工对幼儿在园安全工作不够重视，安全意识薄弱，且责任心不强等主观因素是造成在园幼儿被冒领或走失事件发生的根本原因。例如，保教人员在组织活动过程中未能按要求做到全程看护或转移场地时未能及时清点人数，导致幼儿独自离开队伍没有被及时发现；保教人员在未明确接送人身份前就将幼儿交予他人；保教人员没有对幼儿进行相关安全教育等。

2. 管理混乱或制度缺失

托幼园所安全管理工作混乱或管理制度的缺失让不法分子有机可趁也是导致在园幼儿被冒领或走失事件发生的重要原因之一。例如，园所门禁管理松散、接送制度有漏洞、安保人员配备不足等都可能导致犯罪分子有机会进入园所领走幼儿或让幼儿独自走出园所而未被发现。

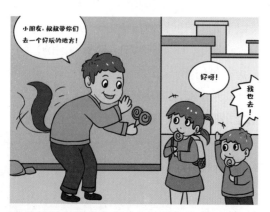

图4-1-1 幼儿自我保护意识薄弱

3. 防范设施设备不足

托幼园所相关安全防范设施设备不足、损坏后未能及时维修或不符合规范也是造成幼儿被冒领或走失的常见原因之一。例如，园所围栏设计不合理，栏杆的间隙过大或有损坏而未及时修理，监控设备未能覆盖主要场所和角落等都可能导致幼儿独自离开园所。

4. 幼儿自身因素

幼儿生活经验不足，安全防范意识和自我保护意识薄弱，他们容易轻信陌生人，容易低估园所外面可能存在的危险等，这些特点是其容易被冒领或走失的内在原因。例如，幼儿在食物、玩具等物品的引诱下往往容易轻信陌生人的话，并跟随其离开。尤其是在当前各种电子产品的吸引下，很多幼儿可能会被诱惑而进入犯罪分子的圈套。

★ 幼儿被冒领、走失的危害

近些年来，在园幼儿被冒领或走失的事件时有发生，有些孩子幸运地被顺利找回，而有些孩子则从此下落不明，再也见不到亲爱的家人了。这对幼儿本身、其家人以及托幼园所保教人员来说都是一个巨大的伤害和打击。

幼儿在托幼园所被冒领或走失后，即使顺利地被找回，幼儿、家长及园所保教人员也可能经历焦虑、恐惧、担心、自责、内疚等复杂的心理过程，甚至留下长期的心理阴影。如果幼儿没能被找回，他则可能遭遇交通事故、流离失所、被不法分子绑架或拐卖，甚至被伤害等，幼儿的家人则可能长期陷入失去孩子的悲伤和痛苦情绪中，严重地影响其身心健康及正常的生活和工作。可以说，任何一个家庭都无法承受失去自己孩子的痛苦，这种伤害是无法估量和描述的。

此外，托幼园所一旦发生此类事件，无论孩子是否被找回，都可能引发不良的社会影响。例如，托幼园所日常管理能力将受到家长们的质疑，正常教学活动和园所社会声誉也将受到严重影响。如果情况严重，相关责任人甚至将面临巨额赔偿及法律的惩罚。同时，幼儿被冒领、走失事件还会引发群众对社会治安的不信任和担忧，从而影响社会的稳定。

综上所述，幼儿被冒领、走失事件对幼儿、家庭、托幼园所以及社会来说都会带来严重的消极影响。保教人员和幼儿监护人都应该提高预防意识，避免此类事件的发生。

学习提示 |

（1）每年的5月25日是国际失踪儿童日。

（2）根据《中华人民共和国刑法》第二百四十条的相关规定，拐卖妇女、儿童的，处五年以上十年以下有期徒刑，并处罚金；情节严重的，处十年以上有期徒刑或者无期徒刑，并处罚金或者没收财产；情节特别严重的，处死刑，并处没收财产。

学习活动 3 　🎬 情境模拟

请通过互联网查找"十人四追法"①的相关信息，然后结合"学习支持3"的内容，以小组为单位，模拟幼儿被冒领或走失后，保教人员采取紧急处理措施的过程。然后由其他组对展示组的模拟表演进行评价。

自评	
互评	
师评	

---

① 说明："十人四追法"是由中国人民公安大学教授、少年儿童犯罪预防专家王大伟博士总结出的一个用于孩子走失的搜寻方法。这个看似简单的方法已经在近年来的儿童被拐、儿童失踪案件中起到了至关重要的作用，多起案例都是家长马上利用此方法追回了孩子。

学习支持 3

✦ 幼儿被冒领、走失后的应急处理

幼儿被冒领或走失对托幼园所来说影响重大，保教人员及时、恰当的处理对找回幼儿或避免其受到伤害有重要意义。如果发现班级有孩子被他人冒领或走失了，保教人员应立即启动紧急处理预案，工作小组统一指挥统和行动。具体可参考以下应急处理措施。

（1）安排好其他幼儿的看护。先请其他同事帮助看护好班级其他幼儿。

（2）启动应急预案。立即向托幼园所主要负责人汇报情况，启动相关应急预案，应急小组各司其职，积极应对。

①报警：负责通信的人员尽快拨打"110"报警电话，请求警察的帮助。同时，向警察提供事发时间、冒领者体貌特征以及幼儿照片等有关信息。一旦有线索，及时与警方进行沟通。

②沟通：负责家长沟通的人员及时通知幼儿家长，在表示歉意的同时接受家长的批评，尽可能安抚家长的情绪；一旦有线索，及时与家长进行沟通。

③搜寻：负责搜寻的人员协助安保人员在园所内部及周边地区寻找有关线索。例如，及时调看视频监控系统，或者询问当时在场的家长、老师以及周边商铺工作人员是否留意到相关信息等。

（3）事后调查与追踪。警方人员和家长赶到学校后，保教人员应配合警察进行调查，共同参与搜寻工作；及时了解搜寻进展，与家长做好后续沟通并进行心理疏导。

（4）信息上报与公开。将事件详细信息上报相关机构或对外公开（如有必要）。

（5）记录归档。

学习提示 2

（1）如果儿童被冒领或走失，监护人或家长应立即报案，警方会在第一时间立案调查，不应该等孩子失踪24小时后再去报警，尽快寻求警察的帮助是最有效的措施。

（2）视频监控设备对幼儿被冒领或走失的应急处理有非常重要的作用，因而托幼园所应重视对安防监控设备的日常维护工作，将园所主要通道和人员进出点纳入监控范围，减少监控盲区。

学习活动 4 🚌 小组讨论

请阅读下面的案例，然后完成小组讨论。

为了检验幼儿的安全防范意识，某幼儿园邀请了几位家长假扮"冒领者"，拿着糖果和零食进入不熟悉的班级中，尝试劝说班级中的某个幼儿跟随自己一起离开。因为平时经常进行安全教育，孩子们已经有了一定的防范意识。所以，面对陌生人的"糖衣炮弹"诱惑，孩子们大多不为所动。

然后，"冒领者"拿出了手机或平板电脑来诱骗幼儿，主动给他们看喜欢的动画片或者让他们玩游戏。结果，几个孩子都被"骗"了，他们拿着手机或平板电脑，很快就入了迷，边看边跟着陌生人走了。这时，当老师阻止孩子问他（她）认不认识对方时，孩子居然点头说认识，并头也不回地跟着对方走出了幼儿园。

面对信息时代中成长起来的孩子们，保教人员又该如何进行预防性的安全教育呢？请小组开展讨论，然后与大家一起分享。

....

....

学习支持 4

✦ 幼儿被冒领与走失的预防

确保幼儿的安全是托幼园所保教工作的重要前提。托幼园所中的所有教职工都应重视幼儿被冒领或走失的预防工作，彻底杜绝此类事件的发生。需要强调的是，多方位的预防才是做好这项工作的根本所在。作为幼儿的临时监管方和主要责任方，托幼园所可从以下几点来做好预防工作。

1. 建立完善的接送制度

建立健全的接送制度是预防托幼园所幼儿被冒领或走失事件的重要措施，尤其是在入园和离园这两个人员进出频繁的环节。完善的接送制度应至少包括以下要求。

（1）幼儿接送环节应有固定的保卫人员、教师或家长志愿者值班站岗，维持接送秩序，避免人流拥挤；如发现陌生人在门口逗留，应留意并及时报告。

（2）幼儿接送环节应分时段进行，即小班、中班、大班分时段入园和离园，且入园和离园的时间应有所控制，提高接送效率；对于班级数量较大的园所，可以细化到每个班级分时段完成接送。

（3）应提醒监护人在接送幼儿时及时打卡记录；为避免过多人员涌入园所内部，可要求监护人在入园时将幼儿送至门内，再让幼儿自行进教室①，在离园时要求监护人到门口等待即可。

（4）监护人要提前接回幼儿时，保卫人员应先与教师电话确认后再由教师将孩子送至门口，亲自将幼儿交给监护人。

（5）如监护人未能按时来园接回幼儿，教师应与监护人取得联系并适当等待，如延迟较久的应将幼儿由专人集中看护，并做好交接记录和沟通。

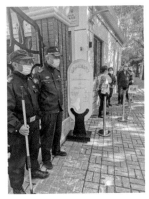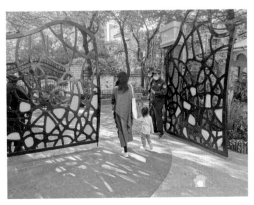

图 4-1-2　接送环节应做到组织有序

---

① 说明：对于入园初期的幼儿来说，一般需要一段时间的过渡后才能自己进入教室。在这种情况下，托幼园所可以允许家长送入教室，待幼儿适应环境后，再开始培养其独立进教室的能力。在条件允许时，也可由家长志愿者负责专门引导。

（6）幼儿接送人应尽量固定，如需临时更换接送人，教师则应与监护人联系，并仔细确认、核实临时接送人的身份后才能完成交接。

（7）及时提醒监护人在幼儿接送环节不要在园所周边逗留，避免人员聚集。

2. 提高园所的安全保障水平

托幼园所可以通过身份识别、录像监控等设备来增强幼儿在园内的安全保障。目前，运用在托幼园所的身份识别设备有接送信息卡系统（给固定的接送人员发放接送卡，刷卡后才能进入幼儿园）、人脸识别系统、指纹识别系统、虹膜识别系统等。而且，许多地区的园所与公安机关进行了联网，保卫人员可以通过对访客身份证进行扫描和头像拍照来确认其安全身份，这些都可以有效避免非接送人员进入园所内。此外，电子监控设备在托幼园所内已经普遍被使用，尤其是主要位置，如大门口、教室、楼道走廊、操场、园所外围等，必须被覆盖。值班人员需实时监控，以便及时发现异常情况。

此外，托幼园所应安排专人定期检查园所的围栏、围墙是否出现破损，监控设备是否出现故障，如果出现损坏或故障应及时报修。此外，还应对教职工的日常安全工作进行监督和考核，发现问题及时提醒改正。

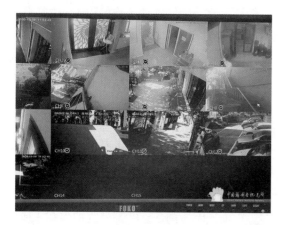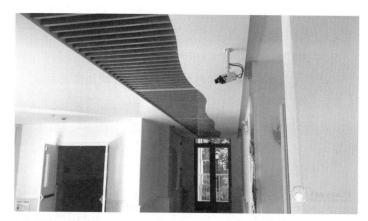

图4-1-3　幼儿园视频监控系统

3. 增强教职工的安全预防能力

需要有目的地培养托幼园所教职工对幼儿被冒领或走失事件的安全预防能力，主要包括提高教职工（尤其是新进员工）对此类事件的预防意识，并落实具体的预防措施。例如：

（1）保教人员在幼儿离园时，应亲自完成交接工作，在家长未到的情况下不要让幼儿离开，更不能将幼儿交给无关人员看护。

（2）保教人员应熟悉班级每个幼儿的固定接送人，如果发现接送人有变化或很陌生时应提高警惕，并及时与家长取得联系，多方确认后才可以放行。如果发现幼儿对临时接送者有明显的排斥情绪，也应拒绝其离开，并通知幼儿的监护人。

（3）保教人员应尽快记住新入园幼儿的名字并熟悉他们的特征，尤其要多关注顽皮好动或性格孤僻的幼儿。

（4）保教人员应养成勤查人数的好习惯，明确掌握每天出勤、请假的人数，在一日活动或外出活动转移地点的前后都需要确保人数无误。

（5）如有人员临时来访，保卫人员应先做好访客身份识别和安全确认，然后在联系具体接待人员并做好来访登记后，才能允许其入园。

4. 定期进行安全教育和演练

托幼园所应定期组织教师、幼儿和家长进行"防走失"、"防冒领"的安全主题教育和模拟演练，并根据幼儿的年龄特点、兴趣爱好进行有针对性的预防教育。

例如，保教人员应经常教育幼儿记住家里的地址、父母的电话、就读幼儿园的名字等信息；教育幼儿不要跟陌生人走，更不能自己离开园所；教育幼儿不能随便吃陌生人的东西，不要轻易相信陌生人的话，发现有人要强行带走自己时，应大声向周围的老师或成人求助等。

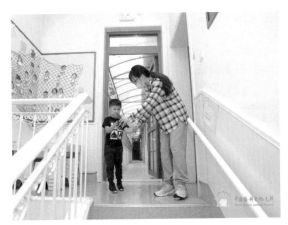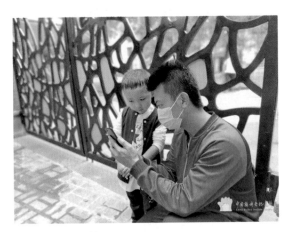

图 4-1-4　开展防冒领、防走失安全演练

5. 保护好幼儿的隐私信息

我国法律规定，托幼园所有责任保护幼儿的隐私信息，尤其是涉及幼儿名字、家庭住址、父母信息（如工作单位、姓名、电话等）、其他家庭成员信息等内容都应该严格保密，不能透露给陌生人。因而，托幼园所应做好档案管理工作，避免幼儿档案流出园所或遗失。这些信息如被犯罪分子利用，可能对幼儿的安全造成潜在威胁。

> **学习提示 3**
>
> （1）接送人应当是完全民事行为能力人，未成年人、精神病患者等限制民事行为能力人或无民事行为能力人不能作为孩子的接送人。
>
> （2）接送卡或其他身份识别凭证一旦丢失，应要求家长立即补办，并且注销原卡信息。

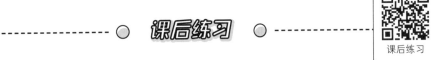

课后练习

1. 请利用课余时间观赏关于幼儿走失的电影《亲爱的》①，然后结合本任务所学知识撰写一篇观后感。

2. 请结合本任务所学知识，完成下面的课后练习。

（1）明明的固定接送人是奶奶，但今天奶奶生病了不能按时来接。下列情况中，张老师可以同意的是（　　）。

A. 明明奶奶委托同小区毛毛的奶奶一同接回，但没有委托说明

B. 明明的家长打电话说由明明的爷爷来接他

C. 明明奶奶要求张老师将孩子安置在门卫那里，半小时后就来接

D. 明明奶奶要求张老师顺路将孩子带回小区

---

① 《亲爱的》是一部由陈可辛执导的剧情影片，于2014年在中国上映。影片以"打拐"为主题，讲述了一群失去孩子的父母去寻找孩子的故事。

（2）下列选项中，可能导致孩子个人信息泄露而被犯罪分子利用的是（　　）。

A. 保健室收集所有在园幼儿的个人信息用于建档

B. 将孩子信息（照片、姓名、班级、家长信息等）印在接送卡上

C. 园所内部公告栏里贴出了获得"未来之星"孩子的个人信息

D. 老师将孩子信息收集并贴在教室墙上

（3）无论在园幼儿是被冒领还是走失，（　　）都应承担主要责任。

A. 托幼园所及其责任人　　　　　　　B. 走失幼儿家长

C. 走失幼儿的带班老师　　　　　　　D. 门卫保安

（4）在园幼儿发生走失或被冒领事件，其主要原因在于（　　）。

A. 保教人员责任意识和安全意识薄弱

B. 孩子太调皮，缺乏危险意识

C. 家长太粗心，预防意识不足

D. 对孩子的安全教育不足

（5）下面关于预防幼儿被冒领或走失的措施中，不恰当的是（　　）。

A. 提高门卫保安责任意识，留意园所周围有无异常的陌生人

B. 禁止所有和园内孩子无关的陌生人进入园内

C. 提高教职工的安全防范意识

D. 提高家长的安全防范意识

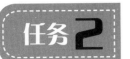

任务2 暴力伤害的应急处理与预防

○ 学习目标 ○

- ☑ 知晓托幼园所暴力伤害事件的概念、主要危害及常见原因。
- ☑ 熟悉托幼园所暴力伤害事件的主要预防措施。
- ☑ 能结合防暴应急演练预案，模拟暴力伤害事件的紧急应对过程。
- ☑ 能在应急处理过程中模拟与相关人员进行有效的沟通。
- ☑ 懂得应对与预防暴力伤害事件的重要意义，并积极参与相关知识技能的学习。

○ 学习准备 ○

- ☑ 自学本任务内容，然后完成预习测试。
- ☑ 阅读案例"近年来的幼儿园暴力伤害事件"，然后完成案例下面的思考题。
- ☑ 学习微课"暴力伤害的应急处理与预防"。

 预习测试　 微　课　暴力伤害的应急处理与预防

○ 案例导入 ○

近年来的幼儿园暴力伤害事件①

2015年6月3日下午，湖北省武汉市某幼儿园三名儿童在园外25米处被人持斧头砍伤。凶手被路旁家长制服，警察在3分钟内赶到。监控显示，放学前，行凶者一直在大门口徘徊，曾试图入园，但因门口站有保安而放弃。

2017年1月4日15时许，广西壮族自治区凭祥市覃某以提前接儿子回家为由，让幼儿园保安放其进入某民办幼儿园内，然后覃某拿菜刀将12名幼儿砍伤，其中9名幼儿受轻伤，3名幼儿受重伤。后覃某因犯故意杀人罪，被法院判处死刑，剥夺政治权利终身。

2017年3月28日早上8时许，山西省平陆县发生一起恶性幼儿园凶杀案，嫌疑人柴某趁其他幼儿家长送孩子时来到该幼儿园内，用刀将一名4岁男孩砍伤致死。犯罪嫌疑人患有间歇性精神病，已被平陆警方成功抓获。

2017年6月15日下午，江苏省徐州市丰县某幼儿园门口，发生了一起爆炸伤害事故。爆炸造成8人死亡，65人受伤，其中8人重伤。犯罪嫌疑人许某某当场被炸身亡，爆炸发生时，该幼儿园尚未放学，该园无师生伤亡。

2018年10月26日9时30分许，重庆巴南区人刘某在巴南区一民办幼儿园门口持菜刀行凶，

---

① 案例信息来源于媒体公开报道。

致使从园外（因园内场地不足，园方组织孩子在外面做早操）做早操返回教室途中的14名幼儿受伤。幼儿园保安和工作人员奋力将刘某制服。

2019年11月11日，云南省开远市某幼儿园发生一起伤人案。孔某因工作和生活不顺，产生悲观厌世和报复社会心理，剪断铁丝网攀爬进入幼儿园，再使用氢氧化钠液体致3名教师、51名幼儿受伤，其中轻度症状48人、中度症状4人、重度症状2人。

2020年6月4日，广西壮族自治区梧州市某小学附属幼儿园发生保安持刀伤人事件，该事件造成37名幼儿受伤，均为轻微伤，一名教师及另一名保安为保护幼儿受重伤。

思考 阅读以上案例后请思考，托幼园所暴力伤害事件不断地发生，反映了哪些问题？

学习活动 1 🔷思考

请结合案例导入中的幼儿园暴力伤害事件，概括此类事件所表现出的特点有哪些，然后与大家一起分享。

学习支持 1 💡

★ 暴力伤害事件特点

托幼园所暴力伤害事件是指不法分子在幼儿园内或园所周边，以在园师生为主要伤害目标，以暴力行凶为作案特征的各种伤人案件。

近些年来，国内托幼园所发生的一系列骇人听闻的暴力伤人事件给托幼园所师生的人身安全带来了严重的威胁。不断上演的悲剧给社会敲响了警钟，保教人员掌握暴力伤害事件的预防与应急处理的相关知识技能显得尤为必要。

制造幼儿园暴力伤害事件的行凶者主要分为园内人员和园外人员两类，其中园外犯罪人员占多数。通常，园内人员主要包括园所内的管理者、教师及其他职工。例如，个别教职工在工作期间因精神疾病发作而袭击身边的师生，或因与家长、同事发生纠纷而伤害幼儿等。而园外人员就较为复杂，例如，有与幼儿园或其教职工、幼儿家长发生纠纷的人员；甚至还有与幼儿园及其师生、家长没有任何纠纷，仅仅是为了报复社会、发泄不满的社会失意者。后者往往试图借助犯罪活动实现制造轰动、扩大影响的目的，因而将犯罪的目标对准了反抗能力较弱的幼儿。此外，也包括个别存在精神疾病的园外社会人员因疾病发作而伤人。

了解此类事件的特点有利于保教人员进行有效的防范。通过对众多园所暴力伤害案例进行分析后可以发现，园所暴力伤害事件呈现出以下几个共同的特点。

1. 伤害性大，影响恶劣

此类突发事件多是犯罪分子持凶器对师生进行暴力袭击，这种袭击严重威胁着师生的生命安全，也给受害者家庭带来了巨大的精神创伤和心理阴影。同时，该类事件还造成了恶劣的社会影响，引起了民众的恐慌。

2. 罪犯极端扭曲的心理

制造园所暴力伤害事件的犯罪分子往往有极端的扭曲心理，他们中少数是因与园内师生发生纠纷或矛盾而犯罪，而大多数犯罪分子的目的则是蓄意报复社会，制造恶劣影响。

3. 施暴者的强势与受害者的弱势

在园所暴力伤害事件中，犯罪分子往往持有作案凶器，且有准备、有预谋，而受害的师生则在面对袭击时毫无防备。这使得托幼园所师生处于被动的位置，极易受到伤害。

4. 事件的突发性

由于犯罪人员作案动机不易被人发现，且缺少有效的预警信息，使得此类突发事件的发生时间往往不确定，具有突发性的特点。

学习活动 2 小组讨论

发生在托幼园所中的暴力伤害事件可能带来哪些负面影响？请分别从幼儿、家长、园所、社会等多个角度进行思考。

学习支持 2

★ 暴力伤害事件的常见原因

托幼园所暴力伤害事件不仅仅是一个简单的刑事案件，而是一个复杂的社会问题，且不同案件的背后也有着不同的诱发原因。综合此类事件的特点，我们可以从以下几个方面去分析托幼园所暴力伤害事件的原因。

1. 社会变革，矛盾突显

托幼园所暴力伤害事件的发生与其所处的社会背景有着密切联系。当前，我国正在经历着快速、剧烈、深刻的社会变革，利益调整的过程中贫富差距日益明显，各种社会矛盾容易被激化，一旦处理不当，就有可能诱发各类违法犯罪活动，其中就包括对社会的报复性犯罪行为。托幼园所暴力伤害事件的施暴者在企图实施伤害行为时往往会选择比自身更弱的群体（如在校学生）作为攻击对象，以发泄自己的不满。

2. 托幼园所弱势群体集中

托幼园所是以女性教职工和低龄幼儿为主要群体的机构，他们的自我保护能力较弱，对不法分子来说更容易实现其施暴目的。此外，孩子关系到社会无数个家庭，受到的社会关注度较高，容易满足犯罪分子的报复目的，因而易被选为袭击目标。

3. 托幼园所安全防范薄弱

暴力伤害事件的发生与托幼园所自身的安全管理漏洞以及教职工日常防范意识的薄弱等内在因素有密切关系。防范薄弱让施暴者有机可趁，这是导致托幼园所暴力伤害事件多发的重要原因之一。

4.媒体不恰当或过度报道

媒体报道托幼园所暴力伤害事件虽然是其职责所在，然而部分不负责任的媒体为了吸引公众眼球而对事件进行不恰当报道或过度报道，这在一定程度上起到了"示范作用"，容易引发更多极端个体的模仿。

★ 暴力伤害事件的危害

综合已发生的案件来看，暴力伤害事件往往会导致严重的后果。首先，托幼园所暴力伤害事件会给园内师生的人身安全和心理健康带来巨大的威胁。许多无辜的师生在暴力伤害事件中受伤，严重的还落下了终身残疾，甚至被夺去了生命。同时，受害者和在场的其他师生的心中也会留下严重的心理阴影，强烈的恐惧感可能会伴随他们一生。其次，暴力伤害事件也给受害师生的家庭带来了沉痛的打击，他们可能因此失去了最爱的亲人和孩子。而犯罪分子的家庭同样也可能因此而走向破裂。再者，暴力伤害事件还严重干扰了托幼园所的正常教学秩序，也影响着其社会声誉，家长可能因此而不再信任园所对孩子安全的保护能力，选择转学。最后，在新闻媒体发达的今天，此类负面信息会在互联网上快速传播，容易引起民众的恐慌，严重影响着社会的稳定与和谐。此外，此类事件还会促使其他犯罪分子模仿而造成新的伤害事件。

综上，暴力伤害是一种严重威胁人民生命安全和社会稳定的恶性犯罪行为，需要政府部门、家长、托幼园所管理者及保教人员的高度重视。

学习活动 3 ✍ 情境模拟

请结合"学习支持3"的内容，以小组为单位，模拟暴力分子突然袭击校园时，保教人员采取紧急应对措施的过程。然后对展示组的模拟表演进行评价。

自评	
互评	
师评	

学习支持 3 💡

★ 暴力伤害事件的应急处理

面对暴力伤害事件，保教人员的首要目的是不让幼儿受到伤害。暴力伤害事件的应急处理仅靠安保人员的努力是远不够的，而需要全园教职工的密切配合才能有效降低伤害。因而，当暴力伤害事件发生时，应该按照防暴应急处理预案中既定的工作岗位要求，各司其职，统一指挥，共同应对犯罪分子。具体可参考如下措施：

（1）触发警报。安保人员立即上前阻止犯罪分子进入园所，使用钢叉、盾牌等器械与之周旋并拖延时间，等待支援。同时派人按下紧急报警按钮 [1]，通知全园师生启动防暴应急预案。

---

[1] 说明：很多托幼园所的保卫处都安装了快速报警系统，能在突发紧急情况时快速发出报警信号。但是，暴力恐怖袭击、火灾、地震等不同突发事件的应对处理是不一样的，所以，报警系统应提供多种报警信号，让师生能及时辨别事件性质，并快速做出反应。

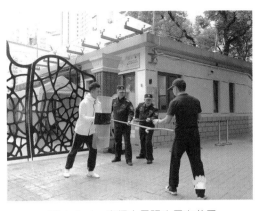

图 4-2-1 安保人员阻止暴力分子

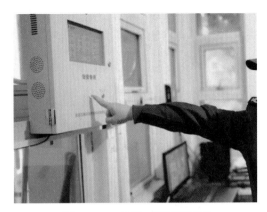

图 4-2-2 触发一键报警系统

（2）协同止暴。负责阻止暴力伤害的成员立即领取防暴装备赶往现场，把犯罪分子围住，将其控制在局部区域，伺机将其制服。在确保安全的前提下，先对犯罪分子进行犯罪中止的劝阻，尽量拖延时间，并等待警察到达现场。

（3）紧急疏散。听到警报声后，负责疏散引导的成员应立即根据当时所在位置组织幼儿进行紧急疏散。在确定环境安全后，保教人员应及时清点幼儿人数，确保无人掉队。具体要求如下：

① 位于室内时：保教人员应立即锁好教室门窗，关闭电灯，拉上窗帘。同时，由一位老师引导全体幼儿进入指定安全区（如卧室、盥洗室等）避险，并锁上门。保教人员应用沉着冷静的语气多次提示幼儿，避免孩子过于慌乱。提示语参考如下：

"快进入卧室（或盥洗室）！"

"蹲下来（钻到桌下）！"

"捂住嘴巴，不要出声！"

"有老师在，不要害怕！"

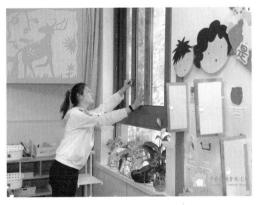

图 4-2-3 锁闭教室窗户

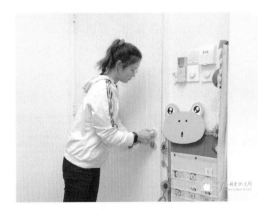

图 4-2-4 锁闭教室大门

② 位于室外时：保教人员应引导孩子按照既定的线路尽快疏散到室内安全场所，并在队伍前后互相呼应，同时做好安全提示和情绪安抚。

③ 位于室内走廊、楼梯时：保教人员应引导孩子到最近的房间避险，并及时锁好门窗，同时做好安全提示和情绪安抚。

（4）医疗救护：负责医疗救护的成员尽快确认师生受伤情况，并上报园所负责人。如果有人受伤，应将伤员转移到安全位置，同时对伤员采取紧急救助措施。如果有必要，应立即拨打"120"急救电话。

（5）通知家长：警报解除后，各班保教人员应及时联系幼儿家长，要求家长尽快将孩子接回，并认真做好交接工作。如果有幼儿受伤，应单独联系幼儿家长。

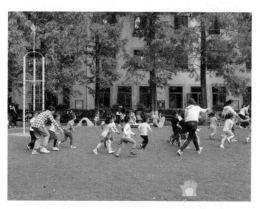

图 4-2-5 引导室外幼儿紧急疏散

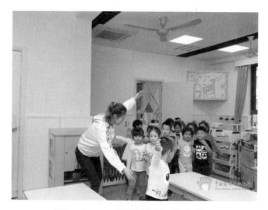

图 4-2-6 组织幼儿躲藏避险

（6）事后沟通与疏导。尽快恢复日常工作，重点关注在暴力事件中受伤，以及在事件之后出现身心异常反应的幼儿，做好心理疏导与后续追踪工作，必要时可寻求专业心理辅导机构的帮助。

（7）信息上报与公开。及时将事件详细信息及人员受伤情况上报相关机构或对外公开（如有必要）。

（8）记录归档。

• 学习提示 •

（1）如果罪犯的暴力指向是幼儿，而且保教人员的合理阻挡受到攻击，可以采取适度的正当防卫（防卫性的暴力）措施。

（2）紧急疏散过程中应确保每一个幼儿都没有落下，到达疏散地点后应确认人数。

（3）暴力伤害事件发生后，除了关注幼儿的身心状况外，还应关注保教人员的身心状态。

（4）在警报没有解除或不确定外面安全与否时，不能放松警惕，更不能走出安全场所。

此外，在平时的安全教育中，保教人员也应教会幼儿一些应急处理方法。例如，教育幼儿在园内看到有人实施暴力伤害行为时，可以采取以下应对措施：

① 大声呼喊。面对歹徒时不要惊慌，而是应大声呼喊，以引起周边成人的注意，及早获得救援。

② 反向奔跑。反向奔跑可以拉开与歹徒的距离，争取救援时间。

③ 躲在成人背后。奔跑的时候，看到成人时要及时躲到其背后，并寻求帮助。

④ 听从指挥。有老师在场组织撤离时，应听从指挥，迅速转移到安全地点。

学习活动 4 小组讨论

请通过互联网查找并阅读教育部颁发的《中小学幼儿园安全管理办法》①，再结合本任务所学内容，思考如何才能有效预防托幼园所暴力伤害事件的发生。

....

....

—————————

① 中华人民共和国教育部令第 23 号，于 2006 年 6 月 30 日发布。

学习支持 4

⭐ 托幼园所暴力伤害事件的预防

托幼园所是幼儿集中的场所，一旦发生不法分子针对师生的暴力伤害事件就可能产生严重的后果，造成极坏的社会影响。因此，所有的托幼园所都必须把预防暴力伤害事件作为安全工作的重中之重，着力构建预防暴力伤害事件的有效工作机制，从多个方面来预防此类事件的发生。具体可参考如下措施：

1. 加强安保制度建设，落实安全保护工作

托幼园所保卫室是保护师生安全的第一道防线。因而，每一个园所都应按要求建立健全的门卫安保管理、防暴应急预案等制度，并将安全保护工作落实到位。

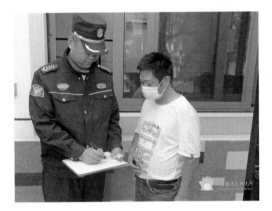

图 4-2-7　对来访人员进行盘问、检查、登记

例如，在安保管理制度中应明确要求：安保人员在入园与离园两个环节应持防暴器械值班站岗；保卫处 24 小时都应有人值守；安保人员应不定时在园所内部和周边进行巡逻，一旦发现可疑人员或安全隐患应及时上报；当有人未按规定而试图闯入园内时，应立即予以制止和驱逐，必要时及时上报园所领导并报警等。

此外，安保人员需对来访人员做好盘问、检查、验证、登记工作，并明确其入园事由及到访联系人，严防有精神疾患、犯罪分子、不明身份人员进入。同时，还要对进入园所车辆和物品进行详细检查、核对，限制陌生车辆入内，严禁危险物品进入。

2. 强化园所安保力量，提高自护能力

预防、遏制托幼园所暴力伤害犯罪最直接、最有效的手段就是增强园所的安全保卫力量。首先，所有的托幼园所都应按要求设置安全保卫机构，配备专职的安保人员。而且，园所聘用的安保人员都需要接受规范的园所安全防暴相关培训，具有较强的安全防范意识和责任意识，掌握一定的防暴技能，并做到持证上岗。其次，托幼园所应充分发挥教职工、社区、幼儿家长及公安人员的力量，在入园、离园、户外活动等重点时段加强值班站岗和巡逻，通过加强安全保卫力量震慑犯罪分子。最后，配置各种安防设备也是提高托幼园所安保力量的重要举措。例如，园所大门应选用坚固、牢靠的钢制材料；园所的围墙应该是封闭式的，其高度应足以防范犯罪分子翻越，且安装有电子防护报警装置；安保人员应配备安保橡胶棍、警用钢叉、自卫喷雾、防割手套、防暴头盔、防暴盾牌、防刺背心、强光手电、防暴抓捕网等防暴装备；园所内应安装视频监控系统、周界报警系统、"110"联网系统、红外探测等。

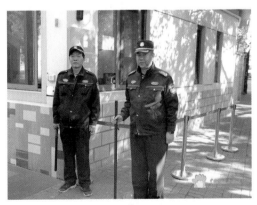

图 4-2-8　安保人员站岗值班

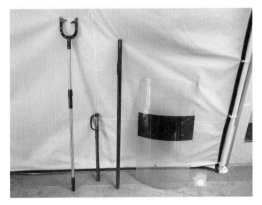

图 4-2-9　防暴装备

3.制定应急处理预案，开展防暴应急演练

托幼园所应根据国家有关规定，结合本园的实际情况制定暴力伤害事件应急处理预案，为有效预防、及时控制和妥善处理暴力伤害事件提供制度保障，从而最大限度地保护园内师生的生命安全。

此外，托幼园所还应联合公安机关、社区等单位定期组织师生开展防暴疏散演习，以提高师生应对、处置突发暴力伤害事件的能力，确保师生在暴力伤害事件发生时能做到及时、快速反应，避免人员伤亡。

4.利用多种途径，开展防暴安全教育

由于暴力伤害事件往往不可预测，因而提高师生应对暴力伤害的安全教育显得十分必要。第一，托幼园所应重视教职员工的安全防范及应急处理培训，让所有员工掌握基本的暴力伤害预防及紧急应对技能。第二，可通过集体教学、家园合作、模拟游戏、邀请公安人员来园上课等途径对幼儿开展安全教育，以提高幼儿的自我保护意识、疏散躲藏技能。

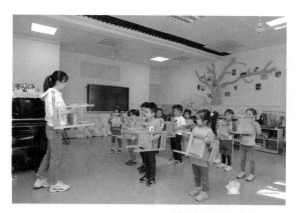

图 4-2-10　防暴安全教育

5.加强筛查和教育，严把教职工入口关

首先，由于部分暴力伤害案件的施暴者是托幼园所内部的教职工，因此，来自园内教职工的暴力伤害事件增加了防范的难度。鉴于此，托幼园所应当严格把控教职工准入资格，有必要对从业人员进行精神健康、心理疾病或犯罪史方面的筛查，防止有精神病史、犯罪前科以及心理疾患等人员进入保教队伍。如果发现有教职工有暴力伤害倾向或行为，不适合保教工作，应及时将其调离或解聘。其次，托幼园所也应该对教职工进行法制教育，增强其法制观念，以规范其行为，同时关注教职工的心理保健工作，使其能正确应对工作压力。最后，托幼园所暴力伤害事件是一个较复杂的社会问题，仅靠托幼园所的预防是不够的，因此，教育、公安、司法等部门都应参与到保护孩子安全的工作中来。教育部颁发的《中小学幼儿园安全管理办法》第六章中就明确要求：

"教育、公安、司法行政、建设、交通、文化、卫生、工商、质检、新闻出版等部门应当建立联席会议制度，定期研究部署学校安全管理工作，依法维护学校周边秩序。""公安机关应当把学校周边地区作为重点治安巡逻区域，在治安情况复杂的学校周边地区增设治安岗亭和报警点，及时发现和消除各类安全隐患，处置扰乱学校秩序和侵害学生人身、财产安全的违法犯罪行为。"总之，"防范胜于救险"，只有多个部门联合起来才能有效降低犯罪分子对师生安全的威胁。

------◉ 课后练习 ◉------

课后练习

1.某幼儿园计划动员幼儿家长以"安保志愿者"身份参与到入园、离园环节中来。请撰写一份"告家长书"以动员家长们积极参加本次活动。

2. 请结合本任务所学知识，完成下面的课后练习。

（1）下列关于幼儿园暴力伤害事件的相关表述中，正确的是（　　）。

　　A. 暴力事件对孩子可能产生心理阴影，所以不能对孩子提起该事件

　　B. 犯罪分子暴力袭击师生时，教师应带领幼儿与之对抗

　　C. 制造幼儿园暴力伤害事件的犯罪分子多为园所内部教职工

　　D. 应对幼儿园暴力伤害重在平时的预防工作

（2）下列关于家园协作预防暴力伤害事件的具体措施中，不恰当的是（　　）。

　　A. 要求家长在家中对孩子进行逃跑、逃生的教育

　　B. 要求家长不要将私人纠纷牵涉到园所及孩子身上

　　C. 要求家长关注并留意园所周边的可疑人物

　　D. 要求所有家长必须参与园所安全保卫工作

（3）李老师和张老师在教室内组织活动时突然听到暴力袭击警报声，这时候两位老师采取的紧急措施中不恰当的是（　　）。

　　A. 立即让孩子在卧室安静地躲起来，并锁上教室门窗

　　B. 立即一前一后组织孩子朝楼层最高处躲避

　　C. 立即锁好门窗，并告诉孩子不要害怕，老师会保护他们

　　D. 将孩子安置在室内安全处，并报警

（4）保教人员应对幼儿进行暴力伤害的安全教育，当幼儿看到有人向师生实施暴力伤害行为时，下列做法不正确的是（　　）。

　　A. 立即大声呼叫，引起其他成人注意　　　　B. 立即向犯罪分子相反方向跑开

　　C. 立即用身边的工具阻挡犯罪分子　　　　D. 立即朝老师身边跑去

（5）下列关于托幼园所暴力伤害事件的预防措施中，不正确的是（　　）。

　　A. 公安机关及社区应协助幼儿园整顿园所周边环境，排除安全隐患

　　B. 加大对园所暴力伤害犯罪的法律惩罚力度

　　C. 在园所围墙上面安装高压电网，防止犯罪分子翻越进入园所内

　　D. 制定暴力伤害事件应急处理预案

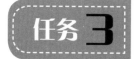

踩踏事故的应急处理与预防

○ **学习目标** ○

☑ 知晓校园踩踏事故①的概念、主要危害及常见原因。

☑ 熟悉校园踩踏事故的主要预防措施。

☑ 能结合应急预案，模拟校园踩踏事故的紧急应对过程。

☑ 能在应急处理过程中模拟与相关人员进行有效的沟通。

☑ 懂得应对及预防校园踩踏事故的重要意义，并积极参与相关知识的学习。

○ **学习准备** ○

☑ 自学本任务内容，然后完成预习测试。

☑ 阅读案例"近些年来发生的校园踩踏事故"，然后完成案例下面的思考题。

☑ 学习微课"踩踏事故的应急处理与预防"。

预习测试

微 课
踩踏事故的
应急处理与
预防

○ **案例导入** ○

近些年来发生的校园踩踏事故②

2010年11月29日12时许，新疆阿克苏某小学学生在课间操时间下楼至楼梯口时发生拥挤，在教学楼二楼通往一楼的狭窄楼梯上发生踩踏，共有123名学生受伤，并被送进医院进行救治。

2012年1月21日，海南省临高县一小学发生踩踏事故，20多名学生受伤。

2012年11月28日，湖南省长沙市芙蓉区某小学发生学生意外踩踏事故，造成30余名学生受伤。

2013年2月27日，湖北省老河口市某小学因值班老师没按时打开一楼铁门，学生汇集在寝室大门处引发踩踏事故，造成11名学生受伤，其中4名重伤学生经抢救无效死亡。

2013年3月25日，连云港市灌南县某小学1号楼东侧楼道的一楼以及二楼拐角处发生拥挤，结果导致4名小学生受伤送医。

2013年1月16日，河南省驻马店市某寄宿制学校实验小学新校区发生踩踏事件，20余名学生受伤。

2014年7月26日，云南省昆明市某小学发生踩踏事故，造成学生6人死亡、26人受伤，其中2人重伤。

---

① 说明：托幼园所是踩踏事故发生的高危场所之一，但因我国校园踩踏事故多发生在中小学中，故本节使用"校园踩踏事故"一词来泛指发生在各级校园中的踩踏事故，通过介绍校园踩踏事故的相关知识为托幼园所踩踏事故的应对和预防提供借鉴。

② 案例信息来源于媒体公开报道。

2017年3月22日8时30分左右，河南省濮阳县某小学学生为了在考前10分钟内上厕所，大量学生涌向同一个方向，导致踩踏事故，事故造成1人死亡，22人受伤，其中5人重伤。

思考 在媒体公开报道中，幼儿园踩踏事故较少见，这是为什么？是否说明托幼园所不会发生踩踏事故？

学习活动 1 分享

请观察你所生活的环境，寻找周围可能引发踩踏事故的现象或问题，然后与大家一起分享。

学习支持 1

★ 校园踩踏事故

校园踩踏事故是指发生在校园中的，因现场秩序失去控制而引发剧烈拥挤、混乱，导致师生伤亡的意外事故。研究表明，当人群密度过大时会产生群集现象，这时人群的行进速度是由人群的密度决定的。人群密度越大，群体的行进速度就越慢，当人群密度达到一定极限时，就会由于拥挤过度而不能前进，进而发生挤踏事件。[1] 校园是学生集中的场所，在出操、升旗、集会等大型活动时容易出现学生集中的情况，因而，踩踏事故成为威胁校园安全的重要因素。

近年来，我国教育行政部门以及各级教育机构对校园安全工作的重视程度有较大的提升，也出台了一系列针对性的政策指导文件，这才使得校园踩踏事故的发生频率有所下降。但是，数十起悲剧事件并没有完全引起所有学校管理者和教育工作者的重视，类似的悲剧依然在发生。

虽然国内的校园踩踏事故多发生在中小学，但托幼园所是低龄儿童集中的场所，在各种大型集体活动中同样面临着踩踏事故的风险。因而，托幼园所管理者及保教人员决不能掉以轻心，而应了解校园踩踏事故的相关知识，并掌握基本的应急处理技能。

★ 校园踩踏事故的特点

了解校园踩踏事故发生的特点，可以有效地指导托幼园所保教人员有针对性地做好预防工作，提高安全工作的预见性。综合分析国内多起校园踩踏事故案例发现，我国校园踩踏事故主要呈现出以下几个特点。

（1）事故危害。从危害后果上看，校园踩踏事故一经发生，几乎都会造成学生伤亡的结果，且往往是群体性伤亡，危害极大，影响极其恶劣，社会关注度极高。

（2）事故地点。从地点上看，中小学是校园踩踏事故的高发区域，而且几乎都发生在学校教学楼的楼

---

① 寇丽平.群体性挤踏事件原因分析与预防研究［J］.中国人民公安大学学报（社会科学版），2005（04）：16—22.

梯间，尤其是在一楼和二楼之间。

（3）事故时机、场合。从时机、场合上看，踩踏事故多发生在中小学生下晚自习、参加升旗仪式、做操、集会、下课、放学或就餐等群体活动往返途中。

（4）事故时间分布。校园踩踏事故在时间分布上呈现出一定的规律性，存在"秋季学期现象"，即踩踏事故大多发生在秋季学期（8月至次年1月期间）。此外，在一周分布中，星期一和星期五较容易发生踩踏事故。

学习活动 2　思考

幼儿在上下楼梯的过程中，哪些行为可能引发踩踏事故呢？请罗列出来，然后与大家分享。

学习支持 2

★ 校园踩踏事故的原因

综合国内数十起校园踩踏事故可以发现，作为一种严重威胁校园安全的危机事件，踩踏事故的主要原因有以下几点。

（1）学校管理者安全意识淡薄、管理不当等是校园踩踏事故发生的深层次原因。学校管理者对踩踏事故的危害认识不到位，漠视潜在的安全隐患，这是诱发安全事故的重要因素。有的学校没有制定针对性的防踩踏应急预案，有的学校即使制定了预案也只停留在纸上，而没有落实到实践中，或者安全疏散演练也仅流于表面。这使得教职员工和学生平时缺少对踩踏事故的预防意识，往往在踩踏事故突发时很快就进入秩序混乱状态，最终酿成悲剧。

（2）学校硬件设施故障或设计不合理是造成群体性踩踏事故的客观原因。例如，多层教学楼上下行通道少，整栋教学楼只有一个楼梯；楼梯宽度不足，或楼梯护栏的高度不够，或护栏年久失修、容易断裂；楼梯照明设备出现故障，没有及时修复，也未配备紧急照明设备等。当疏散通道或楼梯的照明不良以及路面不平、易滑、堵塞或有台阶、斜坡等时，会降低人群行进的速度，也会增加人群摔倒的概率，从而引发踩踏。

（3）学生缺乏安全教育是诱发踩踏事故的重要因素。安全教育的不足不仅会使得学生无所顾虑地在人群集中时做出危险行为，也会使得学生在踩踏发生后惊慌、绝望、不知所措，从而使踩踏事故更为严重。通常，学生在集体通行中的不当行为主要有以下几类。

① 在拥挤的人群中逆行。

② 在行进中弯腰系鞋带、捡东西。

③ 在通行中搞恶作剧（如故意堵住通道、故意大喊"地震了"等），引起人群恐慌，导致学生因急于离开而相互拥挤。

④ 通行速度过快（学生急于回教室而使通行速度快于整体速度，导致推挤）。

⑤ 在集体通行中不慎摔倒。

⑥ 教学楼突然停电，学生因恐慌、害怕而急于离开，导致拥挤。

由此可见，校园踩踏事故的发生尽管有客观因素，也有主观人为因素，但是客观因素背后反映出的仍旧是"人"的问题。

✦ 校园踩踏事故的危害

踩踏事故一旦发生，往往容易造成群死群伤的严重后果。通常，当行进的人群中有人跌倒后，前面的人由于后面人群的推力和惯性会继续往前移动，继而导致跌倒人员的增加，造成人压人的局面。同时，后面的人由于信息交流不畅，他们并不知道前面出现的情况，仍然往前挤，从而使卷进踩踏事故的人越来越多。

出于强烈的逃生意识，人在惊慌状态下往往只顾及自己的安危，试图尽快逃离现场。所以，在踩踏事件中有人一旦摔倒就会被惊慌的人群踩踏过去，使得摔倒在地的人没有足够的时间和空间站立。过多的人群挤压和踩踏所产生的压力非常大，如果被踩到的是重要部位，则可能引起骨折、脏器因挤压而受伤，甚至因发生挤压性窒息而导致死亡。校园踩踏事故的受害者大多为中小学学生，他们弱小的身躯在巨大的挤压下显得非常脆弱，所以多数案例都出现了严重的人员伤亡。

此外，踩踏事故中死伤者的家庭也会因此遭受沉痛的打击，同时，还会立即受到社会舆论的广泛关注，造成恶劣的社会影响。

学习活动 3 📄 情境模拟

请结合"学习支持3"的内容，以小组为单位，模拟队伍行进中有幼儿摔倒后，保教人员组织应急处理的过程。然后由其他组对展示组的模拟表演进行评价。

自评	....
互评	....
师评	....

学习支持 3 💡

✦ 踩踏事故的应急处理

面对踩踏事故的混乱场面，保教人员和幼儿应保持良好的心理素质，因为保持冷静并采取正确的应对措施是顺利逃生的重要因素。在身处人群或行进的队伍时，如发现身边出现过度拥挤或有人跌倒的情况，保教人员可参考以下措施进行应急处理。

（1）发出警报。首先，应尽量保持镇静，立即停止脚步并站稳，然后向后面的队伍大声、重复地呼喊："前面拥挤！"或者喊："停下！后退！"提醒现场保教人员立即启动防踩踏应急预案。

（2）大声呼喊。听到警报信号后，现场的保教人员应一起朝后面的队伍大声、重复呼喊："前面拥挤！"或者："停下！后退！"以提醒后面的人群停止前进。

（3）阻挡队伍。

① 位于人群中间的保教人员应尽量让身体保持在固定位置上，站稳后伸开双手阻挡后面被挤倒或行进中的孩子。

② 同时提醒身边的孩子也伸出双手，向后面示意停止前进。

③如果有幼儿摔倒，应及时提醒幼儿双手抱头，双腿弯曲，做好保护姿势，避免严重受伤。

④位于人群或队伍外围的保教人员，应及时阻止后面的队伍继续前进。

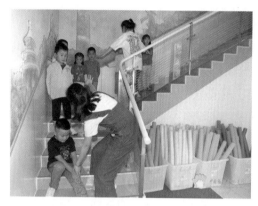

图4-3-1 及时发出警报

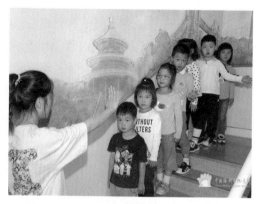

图4-3-2 阻止后面的队伍继续前进

（4）紧急疏散。位于人群外围的保教人员应快速组织幼儿有序撤离危险区域，将其疏散到附近的安全位置，并及时清点人数，安抚幼儿情绪。

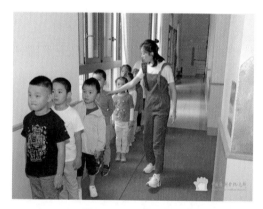

图4-3-3 组织幼儿疏散

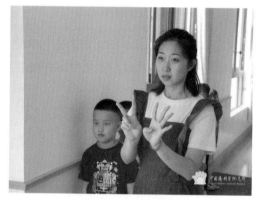

图4-3-4 清点幼儿人数

（5）医疗救护。负责医疗救护的成员应尽快确认师生的受伤情况，并上报园所负责人。如果有人受伤，应将伤员转移到安全位置，同时对伤员采取紧急救助措施。如果有必要，应立即拨打"120"急救电话。

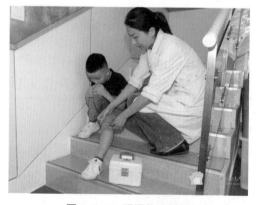

图4-3-5 现场救治伤员

（6）通知家长。到达安全场所后，各班保教人员应根据统一的工作安排，及时联系相关幼儿家长，必要时应要求家长将幼儿接回。如果有幼儿受伤，应单独联系幼儿家长。

（7）事后沟通与追踪。警方或医疗救护人员赶到学校后，应配合警察和医生进行现场处理。应尽快恢复日常工作，与幼儿和家长保持后续沟通，并对其进行心理疏导。

（8）信息上报与公开。及时将事件详细信息上报相关机构或对外公开（如有必要）。

（9）记录归档。详细记录事件过程，并及时进行反思。

学习提示

（1）及时稳定现场人群秩序对踩踏事故的处理来说是很重要的。保教人员在提醒幼儿保护自己的同时，还应重点安慰孩子的情绪，减少孩子的恐惧感。例如，可以说："有老师在，不要害怕！""勇敢一点，坚持住！""我们不会有事的，按老师的要求做！"

（2）连续地大声呼喊可以有效地传递意外事故发生的信息，以帮助后面的教师及时做出反应。

★ 如何在踩踏中自救和互救

教会幼儿在踩踏事故中如何进行自救、互救的知识与技能可以有效提高其应对事故的信心和能力，从而减少伤亡数量。

情境一：如果在拥挤的地方不小心摔倒且未能及时爬起，孩子们该如何保护自己呢？

（1）首先要迅速观察身体附近是否有墙根或其他支撑物可以倚靠；如果找不到或来不及，则应立即将身体蜷缩成球状，护好胸、腹部。

（2）将双手十指相扣，置于颈后，保护头部和颈部。

（3）双膝尽量前屈，护住胸腔和腹腔的重要脏器。

（4）侧躺在地，不要仰卧或俯卧。

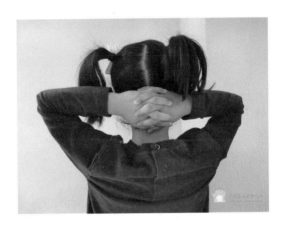

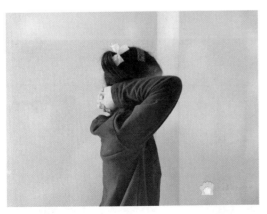
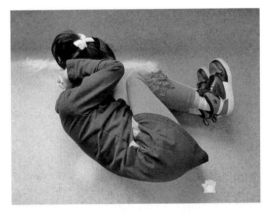

图 4-3-6　人群中摔倒后的自救方法

情境二：如果发现自己身边的人或前面的人摔倒了，那么孩子们该怎么办呢？

（1）要大声呼喊"停下！后退！"告知后面的人不要向前靠近。其他孩子听到后，应协同一起呼喊，以确保音量足够大。

（2）一定要尽量先站稳，身体不要倾斜，以免失去重心。

（3）应尽快抓住身边坚固可靠的东西，及时停下来，不要靠近摔倒的人。

情境三：如果孩子是在人群的外围，该怎么办呢？

（1）在听到"停下"、"后退"口令后，应该及时停止往前移动，而应向周围安全地带撤离。

（2）同时听从老师的统一指挥，到达安全场所后不乱跑。

学习活动 4 小组讨论

请先回顾自己的实习经历，然后思考在幼儿的上下楼梯环节有哪些具体的措施可以避免踩踏事故的发生。小组展开讨论，并与大家分享。

学习支持 4

★ 校园踩踏事故的预防

虽然安全事故的发生具有一定的偶然性，但这些看似偶发的事故中往往存在着必然的因素。保教工作者不能因为幼儿园踩踏事故发生较少而麻痹大意、心存侥幸，而应该时刻铭记"安全第一"，在日常工作中确保预防措施落实到位。为预防踩踏事故的发生，托幼园所可以从创设环境、安全教育、安全管理、制定应急预案等多个方面采取相应的防范措施。

1. 创设安全的园所环境

安全的园所环境可以有效减少踩踏事故的发生。首先，托幼园所的园舍应严格执行《托儿所、幼儿园建筑设计规范》的相关规定，保证教学楼的楼梯、通道、照明、活动室等环境、设备符合相关安全标准和要求。

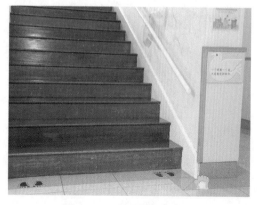

图4-3-7　托幼园所的楼梯

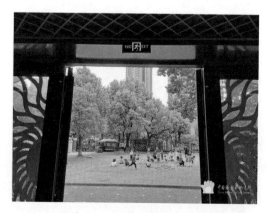

图4-3-8　紧急疏散指示标志

例如，根据《托儿所、幼儿园建筑设计规范》（JGJ39-2016）的要求，托幼园所楼梯除设成人扶手外，应在梯段两侧设幼儿扶手，其高度宜为 0.60 米；供幼儿使用的楼梯踏步高度宜为 0.13 米，宽度宜为 0.26 米；幼儿使用的楼梯不应采用扇形、螺旋形踏步；楼梯踏步面应采用防滑材料，踏步踢面不应漏空，踏步面应做明显警示标识；疏散走道的墙面距地面 2 米以下不应设有壁柱、管道、消火栓箱、灭火器、广告牌等突出物等。其次，对于正在使用的园舍，托幼园所也应组织专人进行安全排查，对于不符合要求的，应当及时整改。例如，对于已经损坏的楼梯扶手，要及时给予加固；对于已经损坏的楼梯间照明设施，要及时修复或更换，以免影响幼儿安全出行。在突然停电的情况下，幼儿园应当立即启用应急照明设备，以保证楼道、楼梯的照明条件。此外，禁止在楼道和楼梯间堆积杂物，确保楼道、楼梯通畅。最后，保教人员还可以在楼梯、走廊、通道等有踩踏事故危险的场所贴上幼儿易懂的安全标志，通过环境创设来引导幼儿注意安全。

2. 开展防踩踏安全教育

提高师生的安全素养是预防踩踏事故的重要措施。托幼园所应从安全意识、安全知识和安全技能三个方面来提高师生对踩踏事故的警惕性和应对能力。

针对幼儿的安全教育，教师可以通过讲故事、游戏体验等途径让幼儿了解发生踩踏事故的主要原因、严重后果及防范措施，以帮助幼儿树立预防意识。同时，保教人员还应教育幼儿上下楼梯要靠右慢行，不拥挤，不打闹，不搞恶作剧；行走期间不突然弯腰拾物或者系鞋带，不快跑乱窜，养成良好的集体通行习惯等。此外，保教人员还应当向幼儿传授疏散、避险自救的基本技能。例如，当遭遇拥挤人流时，一定不要采用体位前倾或者低重心的姿势行走，即使鞋子被踩掉、鞋带松散，也不要弯腰提鞋或系鞋带等。

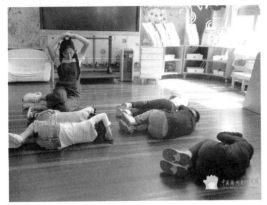
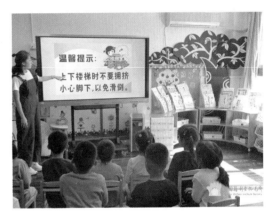

图 4-3-9　幼儿防踩踏安全教育

保教人员也应接受必要的防踩踏安全教育，以具备踩踏事故的预防和紧急应对能力。例如，当幼儿集体在楼梯、楼道通行时，保教人员应主动在楼道、楼梯或者出入口等重要位置负责疏导通行、维持秩序；上下

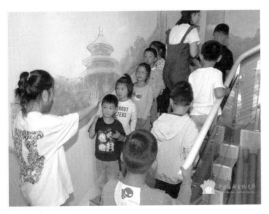
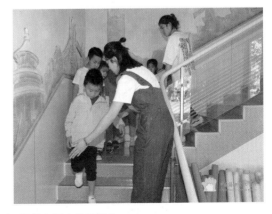

图 4-3-10　幼儿上下楼梯时，保教人员应协同配合

楼梯时，保教人员应做到一前一后带队，并经常提醒幼儿慢走、不要拥挤；如果幼儿做出打闹、推人等危险行为时，保教人员应及时制止，并进行教育；如果发生队伍拥挤或踩踏等危险情况，保教人员应有序地将幼儿疏散到安全地带，并进行现场救助等。

3. 加强园所日常安全管理

科学合理的管理可以有效避免踩踏事故的发生，托幼园所应在教室安排、活动策划与组织等方面考虑到踩踏事故的预防。例如，托幼园所在安排教室时，应该严格控制每个楼层的班级数量。每层楼如果只有一个楼梯的话，一般每层不宜超过4个班级。同时，还要尽可能将班额大、低年级幼儿安排在底楼或较低楼层，以减轻教学楼楼梯、通道的通行压力。此外，在幼儿出操、升旗、离园等集体通行高峰期，应适当错开幼儿的通行时间，实行分年级、分班级逐次下楼。幼儿集合时，不能仅要求快，还要给幼儿的通行留出足够的时间，防止因通行速度过快而发生意外。

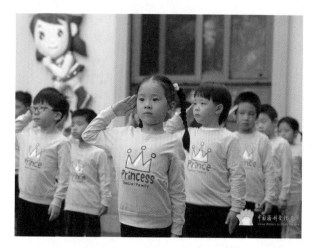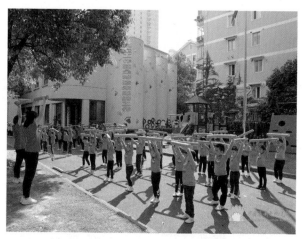

图4-3-11　合理组织幼儿集体活动

4. 制定并落实踩踏应急预案

托幼园所应根据教育部发布的《中小学幼儿园应急疏散演练指南》和园所实际情况，制定完善、细致的踩踏事故紧急应急预案。应急预案要明确教职员工的职责分工，责任落实到个人，同时，预案还要有针对性和可操作性，并在实践中不断完善。预案制定后，托幼园所应当定期组织师生进行踩踏事故紧急应对演习，让幼儿直接在演练活动中感受危险、感受紧张，提高其危机感，从而切实提升师生应对踩踏事故的能力。

---- ● 课后练习 ● ----

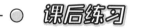

课后练习

1. 请结合本任务所学知识和实习经历，尝试创编一首能帮助幼儿养成良好的上下楼梯习惯的儿歌，预防踩踏事故的发生。

2. 请结合本任务所学知识，完成下面的课后练习。

（1）下列场所中，不容易发生踩踏事故的场所是（　　　　）。

　　A. 教室　　　　　　B. 走廊　　　　　　C. 楼梯　　　　　　D. 狭窄通道

（2）研究表明，人群的行进速度主要取决于（　　　　）。

　　A. 人群的数量　　　　　　　　　　B. 队伍中人群的密度

　　C. 个体的平均行进速度　　　　　　D. 人群所在场所的空间大小

（3）当行进在队伍中的保教人员发现队伍出现拥挤或踩踏时，首先应该做的是（ ）。

    A. 立即拨打"120"急救电话

    B. 保持镇静，稳住脚步，发出防踩踏警报，同时伸出双手阻挡队伍

    C. 立即蹲下，双手护住头部，保持自救姿势

    D. 立即通知园所保健员和负责人

（4）在较密集的人群中摔倒而无法再次站起时，下列应急做法可取的是（ ）。

    A. 立即躺在地上，以引起周围人的注意，使周围人停下脚步

    B. 立即大声呼叫，同时双膝前屈，用手护好胸、腹部，将身体蜷缩成球状

    C. 立即大声呼喊求助

    D. 立即俯卧在地上，双手抱头

（5）下面关于防踩踏的相关措施中，不可取的是（ ）。

    A. 通过动画、绘本等方式对幼儿进行防踩踏安全教育

    B. 为了防踩踏演习能接近真实效果，应让幼儿在昏暗的楼道通过，并安排幼儿故意摔倒，以检验其他孩子的应急能力

    C. 确保楼道、楼梯等通道中无杂物、障碍物堆放

    D. 在楼道或楼梯墙上贴上安全提示图画或符号

任务4　火灾的应急处理与预防

○ 学习目标 ○

☑ 知晓火灾的概念、主要危害及常见原因。

☑ 熟悉托幼园所火灾事故的主要预防措施。

☑ 能结合应急预案，模拟托幼园所火灾事故的紧急应对过程。

☑ 能在应急处理过程中模拟与相关人员进行有效的沟通。

☑ 懂得火灾事故的应急处理及预防的重要意义，并积极参与相关知识的学习。

○ 学习准备 ○

☑ 自学本任务内容，然后完成预习测试。

☑ 阅读案例"近些年发生的幼儿园火灾事故"，然后完成案例下面的思考题。

☑ 学习微课"火灾的应急处理与预防"。

预习测试

微　课
火灾的应急
处理与预防

○ 案例导入 ○

近些年发生的幼儿园火灾事故①

　　2015年9月17日中午，福建省宁德市某商厦一楼花店起火，大量浓烟向位于二楼的某民办幼儿园扩散，上百名师生被困其中。火灾造成104人入院观察治疗。

　　2016年11月24日上午，安徽省肥东县某幼儿园电表箱发生火灾，30多名师生被困于浓烟中。幸运的是，30多名师生均被顺利救出，未造成人员伤亡。

　　2017年8月15日14时许，贵州省水西县某幼儿园因电线短路而引发火灾，火势迅猛。庆幸的是无人员伤亡，幼儿园师生有惊无险。

　　2017年5月10日11时23分，广东省广州市荔湾区某实验幼儿园大楼位于四楼的教师午休室起火。消防队在半小时内控制火情，所幸并未造成人员伤亡。

　　2018年6月27日下午3时15分许，江西省鹰潭市某幼儿园二楼的中（6）班寝室发生火灾。大火被消防人员扑灭，未造成人员伤亡。

　　2018年8月24日23时许，湖北省武汉市江夏区某幼儿园监控设备电器线路故障引发火灾。23时50分，火灾被扑灭，没有人员伤亡。

　　2019年1月7日中午，湖南省株洲市某幼儿园在幼儿午睡期间突发火灾。所幸大火未造成人员伤亡。

　　2019年6月17日21时许，贵州省罗甸县某幼儿园配电箱起火引发火灾。没有人员伤亡。

---

① 案例信息来源于媒体公开报道。

2019年10月23日12时14分，广东省东莞市某幼儿园四楼财务办公室突发火灾，师生及时疏散并报警，没有人员伤亡。

 思考 请先阅读案例内容，然后思考这些幼儿园火灾事故给我们带来了哪些警示。

学习活动 1 · 分享

你熟悉周围环境中的消防设备的位置和功能吗？请列举出来，然后与大家分享。

学习支持 1

★ 什么是火灾

国家标准《消防词汇第1部分：通用术语》（GB/T 5907.1–2014）中将火和火灾定义为：火是以释放热量并伴有烟或火焰或两者兼有为特征的燃烧现象；而火灾则是指在时间或空间上失去控制的燃烧[①]。也就是说，凡是失去控制并造成了人身和（或）财产损害的燃烧现象，均可称为火灾。在各种突发事件中，火灾是威胁托幼园所人员和财产安全的主要灾害之一。

燃烧是可燃物与氧化剂发生的一种氧化放热反应，通常伴有光、烟或火焰。可燃物、助燃物、着火源这三个要素是燃烧产生的基本条件，如果缺少任何一个要素，燃烧都不能发生。因而，预防火灾事故就是要避免这三者的结合，而灭火的原理就是破坏三者的结合。

可燃物是指所有能与空气中的氧或其他氧化剂起燃烧化学反应的物质。按可燃物的物理状态可将其分为气体可燃物（如天然气、液化石油气、沼气等）、液体可燃物（如汽油、柴油、酒精等）和固体可燃物（如煤、木材、棉、麻、纸、塑料等）三种类别。

助燃物则是指与可燃物结合能导致和支持燃烧的物质，如广泛存在于空气中的氧气。在一定条件下，不同的可燃物发生燃烧，均有本身固定的最低氧含量要求。氧含量过低，即使其他必要条件已经具备，燃烧仍不会发生。

着火源是指具有一定能量，能够引起燃烧的热能源。常见的着火源有明火（如炉火、烛火、焊接火、吸烟火、撞击或摩擦火等）、电弧及电火花（如电气设备、电器开关及漏电打火；电话、手机等通讯工具火花；物体静电放电、人体衣物静电等静电火花等）、雷击、高温（如高温加热、烘烤、机械设备故障发热、摩擦发热等）、自燃起火等。

---

① 全国消防标准化技术委员会基础标准分技术委员会.消防词汇第1部分：通用术语：GB/T 5907.1–2014［S］.北京：中国标准出版社，2014.

★ 火灾蔓延的特征

火灾出现后,在其逐渐蔓延的过程中可能会伴随着各种特征,而这些特征正是提醒我们及时撤离的重要信号。然而,在许多伤亡重大的火灾案例中,许多人在火情扩大前都发现了异常现象,但却少有人察觉到是火灾的发生。因而,保教人员十分有必要掌握几种辨识火灾的有效方法,以便及时发现危险后组织幼儿安全撤离。

(1)听。如果听到有人喊"起火啦",或听到"玻璃破碎声"、"辟哩啪啦"等燃烧的声音,再或者火警报警装置发出尖锐声响时,保教人员应提高警觉,尽快确认是否有火灾发生,以及时撤离危险地带。

(2)闻。火灾发生后,塑料、海绵、纺织品、木材等可燃物在燃烧时会产生各种刺鼻难闻、毒性巨大的烧焦或烧糊气味,而且能传到较远的地方。保教人员如果闻到类似味道时应警惕火灾的发生。

(3)观。火灾发生后,可燃物燃烧时通常会释放出大量白色或黑色、刺鼻的烟雾,并逐渐蔓延至各个角落,从而引发人群骚动。保教人员如果看到有不明烟雾从楼道、窗外、门缝等地方冒出,或者看到人群正在集中撤离时,就要意识到可能有火灾发生,应尽快撤离。

★ 常见的消防标志

消防标志出现在我们生活中的各个角落,它们可以在紧急时刻为我们提供重要的火灾预防和应对的提示,因此,认识这些标志并理解其含义对保教人员来说十分重要。

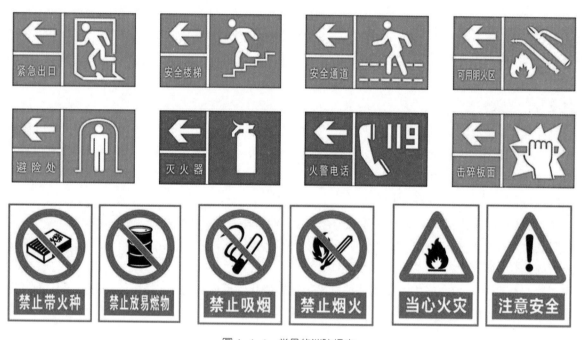

图4-4-1　常见的消防标志

学习活动 2　小组讨论

托幼园所发生火灾事故可能产生哪些危害或消极影响?请以小组形式从多个角度展开讨论,然后与大家分享。
....
....
....
....

学习支持 2

★ 托幼园所火灾的常见原因

托幼园所火灾事故时有发生，严重威胁着师生的生命安全和财产安全。回顾这些案例，火灾的发生主要有以下几个原因。

1. 教职工消防安全意识薄弱

托幼园所火灾事故的发生与保教人员消防安全意识薄弱是密切相关的。缺少基本的消防安全意识就容易忽略身边潜在的危险，不能及时发现并上报火灾隐患，也容易出现违规使用电器、超负荷用电、忘关电器等可能导致火灾的行为。此外，安全意识的缺失会导致教职工对消防安全教育缺少足够的重视，日常消防演练和安全教育也容易流于形式。

2. 室内易燃物多

托幼园所的室内装饰一般会大量使用纸、木头、布料、塑料等可燃、易燃材料，且每个班级室内都有较多的橱柜、桌椅、床铺、玩具、书籍、电器等设施设备，一旦遇到着火源极易引起火灾。

3. 日常消防管理缺失

缺少日常消防管理制度或制度落实不到位是导致托幼园所出现火灾事故的重要原因。例如：每天晨检时安全检查不严格，幼儿携带了易燃物或危险品入园；电器设备、电线、消防设施等年久失修、失效，未被发现并及时更新；没有开展定期消防安全排查工作；教职工缺少消防培训，缺少火灾预防和应对的知识与技能等。

4. 消防部门监管不足

托幼园所所在地的消防监管部门的有效监督是确保托幼园所消防安全工作实施的外部力量。如果监管不力，则容易让托幼园所管理人员忽视消防安全工作，并出现消防安全隐患。例如，在未通过消防验收的情况下仍然开展教学工作、招收过多的孩子、在三楼以上安排幼儿活动室、安全疏散出口被堵塞等，这些违规做法可能增加火灾发生的概率。

★ 托幼园所火灾的危害

俗话说"水火无情"，火灾已成为危害社会公共安全的重要因素之一。托幼园所一旦发生火灾事故，既可能直接造成师生人员伤亡和财产损失，也可间接地长期影响受害者及其家庭成员的身心健康，还可能给当地社会造成严重的不良影响。

首先，火灾对托幼园所内的孩子和教职工的健康与生命安全有巨大的威胁。火灾发生后，燃烧所产生的高温环境和强大的热辐射将严重损害人体的皮肤、眼、呼吸道等部位，很快会使人出现血压下降、气管充血、肺水肿、虚脱等危险状态。同时，燃烧所产生的热烟尘、有毒烟雾、有毒气体和缺氧环境极易引起中毒、意识丧失、呼吸终止等情况，严重者会因窒息而死亡。因而，火灾事故轻则可能导致受害者身体伤痛，留下心理阴影，严重者则会失去宝贵的生命。

其次，火灾还可能引起托幼园所巨大的财产损失和严重的社会影响。一场大火可能烧掉建筑物内的所有装饰、设备及物品，给园所带来巨大的经济损失。同时，火灾事故一定程度上将影响托幼园所的正常教学和生活秩序，家长可能会对园所的安全管理能力提出质疑，进而生源也会受到影响。

最后，托幼园所作为一个特殊的教育场所，集中了大量缺少自我保护能力和疏散自救能力的幼儿，他们在面对火灾事故的时候容易惊慌失措、陷入恐惧，无法做出正确判断。因而，托幼园所一旦发生火灾事故，在组织安全疏散方面较为困难，往往容易出现人员伤亡，给社会和家庭都带来无法挽回的惨重损失。

学习活动 3 ▸ 情境模拟

请结合"学习支持3"的内容,以小组为单位模拟托幼园所发生火灾时,保教人员进行紧急应对和疏散的过程。然后由其他组对展示组的模拟表演进行评价。

自评 ....

互评 ....

师评 ....

学习支持 3

★ 托幼园所火灾的应急处理

为有效应对突发火灾事故,托幼园所需要事先制定好详细的火灾事故紧急预案,并定期组织师生开展灭火和火灾疏散演练,以使保教人员熟悉紧急预案的程序,明确各自工作职责。这样才能在火灾发生后提高火灾险情的应对效率,避免人员伤亡。

托幼园所火灾事故的应急处理原则可概括为:以人员救助为先,以灾情控制为次,以财产设备保全为后,尽可能用最短的时间处置最急迫的灾情,确保师生安全。当保教人员发现火灾信号后,具体可参考以下应急处理措施。

(1)触发警报。发现火情后,保教人员应保持镇静,尽快找到并触发附近的消防报警装置[①],以提醒所有教职人员启动火灾应急预案。

(2)初期灭火。如果火势较小,负责灭火的成员(主要是第一目击者及灭火小组成员)应立即拿起附近的消防灭火设备赶赴着火点,进行初期灭火。如果火势较大或无法准确判断,应立即拨打"119"消防报警电话,在确保自身安全的同时,等待专业消防人员处理。

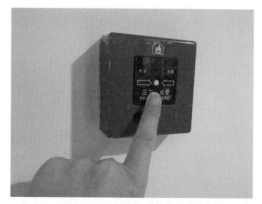

图4-4-2 发现火情后及时触发警报

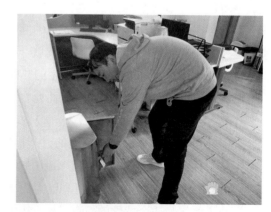

图4-4-3 灭火小组赶赴现场

---

① 幼儿园安装的烟雾探测装置也会自动触发消防警报。

（3）紧急疏散。听到消防报警后，保教人员应立即组织幼儿紧急疏散。

①负责引导的成员迅速到达各自岗位，协助师生撤离。

②各班保教人员立即指导幼儿用湿毛巾盖住口鼻，再引导幼儿按照既定疏散线路有序疏散到指定的安全场所。通过烟雾区时应提醒幼儿弯腰前行。

③最后离开教室的保教人员应在撤离前迅速检查卧室、盥洗室等场所有无幼儿。

④在紧急疏散过程中，保教人员要前后呼应，做好幼儿的情绪安抚工作。

⑤到达安全场所后，立即组织幼儿休息，并向救护组报告有无受伤人员，再按当天出勤名单清点人数，确保没有幼儿停留在危险区域。

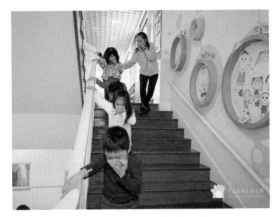

图4-4-4 保教人员组织幼儿紧急疏散

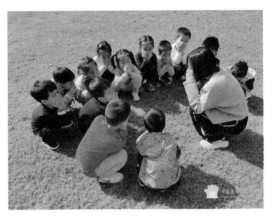

图4-4-5 将幼儿集中到安全场所

（4）医疗救护。负责医疗救护的成员应尽快确认师生的受伤情况，并上报园所负责人。如果有人受伤，应将伤员转移到安全位置，同时对伤员采取紧急救助措施。如果有必要，应立即拨打"120"急救电话。

（5）通知家长。消防警报解除后，各班保教人员应根据统一工作安排，及时联系幼儿家长，要求家长尽快将孩子接回，并认真做好交接工作。如果有幼儿受伤，应单独联系孩子家长；如果有幼儿失踪，应由园所负责人与家长沟通。如果暂时联系不上家长，应由各班保教人员做好看护工作。

（6）事后沟通与疏导。将受损的设备、建筑进行隔离与维修，并尽快恢复日常工作，重点关注在火灾中受伤的幼儿，以及在火灾后有身心异常反应的幼儿，做好心理疏导与后续追踪工作，必要时可寻求专业心理辅导机构的帮助。

（7）信息上报与公开。将火灾引发的受损情况和人员受伤信息上报相关机构或对外公开（如有必要）。

（8）记录归档。

学习提示

（1）如果发现火灾时火情较小，第一目击者应该立即用身边的消防设备将"小火"扑灭，避免延误时机酿成大灾。

（2）火灾发生后，保教人员保持情绪稳定非常重要，这可以确保幼儿同样能保持稳定的情绪，从而准确辨别方向，快速疏散。

（3）火灾发生后，确保师生人员安全永远是第一位的。各班教师应优先照顾好自己班级的孩子，在确保班级所有孩子到达安全场所并有人看护后才能去帮助其他人。

（4）紧急预案启动后，每个人各司其职是确保安全疏散的前提。疏散时不要轻易改变原有演练安排的撤离路线，避免造成拥堵或混乱。

（5）如果有人员未能及时撤离火场，应先评估火场的危险，并尽可能由消防人员进行施救，以减少不必要的伤亡。

（6）如果浓烟和火焰阻挡了教室的紧急疏散通道，保教人员应将大门紧闭，并组织幼儿用湿毛巾捂好口鼻，再到阳台或远离火灾的窗边等待救援，并不断向外发出求救信号。

★ 灭火器的使用

了解并掌握灭火器的使用方法对于火灾事故的应急处理来说十分有必要，每一个保教人员都应该掌握该项技能。干粉灭火器是公共场所常用的灭火器类型，下面就介绍一下干粉灭火器的适用范围及其使用方法。

干粉灭火器中的灭火剂是用于灭火的干燥且易于流动的微细粉末，由具有灭火效能的无机盐和少量的添加剂经干燥、粉碎、混合后制成的细微固体粉末。干粉灭火器适用于扑救各种易燃、可燃液体和易燃、可燃气体火灾，以及电器设备火灾，其使用方法如下。

（1）提取灭火器到现场。

（2）拔掉保险销。

（3）左手握着喷管对准火源，右手握着压把。

（4）在着火源的上风向、距离火焰2—3米的地方，右手用力压下压把，左手拿着喷管左右摆动，使喷射干粉覆盖整个燃烧区。

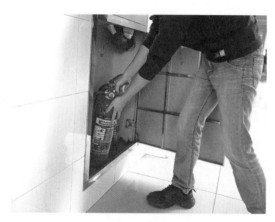
（a）取出灭火器

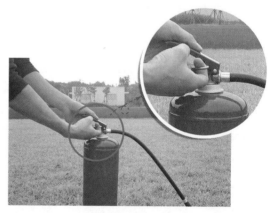
（b）拔掉保险销

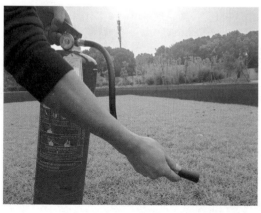
（c）一手握住压把，一手握住喷管

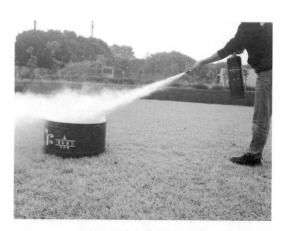
（d）对准火苗根部喷射

图4-4-6　干粉灭火器的使用方法

学习提示2

（1）使用灭火器时，应不时地检查灭火器上方显示的压力阀的指针，当指针指向安全区域时，代表瓶内原料比较充足，可以放心地使用。当指针指向非安全区域时，则最好换成压力值正常的灭火器。

（2）手提式干粉灭火器必须竖立使用，不能倒立使用。

（3）灭火器的保险销拔掉后，喷管口禁止对着人，避免造成伤害。

（4）进行灭火时，操作者必须处于上风向。

（5）注意控制灭火点的有效距离，站得太近可能导致烧伤，站得太远影响灭火效果。

学习活动 4 小组讨论

作为保教工作人员，在日常工作中如何做才能有效预防火灾的发生呢？小组展开讨论，然后与大家分享。

......

学习支持 4

★ 托幼园所火灾事故的预防

火灾可以吞噬一切，消防安全预防第一。为了有效避免火灾事故的发生，将事故的危害降到最低，托幼园所教职员工需要时刻紧绷预防的神经，提高消防意识，做好火灾预防工作。具体可参考以下几点：

1. 园所设计、装修符合消防要求

托幼园所的选址、建筑结构、室内外装修设计（包括材料选取）都应严格按照消防部门的要求执行。例如：托幼园所的选址应远离加油站、化工厂、存有易燃易爆物的仓库等危险地段；托幼园所楼层尽量不高于三层，超过三层以上的楼层不安排教学班级，每个楼层如果班级数量较多（幼儿人数较多），应设置多个疏散通道；园所内的装修材料应选用一定标准的防火或耐火材料；所有消防疏散通道应安装明显提示标志；疏散用楼梯和疏散通道上的阶梯，不得采用螺旋楼梯和扇形踏步；疏散门应向疏散方向开启，且不应采用吊门、拉门或转门等。

2. 建立健全的消防管理制度

托幼园所应根据有关部门要求，制定完善的消防安全管理制度，根据园所实际情况制定火灾应急预案，成立消防工作小组，再层层落实消防安全责任。明确职责之后的关键在于工作的落实，消防工作小组成员应定期对园所内各责任区进行消防安全自查，按计划定期参与火灾应急演练等工作。

此外，园所还应按照消防要求安装消防设施设备（如烟雾探测器、火警报警装置、喷淋装置、消防栓、防毒面具、逃生绳索、应急灯、消防标志等），并安排人员做好日常维护，定期检查设备是否能正常工作。如果设备有损坏或老化，应及时维修或更换。疏散楼梯、走廊、消防门等安全通道应做好日常管理，禁止堆放杂物，正常教学期间不得关闭或上锁，应始终保持畅通，以便紧急疏散时可以迅速有效撤离。

3. 加强教职工应急能力培训

托幼园所应定期组织所有教职员工参加消防安全培训，使每个员工提高火灾预防的意识，掌握火灾预防的基本知识、灭火的基本方法、火场逃生的基本技能等。此外，园所还应成立志愿消防灭火队，在突发火

灾时承担初期的灭火责任。

4. 规范电器使用

托幼园所应严格管理各种电器，避免因错误操作或违规操作而引发火灾。例如，幼儿园内应禁止使用电水壶、电炉等大功率电器；各种电器在不使用时应保持关机状态，保教人员下班前须关闭所有电器设备的电源；所有插座应安装在离地1.6米以上的位置；大型电器应由专业人员安装，平时应按规范操作等。此外，还要安排人员定期检查、记录园内各电器设备的运转情况，发现异常及时报修或更换。

5. 加强消防安全教育

托幼园所应按消防工作规范，要求保教人员有计划、有目的地引导幼儿进行消防安全教育，提高幼儿的消防安全意识，掌握基本的自救技能。保教人员可以通过课堂集体教学、环境创设、游戏、组织幼儿参观消防局、邀请消防员来班级或园所内开展消防教育等形式进行消防安全教育。此外，保教人员还应对幼儿家长进行消防安全宣传，家园协作教育，避免出现幼儿携带危险品、易燃品进入园所的危险行为。

课后练习

课后练习

1. 请结合本任务所学知识，以"消防安全"为主题绘制一张小报。

2. 请结合本任务所学知识，完成下面的课后练习。

（1）下列选项中，属于着火源的是（　　）。

　　A. 氧气　　　　　　B. 木质玩具柜　　　　　　C. 电气设备电火花　　　D. 天然气

（2）下列做法中存在较大的火灾隐患的是（　　）。

　　A. 刘老师常用电饭煲在教室煮营养羹

　　B. 张老师每天下班时，先关闭电脑电源，再将插座拔下后才离开办公室

　　C. 杨老师每天都会严格检查孩子的书包内有无打火机或火柴等危险物

　　D. 李园长定期请安全人员来园检修园内的电器、电线等设备

（3）听到火灾紧急疏散警报后，在教室中的保教人员应及时按照预案做出应对措施。如果火场尚有一定距离，此时保教人员不应做的是（　　）。

　　A. 为幼儿准备湿毛巾，提醒孩子做好防烟雾保护措施

　　B. 安慰孩子不要害怕，稳定其情绪

　　C. 立即关好门窗，防止烟雾和火苗快速进入教室

　　D. 检查室内无孩子遗漏后立即组织疏散

（4）保教人员成功将幼儿疏散到指定安全场所后，应该（　　）。

　　① 按当天出勤名单清点人数　　　② 安抚幼儿情绪　　　③ 让孩子保持安全姿势蹲下或坐下

　　④ 在园所统一工作安排下，及时与家长联系　　　⑤ 向救护组上报班级师生安全状况

　　A. ①②③④⑤　　　B. ①②③④　　　C. ③④⑤　　　D. ②③④⑤

（5）下列关于干粉灭火器的使用方法，表述正确的是（　　）。

　　A. 操作步骤为：①取出灭火器、拔掉保险销；②一手握压把，一手握喷管；③对准着火点喷射

　　B. 灭火时，灭火人员应站在火源的下风向

　　C. 使用灭火器灭火时，喷管口应距离着火点1米

　　D. 灭火前应将灭火器倒过来摇晃后才能使用

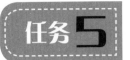

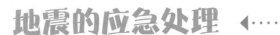 地震的应急处理

○ **学习目标** ○

- ☑ 知晓地震的概念、主要危害及常见原因。
- ☑ 熟悉地震发生后的主要应对措施。
- ☑ 能结合地震应急演练预案，模拟地震发生的紧急应对过程。
- ☑ 能在应急处理过程中模拟与相关人员进行有效的沟通。
- ☑ 懂得应对地震的重要意义，并积极参与相关知识的学习。

○ **学习准备** ○

- ☑ 自学本任务内容，然后完成预习测试。
- ☑ 阅读案例"667 名幼儿就是 667 份责任（节选）"，然后完成案例下面的思考题。
- ☑ 学习微课"地震的应急处理"。

预习测试

微 课
地震的应急
处理

○ **案例导入** ○

667 名幼儿就是 667 份责任（节选）①

2008 年，"5·12"汶川大地震发生时，汉源县富林幼儿园 13 个班的 667 名幼儿正在午睡。突发的强烈地震惊醒了孩子们，一双双小眼睛里流露出惊恐，转瞬间有的孩子哇哇大哭，有的吓呆了。而有些熟睡中的小班幼儿，却仍在梦中没有醒来。

富林幼儿园的 20 多名女老师，迅速组织起来，把处在极度危险中的孩子们救出"危机四伏"的教学楼，667 名幼儿一个都没有受伤。

如果不是地震来袭，孩子们要到下午 2 点 50 分以后才会被老师叫醒，然后准时在 3 点钟吃点心。14 时 28 分，地震瞬间让两栋教学楼颤抖起来。大一点的孩子从睡梦中醒来，他们还不知道发生了什么事情。年龄更小的孩子，有的完全还没醒。有老师急得哭了。

"快看！快看！老师都哭了……"在一个大班中，平时调皮的男生发现了老师的异常举动。但他们仍旧笑着打闹，根本不觉得危险，甚至还觉得眼前的地震抖动得"很好玩"。意识到慌乱可能带来的严重性后，那位急哭了的老师转瞬就笑了起来。但她的笑容却怪怪的，显得十分僵硬。"老师不哭了！老师没哭！不要怕，老师保护你们，老师就是你们的妈妈！"

用袖子迅速拭去泪水，老师开始组织孩子们下床。有娃娃要找鞋子，老师却让他们不穿鞋了、光脚往外跑。没睡醒的，老师就去拉。拍打、叫喊，再没醒的就抱起来……幼儿园的教学楼开始"跳

---
① 罗光德. 667 名幼儿就是 667 份责任［N］. 雅安日报，2008-06-02（7）.

起舞来"。对面灰砖青瓦的幼儿园职工宿舍，屋顶上的瓦片如雪片般飞落下地。室内，物品储藏柜倒了下来，日光灯摔到地上发出"啪啪"的脆响。桌摇椅动，不少孩子哭了起来。

"楼垮了！过不去……"小四班处在一栋楼的三楼上，该班50多个孩子刚刚走出睡觉的寝室，就发现通道旁边"连体楼"的接口处已经垮塌了。

四楼在掉砖石和水泥，三楼一端通道已经过不去了，情况十分危急。为了避免出现意外，老师迅速组织孩子们朝另一端逃生。

大二班的学生朵朵说，骇人的地震当时就把她吓哭了。"老师说，娃娃先不要哭！院墙垮了，要注意点！"

小四班班主任徐老师说，在地震发生的那一刻，她这个班级的娃娃们都在睡觉，喊不起床，只得一个一个地去抱！

在富林幼儿园工作了多年的代老师告诉记者，地震发生后，老师们迅速让孩子拿着枕头顶在头上，并且抱成团以节约空间，免得走出教室后被不停落下的坠物砸到。她说，不一会儿，就有富林镇小学学生伤亡的消息传到幼儿园。"血淋淋的景象，让我们想都不敢想，这太可怕了！"

严老师（她在地震中失去了丈夫，自己家的房屋也完全垮塌）等教职工的孩子有几个都在富林镇小学，可大家此时完全顾不上自己的孩子了，眼前这几百个娃娃的安危，已经让老师们心力交瘁。老师们一趟又一趟冲上楼，冒着生命危险，救出幼儿园的孩子们。

667名幼儿就是667份责任。责任和爱心，让老师们战胜了恐惧；清醒与果断，让老师们拯救了处于绝境中的幼儿。

"我家娃娃就在幼儿园的四楼班上……当时看到楼塌的情景，我心想：完了！完了！娃娃肯定遭了！"作为幼儿园老师，且自己的孩子也在富林幼儿园的徐老师说，在那可能夺命的地震瞬间，自己的心里真是充满了绝望。然而，情势已经容不得多想，她需要迅速安全地把班上所有的孩子转移到安全地方。

处在四面包围的富林幼儿园，老师们集聚爆发出了人体的极限能量，终于成功地解救了667名幼儿园的孩子们。

从楼上全部安全撤到楼下时，院坝里已经涌来了孩子的家长们。看到孩子们没有一个受伤，家长们才长长地松了一口气。

 面对突如其来的大地震，富林幼儿园的老师们所采取的紧急应对措施给你带来哪些思考？

学习活动 1 思考

有人认为，对于很少或从未发生过地震的地区来说，托幼园所没有必要进行地震的应急演练。这样的观点正确吗？为什么？

学习支持 1

地震是地球表层或表层下的震动，其间会产生地震波的一种自然现象。大多数地震是因地球板块运动而引发的，所以地震高发区多集中在板块相互作用的地区。据统计，地球上每年约发生 500 多万次地震，就是说每天都要发生多达上万次的地震，其中绝大多数的地震震级太小或震源太远，以至于人们感觉不到。

★ 地震活跃带的分布

地震时，最基本的现象是地面的连续震动，主要特征是明显的晃动。破坏性地震的地面振动最烈处称为极震区，极震区的人在感到大的晃动之前，有时会先感到上下跳动，因为地震波从地内向地面传来，纵波首先到达。横波接着会产生大振幅的水平方向的晃动，它是造成地震灾害的主要原因。

目前，世界上主要有三个"地震带"，分别是环太平洋地震带（占 80%）、从地中海向东延伸至喜马拉雅山区和印尼的欧亚地震带、位于各大洋洋中脊的洋中脊地震带。但是，并不是所有地震都发生在以上三个地震带，还有一小部分大地震发生在板块内部，主要集中在大的活动断层带及其附近地区。

中国的地震活动主要集中在 5 个区域，分别是：台湾省及其附近海域；西南地区，西藏、四川中西部和云南中西部；西部地区，主要在甘肃河西走廊、青海、宁夏以及新疆天山南北麓；华北地区，主要在太行山两侧、汾渭河谷、阴山至燕山一带、山东中部和渤海湾；东南沿海地区，广东、福建等地。

★ 地震的大小

通常，人们根据地震释放能量的多少来区分地震的大小，用"级"来表示。按震级大小可把地震划分为以下几类：

（1）弱震。震级小于 3 级。如果震源不是很浅，这种地震人们一般不易觉察。

（2）有感地震。震级等于或大于 3 级，小于或等于 4.5 级。这种地震人们能够感觉到，但一般不会造成破坏。

（3）中强震。震级大于 4.5 级，小于 6 级。这是属于可造成破坏的地震，但破坏程度还与震源深度、震中距等多种因素有关。

（4）强震。震级等于或大于 6 级，其中震级大于等于 8 级的又称为巨大地震。

学习活动 2　分享

请通过互联网了解我国历史上较严重的地震灾害，概括说明地震对托幼园所来说可能产生的危害有哪些，然后与大家一起分享。

学习支持 2

★ 地震的成因

地震可由自然现象如地壳运动、火山活动及陨石撞击引起，也可由人为活动如地下核试验引发。目前，主要的灾害性地震大都由地壳的突然运动所造成。地震的成因有多种类型，主要包括以下几类。

（1）构造地震。由于地球板块与板块之间相互挤压碰撞，造成板块边缘及板块内部产生错动和破裂而引起的地震。这是最为常见的地震成因。

（2）火山地震。火山爆发时，强烈的熔岩冲击地壳，发生爆炸后可使大地震动，从而引起地震。影响范围较小，发生次数较少。

（3）塌陷地震。由固岩层（特别是石灰岩）塌陷引起的地震。

（4）诱发地震。在特定的地区因某种地壳外界因素诱发（如陨石坠落、水库蓄水、深井注水）而引起的地震。

地震是一种极其普通和常见的自然现象，但由于地壳构造的复杂性和震源区的不可直观性，构造地震是怎样孕育和发生的，其成因和机制是什么等问题至今尚无完满的解答。但是，目前科学家们比较公认的解释是构造地震是由地壳板块运动造成的。

★ 地震的危害

地震的影响范围涉及地球的岩石圈及水圈，因而，当地震发生时，可能会连带引发地表断裂、大地震动、土壤液化、山崩、余震、海啸，甚至是火山活动，并影响人类的生存及活动。而地震所产生的破坏程度除了与震级大小有关外，还与震源深度、距震中远近、震中区的地质条件、建筑物的抗震性能、人们的防震意识、应急措施和预报预防准确性等有关。

通常，我们将地震所引起的灾害分为直接灾害和次生灾害两大类。直接灾害就是地震的原生现象，如地震断层错动，以及地震波引起地面震动所造成的灾害。主要有：地面破坏，建筑物与构筑物的破坏（如道路、桥梁扭曲或折断，房屋倒塌等），山体等自然物的破坏等。地震所引发的次生灾害是在直接灾害发生后，破坏了自然或社会原有的平衡或稳定状态，从而引发出的灾害。主要有：火灾、水灾、海啸、毒气泄漏、瘟疫、山体滑坡和崩塌等。其中，火灾是次生灾害中最常见、最严重的。

此外，由于地震在瞬间发生，地震作用的时间很短，最短十几秒，最长两三分钟，但这就可造成山崩地裂、房倒屋塌，使人猝不及防、措手不及。因而，地震爆发的当时，人们往往无法在短时间内组织有效的抗御行动，从而造成巨大的人员伤亡。例如，2008年5月12日发生的汶川地震，共造成69227人死亡，374643人受伤，17923人失踪，是中华人民共和国成立以来破坏力最大的地震。

学习活动 3 📖 **情境模拟**

请结合"学习支持3"的内容，以小组为单位模拟地震发生时，保教人员组织幼儿避险和紧急疏散的过程。然后由其他组对展示组的模拟表演进行评价。

自评 ....

互评 ....

师评 ....

学习支持 3

★ 地震的应急处理

由于地震往往发生在一瞬间，留给人们反应的时间非常有限，再加上托幼园所中幼儿较密集，且他们的行动能力和自救能力都较弱。因而，在地震发生前，熟练的避震演习，以及地震发生时保教人员的冷静组织与紧密协作对保护幼儿的安全起着重要的作用。地震发生时，可参考以下措施来进行应急处理。

（1）触发警报。地震发生后，负责警报的人员触发地震警报系统[①]，提醒所有教职员工迅速启动地震应急预案。

（2）组织避险。保教人员感受到摇晃或听到地震警报后应保持镇静，并立即提醒幼儿："地震了！"再根据当时所在位置组织幼儿避险，直到晃动平息。

① 位于室内时。保教人员指导幼儿按"DCH避震法"[②]避险，提示语如下：

"快蹲下！"

"躲到桌子下面去！"

"抓稳桌腿！"

"有老师在，不要害怕！"

如果室内刚好无坚硬的桌子，保教人员应组织幼儿保持安全姿势躲在教室墙角、低矮且坚硬的家具旁等"生命三角"位置。此时，保教人员也要保护好自己。

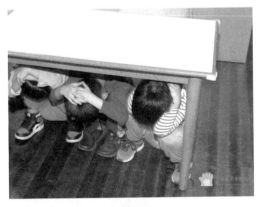
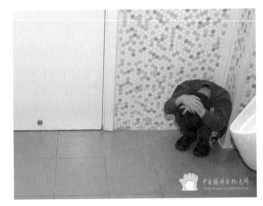

（a）躲在桌子下面　　　　　　　　　　　　（b）躲在墙角

图4-5-1　地震时室内可以选择的安全位置

② 位于楼梯或走廊时。保教人员应组织幼儿立即转移到最近楼层的平地上，并紧靠墙边蹲下，双手抱头保持安全姿势。

③ 位于户外场地时。保教人员应要求幼儿用手保护头部，并向空旷处集合，然后保持安全姿势休息。提示语为："快蹲下！""保护头部！""到老师这边来！""老师在，不要怕！"

如果有幼儿正在大型户外玩具上，应提示幼儿："蹲下！""抓稳！""不要动！"等晃动平息后再让其下来。

---

① 有些地区的校园安装了与地震灾害防御部门关联的地震预警系统，该系统可以在地震发生后、波动还未到达前自动发出预警信号。

② DCH避震法是针对地震发生时室内人员避险的方法，即Drop（卧倒、趴下），Cover（掩蔽、掩护），Hold on（握紧、稳住），DCH为三个步骤英文单词的首字母简称。

（3）紧急疏散。晃动平息后，保教人员应立即组织幼儿紧急疏散。

① 保教人员先给幼儿发放防灾头巾（也可以是书包、毛毯等）保护头部，再组织幼儿按既定的疏散线路向指定的安全场所 ① 有序撤离。保教人员应在队伍的前后相互呼应。

② 最后离开教室的保教人员应在撤离前迅速检查卧室、盥洗室等场所有无幼儿。

③ 到达安全场所后，立即组织幼儿保持安全姿势休息，并向救护组报告有无受伤人员，再按当天出勤名单清点人数，确保没有幼儿停留在危险区域。

（4）初期灭火。晃动平息后，负责灭火的成员应检查有无着火点，如果火势较小，则尽可能进行初期灭火，如果火势较大，应及时联系"119"消防中心，由消防部门处理。

（5）医疗救护。负责医疗救护的成员应尽快确认师生的受伤情况，并上报园所负责人。如果有人受伤，应将伤员转移到安全位置，同时对伤员采取紧急救助措施。如果有必要，应立即拨打"120"急救电话。

（6）通知家长。到达安全场所后，各班保教人员应根据统一工作安排，及时联系幼儿家长，要求家长尽快将孩子接回 ②，并认真做好交接工作。如果有幼儿受伤，应单独联系幼儿家长；如果有幼儿失踪，应由园所负责人与家长沟通。如暂时联系不上家长，应由各班保教人员做好看护工作。

（7）事后沟通与疏导。找出受损的设备、建筑，对其进行隔离维修。尽快恢复日常工作，重点关注在地震中受伤的幼儿，以及在震后有身心异常反应的幼儿，做好心理疏导与后续追踪工作，必要时可寻求专业心理辅导机构的帮助。

（8）信息上报与公开。将地震引发的受损情况和人员受伤信息上报相关机构或对外公开（如有必要）。

（9）记录归档。

★ 地震时的安全姿势

避险时保持安全姿势十分重要，具体做法如下：双膝跪地，弯腰，脸朝下，不要压住口鼻，双手抱头；也可蹲下，尽量蜷曲身体，双手抱头。如果有坚固的桌子挡住，双手应抓住桌腿，以防摔倒或因身体移位而被跌落物砸伤。如果无坚固的桌子，可在保持安全姿势时应用身边的物品（如书包、枕头、被褥等）顶在头上以保护头颈部。

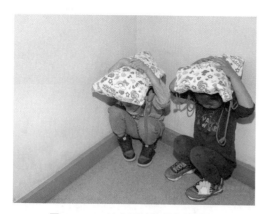
图4-5-2 幼儿用枕头保护头颈部

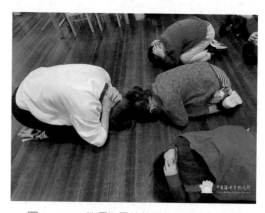
图4-5-3 教师指导幼儿学习避震安全姿势

---

① 安全场所一般为远离电线杆、建筑物、大型玩具等的空旷户外场所，这也需要在紧急预案中提前明确。此外，最好安排专人负责疏散前的安全场所检查，确认安全后再引导师生有序疏散。

② 地震可能会影响正常通信，各班应该提前准备好紧急联系卡，提供多位紧急联系人的联系方式。通知家长来园接孩子时应明确家长集中地点，以及不同班级的交接时间。

学习提示

（1）地震发生后，保教人员保持情绪稳定非常重要，这样可确保幼儿能同样保持稳定的情绪，以避免孩子因慌乱而受伤，也有利于快速有序地避险和疏散。

（2）组织幼儿室内避险时，保教人员需要平静地重复提示语，避免引起幼儿的恐慌。

（3）地震时并非所有的建筑物都会倒塌，我们要防范的主要是家具倾倒、悬挂物掉落、滑动物品掉落等对师生头部、颈部造成的伤害。

（4）在晃动没有平息前，不要跑到户外，也不要冲向出入口。这样非常容易被掉落物伤害，而且此时也无法站稳。

（5）不可到大型家具、阳台及玻璃窗边避险，如果地震停止后逃生通道受阻，也不要盲目选择跳窗、跳楼。

（6）疏散时，保教人员应做好前后呼应，以避免踩踏事故，同时尽量少携带不必要的物品。

（7）地震往往会导致燃气泄漏、电线短路，从而引发火灾，这也可能造成人员伤亡。

（8）在关心幼儿身心状态的同时，与幼儿密切接触的保教人员的身心健康状态及心理辅导也应得到关注。

学习活动 4 分享

当地震发生的瞬间，你知道周围哪些地方是安全的躲藏地点吗？请结合你所在的环境，寻找你认为安全的避险地点，然后与大家分享。

学习支持 4

★ 地震的防御措施

地震是一种复杂的自然灾害，以当前的科技水平尚无法准确预报地震的到来，而且未来相当长的一段时间内，地震也是无法预测的。但是，当地震发生时，我们可以通过地震预警系统提前对距离震中较远的地区发出地震预警，以争取宝贵的避险反应时间。对于地震，我们更应该做的是提高托幼园所的建筑抗震等级、做好日常的防御准备工作，而不是预测地震。防御地震灾害，可参考以下措施。

1. 重视安全疏散演习

托幼园所（尤其是地震多发区）应按照有关部门的要求，制定完备的地震紧急应对预案，并定期组织师生进行避震安全演习。老师和幼儿需要在日常演练中熟悉避震程序、安全姿势、撤离疏散路线、安全场地等，同时培养冷静、沉着应对紧急灾难的心态，这样才能在地震发生时快速、有序地应对。

2. 管理园所内部设置

首先，控制托幼园所每个班级的幼儿人数可以有效降低地震带来的人员伤害，同时还有利于教师迅速组织幼儿逃生，避免因人多而拥挤。其次，鉴于不同年龄幼儿的反应速度、动作协调性等差异较大，低龄班级应设置在一楼教室，便于紧急疏散，大龄班级可设置在二楼、三楼教室。

最后，托幼园所的楼梯、走廊等安全通道应做好日常管理，不随意堆放杂物，不锁门，保持畅通，以便紧急疏散时可以迅速有效地撤离。

3. 做好避震安全教育

托幼园所每学期都应按规定统一制定避震安全教育方案，各班级的保教人员则应按预定方案有计划、有目的地开展避震安全教育，通过课堂教学、游戏模拟等形式来引导幼儿学习与地震有关的知识，掌握地震逃生的技能。避震安全教育还应发挥家长的作用，通过家园协作共同培养孩子的紧急应对和自我保护能力。

4. 组织教职工参加避震培训

发生地震时，教师的角色至关重要。托幼园所应经常组织所有教职员工参加专业的避震逃生培训，了解更多的地震知识和逃生技巧。这样才能让保教人员在地震发生时沉着冷静地引导幼儿紧急应对。

5. 准备地震应急设备和物资

托幼园所的建筑物内都应在重要位置安装应急灯、紧急疏散标志等设备；在墙角或室内固定位置放置含有食物、水、药品等物的急救包，以便地震发生后供被困人员使用，但要做到经常检查和更换；还可以为楼层高的教室配备逃生滑梯、逃生绳索、逃生气垫等设备。在准备避震物质的同时，还应引导幼儿认识、了解这些物资的位置及功能。

○ 课后练习 ○

课后练习

1. 请利用课余时间观看电影《生命的托举》①，然后写一篇观后感。

2. 请结合本任务所学知识，完成下面的课后练习。

（1）通常，按照地震的等级大小，等于或大于（　　）的地震即可称为强震。

    A. 3 级　　　　　　　B. 4 级　　　　　　　C. 5 级　　　　　　　D. 6 级

（2）地震所引发的次生灾害中，危害最大的、最常见的是（　　）。

    A. 火灾　　　　　　　B. 水灾　　　　　　　C. 堰塞湖　　　　　　D. 瘟疫

（3）地震发生后，保教人员与同事、幼儿、家长等人员的沟通十分重要。下列选项中，沟通不恰当的是（　　）。

    A. "不好啦，地震啦，孩子们快点离开教室！"

    B. "发生地震了，请大家不要慌，立即有序排好队，跟着老师走！"

    C. "各位家长！刚才发生 4.5 级地震，我园师生有序撤离，无人员受伤，请大家尽快来园接孩子！"

    D. "李园长！小一班的 23 名幼儿及 3 名老师已全部安全有序地撤离教学楼，无人员受伤。"

（4）下列室内避震安全姿势中，不正确的是（　　）。

    A. 趴地上，脸朝下，不要压住口鼻　　　　　　B. 用枕头、被褥等顶在头上

    C. 用湿毛巾捂住口、鼻　　　　　　　　　　　D. 仰卧地上，弯曲身体

（5）下列关于地震的防御措施中，不恰当的是（　　）。

    A. 平时经常对孩子进行地震防御方面的安全教育

    B. 经常组织地震紧急撤离和躲避的应急演习

    C. 托幼园所所有的建筑不得超过 2 层

    D. 确保建筑物内的重要通道已安装应急灯、紧急疏散标志以及防灾物品等

---

① 《生命的托举》是由刘魁执导的剧情影片，于 2009 年在中国上映。影片讲述了向阳小学的校长、老师舍身救助学生，相互依存、互助生存，维护宝贵生命的故事。

1. 江帆，王莹．儿童急症救助 [M]．北京：人民卫生出版社，2007．

2. 夏宇虹．园内幼儿安全防护与救助 [M]．北京：中国轻工业出版社，2012．

3. 雷思明．幼儿园安全策略 50 条 [M]．上海：华东师范大学出版社，2013．

4. 李丹．儿童急救手册：危急时刻父母应该怎么办 [M]．北京：中国城市出版社，2010．

5. 周作新，李洪珊．特别关注：儿童意外伤害 [M]．北京：人民军医出版社，2006．

6. [荷] 哥肯·佛克．家庭急救 120 快翻手册 [M]．李振华，张晓鲁，译．上海：上海世界图书出版公司，2011．

7. [英] 圣约翰救护机构，[英] 圣安德鲁斯急救协会，[英] 英国红十字会．急救手册 [M]．朱玲玲，译．北京：旅游教育出版社，2013．

8. [德] 扬科·冯·里贝克．儿童急救应急指南 [M]．澄泉，译．北京：求真出版社，2013．

9. 赵长成，方玉辉．儿童意外及急症家庭护理手册 [M]．北京：电子工业出版社，2012．

10. 夏宇虹．园内幼儿安全防护与救助 [M]．北京：中国轻工业出版社，2012．

11. 苏晖．幼儿园安全管理使用手册 [M]．北京：中国农业出版社，2016．

12. 陶金玲，许映建．幼儿园班级安全管理 [M]．北京：中国轻工业出版社，2014．

13. 张佩斌，朱宗涵．儿童伤害预防与急救 [M]．北京：人民卫生出版社，2010．

14. 线亚威．幼儿园安全教育手册 [M]．北京：高等教育出版社，2013．

15. 天跃图书工作室．幼儿园的 50 个安全管理问题 [M]．福州：福建教育出版社，2015．

16. 全国消防标准化技术委员会基础标准分技术委员会．消防词汇第 1 部分：通用术语：GB/T 5907.1-2014 [S]．北京：中国标准出版社，2014．

17. 中华人民共和国教育部．幼儿园工作规程 [Z]．2016-01-05．

18. 中华人民共和国教育部．幼儿园教师专业标准（试行）[Z]．2012-02-10．

19. 中华人民共和国卫生部，中华人民共和国教育部．托儿所幼儿园卫生保健管理办法 [Z]．2010-09-06．

20. 中华人民共和国卫生部．托儿所幼儿园卫生保健工作规范 [Z]．2012-05-09．

21. 中华人民共和国人力资源和社会保障部．保育员国家职业技能标准 [Z]．2019-08．

22. 中国疾病预防控制中心．狂犬病暴露预防处置工作规范（2016 年版）[Z]．2016-01-29．

23. 中国少年儿童文化艺术基金会女童保护基金，北京众一公益基金会．"女童保护" 2018 年性侵儿童案例统计及儿童防性侵教育调查报告 [R]．女童基金会 2018．

24. 中国疾病预防控制中心．中国青少年儿童伤害现状回顾报告（2010—2015）[R]．北京：中国疾控中心慢性非传染性疾病预防控制中心，全球儿童安全组织，2017．

25. 中华人民共和国住房和城乡建设部．托儿所、幼儿园建筑设计规范 [S]．2016-11-1．

26. 中华人民共和国教育部．中小学幼儿园安全管理办法 [Z]．2006-06-30．

27. 中华人民共和国教育部．中小学幼儿园应急疏散演练指南 [Z]．2014-02-22．

28. 罗光德．667 名幼儿就是 667 份责任 [N]．雅安日报，2008-06-02（7）．

29. 袁全莲，马迎华，崔绍珍．托幼园所保教人员儿童意外伤害认知调查分析 [J]．中国儿童保健杂志，

2009，17（05）：614—615.

30. 孙爱梅，李少梅，张安丽.幼儿园教师掌握儿童急救知识和技能的现状及发展对策[J].学前教育研究，2016（07）：67—69.

31. 杨金玲.儿童呼吸困难250例病因分析[J].中国中西医结合儿科学，2015，7（03）：243—245.

32. 李爱月，张巧丽，赵燕芳，王爱琼.616例小儿热性惊厥首次发作的临床特点及危险因素分析[J].中国小儿急救医学，2020（04）：298—301.

33. 王燕梅，赵彦沙，杨银升，韩虹.婴儿热性惊厥复发因素研究[J].中国药物与临床，2019，19（01）：108—109.

34. 薛莹莹，李占基.研究120例小儿热性惊厥的院前急救与护理体会[J].临床研究，2016，24（08）：107—108.

35. 中华医学会儿科学分会心血管学组，《中华儿科杂志》编辑委员会，北京医学会儿科学分会心血管学组，等.儿童晕厥诊断指南（2016年修订版）[J].中华儿科杂志，2016，54（04）：246—250.

36. 邵洁.儿童食物过敏与急性过敏反应[J].临床儿科杂志，2008（01）：81—83.

37. 包丽丽，刘继贤.一级预防措施预防过敏性疾病研究进展[J].中国实用儿科杂志，2013，28（07）：543—546.

38. 王硕，蒋竞雄，王燕，等.城市0—24月龄婴幼儿过敏性疾病症状流行病学调查[J].中国儿童保健杂志，2016，24（02）：119—122.

39. 王选胜，尹学金，贾灵强.儿童鼻出血367例回顾性分析[J].中国中西医结合儿科学，2011，3（02）：144—145.

40. 朱慧颖.127例儿童烧伤原因特征分析[J].河南大学学报（医学版），2013，32（01）：75—76.

41. 韩利坤.儿童烧伤1036例特点分析[J].中国病案，2013，14（03）：46—47.

42. 梁启玲，黎裕萍.0—15岁儿童骨折流行病学调查对健康教育的启示[J].中国实用护理杂志，2009（23）：83—84.

43. 陈爱兰.学龄期儿童气质特征对骨折发生的影响[J].全科护理，2020，18（09）：1129—1131.

44. 方莹.儿童消化道异物的内镜处理[J].中华消化内镜杂志，2017，34（02）：80—82.

45. 陈盈，李丽萍.国内外儿童动物致伤研究进展[J].伤害医学（电子版），2017，6（01）：51—62.

46. 蒋绍锋，张宏顺，马沛滨，尹萸，孟聪申，周静，孙承业.4665例儿童急性中毒咨询病例中毒特征及毒物谱分析[J].中国临床医生杂志，2015，43（07）：45—48.

47. 芦鸣祺，刘文利.家庭性教育是预防儿童性侵害的重要防线[J].江苏教育，2018（96）：44—46.

48. 杨素萍.女童性侵害的防范：来自美国的经验[J].广西教育学院学报，2019（01）：74—78.

49. 林赛穆，高秋霞，林胜谋.8例溺水儿童救治体会[J].临床医药实践，2013，22（06）：465—466.

50. 王一茸，蔡伟聪，雷林.儿童溺水的流行现况及干预研究进展[J].伤害医学（电子版），2020，9（01）：61—67.

51. 寇丽平.群体性挤踏事件原因分析与预防研究[J].中国人民公安大学学报（社会科学版），2005（04）：16—22.

52. 何群芳.2岁男孩惊厥身亡！父亲当时做了个致命动作！这种悲剧已连着3起[EB/OL].（2019-04-22）[2020-06-11].http://news.wendu.cn/2019/0422/762227.shtml.

53. 郭丹.幼儿园保育员误开紫外线灯22名儿童眼睛被灼伤，照射长达半小时[EB/OL].（2016-10-10）[2020-06-10].http://bj.people.com.cn/n2/2016/1010/c82840-29114524.html.

54. 来秀梅.小女孩吃饭烫伤，幼儿园被判全责[EB/OL].（2016-10-17）[2020-05-30].http://www.sohu.com/a/116288003_118570.

55. 甘韵仪，3岁童在幼儿园被同学划伤脸 伤口长达6厘米 家长忧毁容.[EB/OL].（2016-03-23）

[2020-06-23]. http://gd.sina.com.cn/news/s/2016-03-23/detail-ifxqnski7889417.shtml.

56. 李伟豪，王珍．幼儿园里冒出大蜂巢，消防接警紧急摘除 [EB/OL]．（2019-07-02）[2020-06-02]. https://news.hexun.com/2019-07-02/197707072.html.

57. 牛鹏远，牛然．遭隐翅虫叮咬　别拍别挠快抹肥皂 [EB/OL]．（2017-09-21）[2020-06-27]. http://news.lyd.com.cn/system/2017/09/21/030321959.shtml.

58. 甘洁，魏鑫鑫．合肥 4 岁男童幼儿园午睡时疑被老鼠咬伤 [EB/OL]．（2018-11-07）[2020-06-29]. http://www.ahwang.cn/hefei/20181107/1825596.shtml.

59. 张建斌，倪兆中．包头一幼儿园男教师疑似多次猥亵儿童，被警方控制 [EB/OL]．（2019-07-04）[2020-07-14]. www.bjnews.com.cn/news/2019/07/04/599387.html.

60. 梁枭．青岛某幼儿园一外教涉嫌猥亵女童被捕 [EB/OL]．（2019-07-26）[2020-06-27]. https://www.sohu.com/a/329366542_115362.

61. 庄滨滨．上海一男幼师被爆性侵幼童 官方：已被逮捕 [EB/OL]．（2020-04-01）[2020-04-01]. http://www.dzwww.com/xinwen/guoneixinwen/202004/t20200401_5488103.htm.

62. 朱铭，王楷雯．某幼儿园 3 龄童游泳课溺水，家长不满事后告知 [EB/OL]．（2012-07-31）[2020-06-31]. http://www.hinews.cn/news/system/2012/07/31/014715293.shtml.

63. 叶鹏．陌生女子冒充家长朋友，欲接走幼儿园儿童．[EB/OL]．（2016-03-24）[2020-07-08].http://www.taihainet.com/news/fujian/szjj/2016-03-24/1704547.html.

64. 佚名．幼儿园疏忽大意　幼童走失竟不知．[EB/OL]．（2017-02-22）[2020-07-02]. http://baby.sina.com.cn/news/2017-02-22/doc-ifyarrcf5381911.shtml.